DE

LA MÉDICATION THERMALE SULFUREUSE

APPLIQUÉE

AU TRAITEMENT DES MALADIES CHRONIQUES,

AVEC

LA THERMOGRAPHIE DE QUELQUES STATIONS PRISES DANS LES DIVERS GROUPES

AX-LES-BAINS, BAGNÈRES-DE-LUCHON. — ENGHIEN, URIAGE. — AIX, en Savoie. — BROUSSE, en Bithynie. — LOUESCHE, en Suisse;

et des Tableaux indiquant

La Distribution géographique générale des Eaux sulfureuses; les Résultats comparatifs du Traitement hydro-thermal à diverses stations sulfureuses, salines et alcalines; la Composition chimique et la Température des principales Sources sulfureuses connues;

Par Gustave ASTRIÉ (Rolland),

Docteur en Médecine,
Interne en Médecine et en Chirurgie des Hôpitaux de Paris.
Membre correspondant de la Société Anatomique

PARIS.

LABE, ÉDITEUR, LIBRAIRE DE LA FACULTÉ DE MÉDECINE,
place de l'École-de-Médecine, 23.

1852

DE LA

MÉDICATION THERMALE SULFUREUSE

APPLIQUÉE

AU TRAITEMENT DES MALADIES CHRONIQUES,

AVEC

LA THERMOGRAPHIE DE QUELQUES STATIONS PRISES DANS LES DIVERS GROUPES

AX-LES-BAINS, BAGNÈRES-DE-LUCHON. — ENGHIEN, URIAGE. — AIX, en Savoie. — BROUSSE, en Bithynie. — LOUESCHE, en Suisse;

et des Tableaux indiquant

La Distribution géographique générale des Eaux sulfureuses; les Résultats comparatifs du Traitement hydro-thermal à diverses stations sulfureuses, salines et alcalines; la Composition chimique et la Température des principales Sources sulfureuses connues;

Par Gustave ASTRIÉ (Rolland),

Docteur en Médecine,
Interne en Médecine et en Chirurgie des Hôpitaux de Paris,
Membre correspondant de la Société Anatomique.

PARIS.

LABÉ, ÉDITEUR, LIBRAIRE DE LA FACULTÉ DE MÉDECINE,
place de l'École-de-Médecine, 23.

1852

PARIS. — RIGNOUX, IMPRIMEUR DE LA FACULTÉ DE MÉDECINE,
rue Monsieur-le-Prince, 31.

A LA MÉMOIRE

DE MON PÈRE ET DE MA MÈRE.

Éternels regrets!

AUX PARENTS QUE J'AI PERDUS.

Affectueuse souvenance.

A MON FRÈRE.

Amitié inaltérable.

A MON SECOND PÈRE,

M^r. CABRIER,

Médecin en Chef des Hôpitaux,
et Président de la Société des Arts et Sciences de Carcassonne.

Hommage filial.

A CEUX QUE J'AIME.

Doux souvenir.

A MES MAITRES DANS LES HOPITAUX,

MM. RICORD, MAISONNEUVE, MICHON,
NONAT, LÉGER, N. GUENEAU DE MUSSY,
LENOIR, ET HORTELOUP.

Remercîments et reconnaissance pour les encouragements et les bienveillants conseils qu'ils m'ont toujours donnés.

Que MM. N. Gueneau de Mussy, Filhol, Poggiale, Soubeyran, Patissier, Fontan, Mialhe, C. Bernard, me permettent de leur témoigner ici toute ma gratitude pour le bon accueil, les bons avis, et les utiles renseignements que leur doivent ces recherches.

AVANT-PROPOS.

Témoin de bonne heure de l'heureuse application de la médication sulfureuse, et initié, jeune encore, à la pratique des eaux minérales, grâce à la longue expérience thermale d'un père à jamais regretté, j'ai puisé dans ces favorables conditions le goût et la pensée de recherches sérieuses sur le groupe si naturel et si important des sources sulfureuses.

Ne voyant dans ces eaux qu'une *solution* médicamenteuse admirablement formulée, à la fois stable dans sa composition et variée dans la série thermale, et des influences auxiliaires importantes, hydrologiques, balnéaires et hygiéniques, j'ai dû tout simplement étudier les eaux minérales comme on étudie tout autre agent thérapeutique.

En signaler les qualités et les formes pharmaceutiques, un peu différentes dans chaque groupe ou dans chaque source;

Déterminer la valeur relative des éléments principaux de la formule hydrologique;

Établir la part précise qui revient au mode balnéaire et aux influences hygiéniques;

Étudier, dans chaque station thermale sulfureuse, 1° le signalement physique et chimique des sources, 2° la méthode balnéaire usitée, 3° les conditions hygiéniques, et 4° l'emploi thérapeutique spécial;

Déterminer, par tous les moyens connus d'étude expérimentale et raisonnée, l'action chimico-physiologique, l'action dynamique et les modes médicateurs que peuvent présenter à la thérapeutique thermale les divers groupes d'eau hépatiques, avec leurs agents auxiliaires séparés ou associés;

Déduire de ces données et d'une vaste observation clinique les indications, les contre-indications générales et spéciales de toutes les eaux sulfureuses et leurs applications au traitement des maladies appropriées à leur mode thérapeutique :

Tels sont les sujets principaux du vaste cadre des recherches que j'ai entreprises.

C'est de ce traité général sur la médication sulfureuse, qui paraîtra sous peu de jours, que j'extrais, pour ma thèse doctorale, la 3e partie, qui a pour titre *de la Médication thermale appliquée*,

Deux des tableaux généraux les plus importants,

La description de quelques stations principales qui font partie de ce que l'on peut appeler la matière médicale des eaux sulfureuses,

Et quelques conclusions générales.

Nota. — Pour le signalement chimique des sources déjà portées au tableau général, j'ai dû, pour éviter des répétitions, et en même temps pour rendre comparatives d'une manière rapide les proportions des divers éléments qu'elles contiennent, adopter quelques signes conventionnels; je me suis arrêté aux suivants :

Un chiffre mis en exposant auprès de chaque ingrédient minéral indique ses proportions de la manière suivante :

Traces..............	^{*1} =	1 à 10 dix milligrammes.
Quantité très-faible....	^{1} =	1 à 10 milligrammes par litre.
— faible........	^{2} =	10 à 30 —
— moyenne.....	^{3} =	30 à 50 —
— assez élevée..	^{4} =	50 à 70 —
— élevée.......	^{5} =	70 à 100 —
— très-élevée...	^{6} =	10 centigrammes à 1 gramme.
— considérable..	^{7} =	au-dessus de 1 gramme.

Un point (.) ajouté à la droite du chiffre exposant indique que la quantité de substance minérale qu'il représente dépasse d'un degré assez marqué la moitié de la valeur représentative, ainsi 2. = 25 milligrammes et au delà, jusqu'à 30. La température est toujours indiquée en degrés centigrades.

Tableau Général des stations Minérales sulfureuses connues.

Distribution Géographique.		Stations Thermales.	Caractères généraux. Température Centigrade.
		Europe. (1)	
1°. France.	Départements Pyrénées Or.tales	Amélie les Bains ou Bains d'Arles.	19 sources (26 à 63°.) Sulfurées sodiques.
		Vernet.	11 sources (30 à 58°) id
		Molitg.	10 sources (21 à 38°) id.
		Escaldas	4 sources (17 à 42°) id
		Vinça	2 sources (23 à 24°) id.
		Thuez, Enn, Olette	sources nombreuses (45 à 70°) id.
		La Preste	4 sources (31 à 44°) sulfurées sodiques faibles.
		Nyer.	Eau à 23° Sulfurée sodique.
		Dorres	Eau à 40°,60 id.
		Quez	Eau à 16,25. id.
		Llo	3 sources de 27° à 29,12, sulfurées sodiq. de {Llo Gavain. des bords de la Sègre
		S.t Thomas	4 sources (45 à 57°) sulfurées sodiq. faibles.
		Canaveilles	Eau à 54°, 37. Sulfurées sodiques.
	Ariège	Ax-les-Bains.	53 sources de (21 à 77°.) sulfurées sodiques.
		Carcanières.	7 sources de 27 à 58°. Sulfurées sodiques.
	H.te Garonne	Bagnères de Luchon.	28 sources de 32 à 68°. Sulfurées sodiques fortes.
	H.tes Pyrénées.	Barèges	9 sources, 32 à 47°50, sulfurées sodiq. fortes.
		Saint Sauveur.	2 sources, 22 à 34°. Sulfurées sodiq. faibles.
		Cauterets	14 sources (30° à 51°) sulf. sodiq. faibles et moyennes
		Cadéac	Plusieurs sources de 12 à 14°. sulf. sodiq. fortes.
		Labassère	Source à 12°., sulfurée sodique.
		Garos	Source froide sulfurée sodique (0gr,0189) Iodurée.
		Visos	Eau froide Hydrosulfurée saline.
	B.ses Pyrénées.	Bonnes	3 sources de 12 à 32°. sulf. sod. peu abondantes.
		Eaux Chaudes.	6 sources, 11 à 36°. sulfurées sodiq. faibles.

Lith. Goyer, pass. Dauphine 7, Paris

Distribution Géographique		Stations Thermales	Caractères généraux. Température Centigrade.
France. (suite.)	Bses Pyrénées suite.	Saint Christau.	5 sources froides. Sulfureuses.
		Cambo.	1 Source. (23°) hydrosulfuriquée saline.
	Landes.	Gamarde	3 sources (17°) hydrosulfuriquées salines
		Préchac	Eau. (52°) id.
		Tercis	Eau. (40°) id.
		St. Loubouer et d'Espérous	3 sources froides id.
		Saubusse.	Eau. (33°) Sulfureuse adventive.
	Tarn	Trébas.	Eau à 17° hydrosulfuriquées salines.
	Aveyron	Sylvanès.	3 Sources (33 à 38°) hydrosulfuriquée saline.
	Aude	Escouloubre.	2 sources (41° à 45°) Sulf. sodiq.
	Gard.	Cauvalat-lès-Vigan	Eaux froides (15°) sulfurées calciq. hydrosulfuriquées
		Euzet ou Daniel	3 sources (14°) hydrosulfuriquées salines.
		St. Jean de Ceyraignes	Eau froide idem.
		Fonsange.	Eau (25°) idem.
	Lozère	Bagnols.	2 sources (42°). Sulfurées sodiques.
	Bches du Rhône.	Les Camoins près Marseille.	Eau froide – Sulfurée calciq. et hydrosulfuriquée
	Deux Sèvres.	Bilazai	3 sources, 23° à 25° sulfureuses adventives.
	Vaucluse.	Montmirail.	Eau froide. hydrosulfuriquée saline.
	Bas-Rhin	Niederbronn.	Source nouvelle. Légèrement hydrosulfuriquée saline
	Drôme.	Montbrun.	Eau froide. idem.

Distribution Géographique		Stations Thermales	Caractères généraux. Température Centigrade.
France suite.	Gers	Castéra Verduran	Eau. (25°) Hydrosulfuriquée saline.
		Barbotan.	Sources (31 à 38°) salines fortuitemt et légèrt hydrosulfuriquées.
	Isère.	Uriage	Eau à 27°. sulf. calciq. et magnésienne et hydrosulfuriquée.
		Allevard.	Eau (17°) Hydrosulfuriquée saline.
	Ain.	Gex.	Eau saline hydrosulfuriquée.
	Bses Alpes.	Gréoulx.	2 Sources (20 à 39°) sulf. calciques, hydrosulfuriquées
		Digne.	6 Sources (33 à 44°) sulf. calc, hydrosulfuriquées.
	Nièvre	St. Parize.	Eaux salines hydrosulfuriquées.
	Doubs	Guillon.	Eau (13°) idem
	Creuze.	Evaux.	3 Sources (30 à 58°) Chloronatreuses hydrosulfuriquées acidules.
	Loire	Sail-lès-Châteaumorand.	7 Source (32 à 38°) hydrosulfuriquées, 3 salin. et 1 ferrugineuse.
	Vienne (de la)	La Roche Posay.	3 Sources hydrosulfuriquées salines
	Seine infre.	Aumale.	Eau hydrosulfuriquée ferrugineuse.
	Seine et Oise.	Enghien.	2 groupes de sources semblables à 12°. Sulfurées calciques et hydrosulfuriquées.
	Orne.	Bagnoles.	Eau (25°) Hydrosulfuriquée saline.
	Nord.	Saint Amand.	4 Sources (18 à 27°) Eaux sulfureuses adventives.
	Corse.	Guittera	Sources de 45 à 47°. Sulfureuses.
		Puzzichello	2 Sources (17°) Hydrosulfuriquées salines
		Caldaniccia	1 Source (40°) Sulfurée sodique faible
		St. Antoine de Guagno.	2 Sources utilisées (36 à 52°) sulfurées sodiques.
		Pietra Pola.	9 Sources (35 à 58°) Sulf. sodiques.

Distribution Géographique.		Stations Thermales.	Caractères généraux. Température Centigrade.
Etats Sardes. (2°)	Piémont.	Acqui.	Eau à 75°. sulf. calcique et hydrosulfuriquées.
		Montrestegone	Eau (de 38 à 50°.) id.
		Castelnovo d'Asti.	Eau sulfureuse Iodurée
	Savoie.	Challes	1 Source (12°) Sulfureuse Iodurée Alcaline.
		Aix en Savoie	4 Souces (14 à 47°) dont la princip. est hydrosulfuriquée saline.
		Chamounix.	Froide. { Source Sulfurée calcique, située sur la rive gauche de l'Arve, dans un terrain marécageux reposant sur un lit de gravier et de sable granitique.
		Castelletto adorno	Eau saline hydrosulfuriquée acidule.
		Castelletto Mascagni.	id
		St. Gervais.	Eaux (20°.) Sulfurées calciq. et hydrosulf. faibles.
3°. Suisse	Argovie	Schinznach.	Eau à 31°. Sulfurée calcique et hydrosulfuriquée.
		Bade	Eau à 48°. id faible.
	Canton du Valais	Louësche.	(33 à 51°) 4 Sources principales salines sulfatées fortuitement et légèrement hydrosulfuriquées.
		Brigg.	Eau hydrosulfuriquée.
		Geschenen	id
		Asp	id
		Beauvergier.	id.
	Canton de Vaud.	Lavey	Eau à 36°. hydrosulfuriquée.
4°. Autriche		Baden.	16 Sources (31 à 35°) hydrosulfuriquées salines.
		Eilsen.	Eau salino hydrosulfuriquée.
5° Turquie d'Europe.	Moldavie.	Sources de la Moldavie.	(11 à 25°) Sulfurées — peu employées.
6° Allemagne.	Bavière.	Abensberg	Eau salino-hydrosulfurique acidule.
		Adelholzeic	idem
		Tegernsee	idem
		Almanhausen.	Eaux hydrosulfuriquées ferrugineuses.

Lith. Geyer, pas. Dauphine, 7, Paris.

Distribution Géographique		Stations Normales.	Caractères généraux. Température Centigrade.
Allemagne (suite)	Duch. de Bade.	Lembruken.	Eaux hydrosulfuriquées ferrugineuses.
	Westphalie.	Fessel	Eaux hydrosulfuriquées, ferro-manganésiennes
	Hesse	Neundorff.	Eaux salino-hydrosulfuriquées acidules.
	Saxe.	Lauchstaed.	Eaux salino-ferrugineuses-hydrosulfuriquées.
7° Prusse.	Provinces Rhénanes.	Hermansbad.	Eau saline hydrosulfuriquée ferrugineuse
		Aix la Chapelle	6 sources (44 à 55°) sulfurées sodiques secondaires.
		Borcette	Sources nombreuses (39 à 68°) sulf. sodiq. secondaires
8° Italie.	États de l'Église	Viterbe	4 sources salines Iodurées ferrugineuses dont 1 hydrosulfuriquée. (58°)
	Naples	Source sulfur. de Ste Lucie	Tempérée, salino hydrosulfuriquée, acidule-diurétique et légèrement purgative.
	Côte de Castellamare	Source Média.	Saline, légèrement hépatique froide.
	id	Source sulfuré-ferrugineuse	Saline hydrosulfuriquée id.
	id	Eau sulf. de Maraglione.	Saline hydrosulfuriquée id.
	à l'Occ. de Naples	Eau de Pisciarelli.	Salino-ferrugineuse hydrosulfuriquée id.
	Côte de Pouzzoles	Étuves de San Germano	Vapeurs sulfureuses vantées contre le rhumatisme et la phtisie. (très chaudes).
	Siennois	Saturnia	Eaux salino-hydrosulfuriquées.
	Sicile	Alcamo	Salino-hydrosulfuriquées acidules.
	id	Sclafani	id id
	id.	Ali.	id id.
	Toscane.	St. Albino	Eaux hydrosulfuriquées ferrugineuses.
		Chiusciano	Eaux salines hydrosulfuriquées acidules.
		Doscio	id id
		Rasolana.	id id.
9° Angleter.	Warwik	Leamington	Eaux hydrosulfuriquées simples.
	York.	Harrowgate	Eaux sulfurées calciq. et hydrosulfuriquées.
		Newmarket.	Eau hydrosulfuriquée ferrugineuse.

Distribution Géographique.		Stations Thermales.	Caractères généraux. Température Centigrade.
Portugal (d'après Fr. Tavarès) 10°.	de Mino.	Braga	Eau froide sulfureuse hépatisée et ferrugineuse.
		Caldellas de Renduse.	31,50 Un peu ferrugineuse et sulfureuse. Très fréquentée.
		Entrerios.	Froide. Gazeuse hépatisée.
	Prov.ce de Tras-los-Montes.	Caldas de Favaios ou de Murça.	Gazeuse, hépatique et ferrugineuse. (33,75.
	Prov.ce de la Beïra	Alcafache.	37°. Très fréquentée.
		Arégos	61,25. faiblement hépatique.
		Canas de Senhorim	34°. Sulfureuse saline.
		Santa Cumbadao.	Froide. Sulfureuse hépatique et saline.
		Rapoïla de Coa.	37°. Sulfureuse saline.
	Prov.ce de l'Estramad.re	Alhandra	Froide. Sulfureuse saline.
		Caldasda Rainhas	34°. Sulfurée calciques.
		Monte Réal.	19°. Sulfureuse hépatique saline.
	Province d'Alentéjo.	Aaez Gafe ou Tolosa.	Froide. Sulfureuse hépatique.
		Gaviao	Froide Hépatique ferrugineuse.
		Maria Viegas.	Froide. Sulfureuse hépatique.
		Monte de Pedra.	id id
		Portalègre	Froide. gazeuse hépathique.
	Roy.me des Algarves.	Monchique	33°,75. Gazeuse hépatique. Très fréquentée.
		Tavira.	25,75. Gazeuse hépatique.
11°. Espagne	Province de Cadix.	Chiclana	Eaux chaudes sulfureuses
		Paterna de la Rivera	id.
		Medina Sidonia	id.
	Catalogne.	Caldas.	Eaux chaudes sulfureuses.

Distribution Géographique.		Stations Thermales.	Caractères généraux. Température Centigrade.
Espag. (Suite)	Andalousie.	Carratracas.	à 7 lieues de Malaga. Eaux hydrosulfuriquées.
	Roy^me. de Grenade.	Alhama.	Eaux sulfureuses.
	Aragon.	Penticousse.	Eaux à 31° Sulfurées sodiques faibles.
		Lèz. dans la Vallée d'Aran	Eaux chaudes et sulfurées.
		Afrique. (2)	
12°. Algérie		Hammam Mescoutine ou Bains maudits	Eaux à 96°. Eaux sulfureuses et arsenicales. Arséniate de chaux en quantité minime et en suspension. Ne sont pas toxiques.
13°. Cap de B^ne. Espérance.		Eaux des bords de la Rivière de Poisera.	Chaudes hydrosulfuriquées
		Asie. (3)	
14°. Turquie d'Asie	Bythinie.	Bains de Brousse.	6 sources. (39 à 80°) 4 hydrosulfuriquées salines. 2. salines
15°. Arabie Pétrée.	Sources	de Hammam Faraoun	Eaux Thermales hydrosulfuriquées
	Eaux	d'Ain et Mousa.	id.
16°. Japon.	Ile de Tanna	Eau de l'Ile de Tanna	Très chaudes et sulfurées.
	Ile de Kiusiu	Eau de la Montag. d'Unsen.	Chaudes sulfureuses.
17°. Chine.	P. de Kiang-Nau.	Fontaine de Hong-chan	Eau chaude renfermant du sulfure de mercure.
	- de Pe-tche li.	Fontaine de Hing-tchou.	Eau Thermale sulfureuse.
		Amérique. (4)	
18°. Antilles	St Domingue.	Boynes.	Toutes ces sources sont chaudes.
		Sources puantes.	Elles paraissent surtout hydrosulfuriquées.
		Eaux de la paroisse de Dalmarie	
		Sources du quart^r des Iroquois.	

Distribution Géographique.		Stations Thermales.	Caractères généraux. Température Centigrade.
Antilles (suite)	St. Doming.	Sce. du Mirebalais	Sources chaudes, surtout hydrosulfuriquées.
		– des Mgnes. de Viajama.	id. id
		– de la Bamique.	id id
		– de Santiago de los Caballeros.	id id
		– de Tiburon.	id id.
	Guadeloupe.	Sources nombreuses	Ravines chaudes Eaux chaudes sulfureuses
	Ste. Lucie	Eaux de Ste. Lucie	Chaudes id.
	Iles Volcaniq. de	Monserrat.	Chaudes très sulfurées
	id	Nièves	chaudes id
	id	St. Christophe	chaudes id
	Ile de Cuba	sources de san Diégo	Eaux. chaudes, salines hydrosulfuriquées.
		– de Madruga	id id
		– de Guanabacoa	id. id.
	Jamaïque.	Eaux de Bath.	Eau à 50° sulfureuse.
	Martinique.	E. de la paroisse du Prêcheur	Eau chaude id.
19°. Amérique du Nord	Et. de New York	Clinton	Sources nombreuses dans le Comté d'Ontario (Chaudes)
	Nouv. Jersey.	Eaux d'Orange.	Très ferrugineuses, un peu sulfureuses.
	Et. de Virginie.	Eaux du Comté d'Augusta	Chaudes, sources très sulfureuses situées au pied de l'Alleghany
		– de White Sulphur	Chaudes, sources nombreuses, situées dans le Comté de Greenbrier.
	Caroline du Sud.	Pacolet.	Eau chaude sulfureuse.
		Sce. de la Montag. de Paris	id.
	Kentucky.	Fontaines Olympiennes.	id.
		Sce. de Bonsborough.	id.
	Pensylvanie.	Fontaine de la Vallée de Cumbaland.	id hydrosulfuriquée.
20°. Amériq. du Sud.	Colombie.	Eaux de Mariara.	Très chaudes et sulfureuses.
		et plusieurs autres sources nombreuses.	Très sulfurées et abondantes.

DE

LA MÉDICATION THERMALE SULFUREUSE

APPLIQUÉE.

PREMIER GROUPE.

STATIONS SULFURÉES-SODIQUES.

AX-LES-BAINS (Ariége).

SOURCES. — Il y a dans cette station un vaste lac souterrain d'eaux minérales sulfureuses chaudes ; on y a compté jusqu'ici cinquante-trois sources, et, en certains endroits, on ne peut creuser un peu profondément la terre sans voir sourdre des ruisseaux d'eaux thermales ; notre pays est sans contredit, sous ce rapport, l'endroit le plus riche de la France. Il est probable que celles-ci prennent naissance dans les montagnes élevées qui dominent la ville, excepté à l'est-nord.

L'*Histoire du comté de Foix*, rédigée en 609, en fait mention. Le grand bassin des *Lépreux* y fut construit en 1200. Deux fortes sources très-chaudes, réunies en deux bassins à l'est de la ville, ne sont employées qu'aux usages économiques les plus vulgaires.

Cette abondance si remarquable, le projet bien des fois émis d'y construire un hôpital militaire, les études spéciales que nous en avons faites, l'importance que va donner à ces thermes, la route nationale de France en Espagne et en Andorre, en cours d'exécution, tout cela nous engage à nous étendre un peu plus sur leur description.

Les sources d'Ax se divisent en trois groupes : 1° du *Couloubret*, 2° du *Teich*, 3° du *Breil*, correspondant à trois grands établissements; deux rivières les séparent.

Ces eaux ont été étudiées à diverses reprises par Venel et Bayen en 1754; Pilhes, 1787; le comte de Chaptal, 1786; Dispan, 1808; Magnes Lahens, 1819; et tout nous fait espérer qu'une analyse définitive et plus complète sera bientôt confiée aux soins aussi habiles que consciencieux d'un de nos anciens maîtres, de M. Filhol, professeur de chimie à la Faculté de Toulouse. En 1825, le savant Dr Boin, parcourant, en qualité d'inspecteur général des eaux minérales, toute la chaîne des Pyrénées, fut émerveillé de nos richesses thermales. « Vous avez à la fois, disait-il à mon père, dans votre heureux terrain, les eaux de Barèges, de Luchon et de Saint-Sauveur; vous êtes, en vérité, les privilégiés de la nature; on ne trouve nulle autre part une telle quantité et une telle variété d'eaux minérales »; et il indiquait en même temps au gouvernement cet endroit comme réunissant toutes les conditions désirables pour l'établissement d'un hôpital militaire.

M. Longchamp, chargé en 1831 de l'analyse des eaux minérales de France, regarde celles d'Ax comme germaines de celles de Barèges, de Luchon, de Cauterets, et leur attribue les mêmes effets thérapeutiques. « C'est à Ax, ajoute-t-il, où les sources donnent une masse immense d'eau, où des régiments entiers pourraient se baigner, où la ville est si heureusement située, qu'il faut établir un hôpital militaire. » Le conseil général du département, dans sa session de 1838, faisant droit à un mémoire de mon père, émettait le même vœu.

Que l'on nous pardonne ces citations écourtées, elles démontrent, bien mieux que nos assertions, que l'amour si naturel du pays natal pourrait rendre peut-être suspectes, et exposent parfaitement les avantages attachés à l'abondance, à la variété, à la graduation thermale et minérale si précieuse de ces eaux.

Ces sources sont incolores et limpides, mais plusieurs voient (au Teich principalement) leur transparence diminuer par le refroidissement, surtout lorsqu'elles ont séjourné longtemps dans les bassins. L'explication qu'a donnée du *blanchiment* des eaux M. Filhol, dans son travail sur Luchon, leur est applicable, car elles sont, comme le démontre le tableau analytique, très-silicatées.

Outre les tons verdâtres et blanchâtres, quelques-unes subissent un tel changement dans leur diaphanéité, que leur teinte paraît tirer au bleu clair. Ce phénomène est très-remarquable dans un des bassins de l'établissement du Teich, et il dépend sans doute de l'ardoise ou schiste argileux qui y est suspendu dans un grand état de division, puisqu'il se trouve abondamment au fond du bassin de l'Eau-Bleue, comme l'a démontré M. Magnes, et de l'action de la silice sur le principe sulfureux. Nous affirmons que ce phénomène n'est dû en aucune façon à une illusion d'optique, comme l'a avancé M. Fontan, qui examina surtout la source du n° 4 (Teich). Celle-ci est une eau blanchissante. La chaleur et le volume des sources, qui sont au-dessus de 40°, paraissent à peu près invariables dans toutes les saisons; pendant l'hiver, la chaleur des autres baisse d'une manière plus sensible, et leur volume augmente, surtout pour celles qui serpentent dans des tuyaux un peu au-dessous du sol.

Il est des sources qui sourdent de terre à 77°. Ces sources brûlantes ne servent guère qu'à des bains de vapeur naturelle et à des usages économiques (dépilation des porcs, cuisson des œufs, etc.). Il est possible qu'elles aient eu, dans un passé très-éloigné, plus de chaleur qu'elles n'en présentent actuellement; mais l'on peut douter que celle-ci fût, au 17e siècle, élevée au point qu'un bœuf entier y était décharné et réduit en bouillie au moment même où on l'y jetait, et qu'il n'en restait que les seuls os, comme l'affirme Fabre (*Epistola de hydrographia medica Germaniæ univers.*).

Le principe sulfureux est très-volatil au contact de l'air dans la plupart de ces eaux, surtout dans celles à température très-élevée; aussi voit-on le soufre se déposer en plaques incrustantes ou en sable fin, à l'état natif, au perdant des sources (Canons, Rossignol, Viguerie, etc.).

Disons aussi que la sulfuréité des sources n'y est pas toujours proportionnée à leur chaleur, mais dans chaque groupe, il est vrai, qu'elle semble s'élever avec la température; fait assez général reconnu par M. Fontan.

Le dégagement tumultueux de gaz azote n'est nulle part plus abondant et plus remarquable. L'ancien puits du Teich, le petit bassin du Rossignol, quand l'eau qui l'alimente n'avait pas de chute et sourdait dans le bassin, offaient aux curieux le phénomène trompeur d'une eau en ébullition.

M. Dispan a évalué à un mètre cube environ la production de gaz azote par heure dans l'ancien puits du Teich.

M. Dispan a étudié avec soin la production des flocons glaireux à Ax. La précipitation d'une matière blanche en longs filets soyeux très-déliés l'avait frappé. « Les eaux, parfaitement transparentes, dit il, au sortir de terre, ne laissent pas d'enduire les canaux de bois par lesquels on les dirige d'une sorte de mucilage très-doux au toucher, et disposés en petits flocons allongés selon le fil de l'eau, qui sont entraînés dans les bassins. » Il croit que la longueur plus grande du trajet suffit pour expliquer le volume plus considérable de ces flocons au Couloubret. Il a vu un conduit en bois, qui en avait été tout à fait dépouillé, s'en recouvrir de nouveau dans l'espace de trois à quatre jours. Il conclut de ses recherches :

1° Que les flocons glaireux charriés par les eaux d'Ax se trouvent généralement dans toutes ses sources, quoiqu'ils paraissent cependant plus particuliers à certaines.

2° On les rencontre dans une zone qui a de 12 à 16 mètres de hauteur, depuis la source la plus élevée des nouveaux bains (Teich) jusqu'à la plus basse des anciens (Couloubret).

3°. Ils sont très-vite déposés par les eaux une fois arrivées au jour.

4° Ils ont une texture incroyablement lâche, et de nature putrescible. Ils ne produisent pas d'ammoniaque ou bien peu dans leur putréfaction, mais assez d'acide acéteux, et un peu d'hydrogène sulfuré par le séjour prolongé dans l'eau.

5° Ils se dissolvent peu ou point dans l'eau, en partie dans les alcalis, parfaitement dans l'acide nitrique qui les convertit en acide muqueux, en acide oxalique et en amer jaune de Welther principalement.

6° Ils ne contiennent aucune base terreuse ou métallique ; cette matière se rapproche des matières végétales beaucoup plus que des matières animales.

Ces conclusions viennent compléter nos généralités sur la matière azotée, la barégine et la sulfuraire.

A. L'ÉTABLISSEMENT DU COULOUBRET comprend les sources suivantes, situées sur la rive droite de la rivière d'Ascou :

1° L'*eau du* n° 4, chaude à 41° au griffon, 37° au robinet ; sulfurée-sodique [1], alcaline-carbonatée [4], chlorurée [2], silicée [3], ferro-manganésienne [1], glairineuse [2] (Dispan).

Elle offre à la buvette : sulfure de sodium, 0,0080 (Roux), et 0,0049 (Gintrac), assez abondante, très-douce, charrie beaucoup de concrétions glairineuses et de sulfuraire.

Elle dessert une buvette et cinq baignoires. Sa température varie dans son trajet de 1° à 3°. Plus abondante au printemps, elle renferme pour la même quantité d'eau moins de principes minéraux qu'en automne, où elle est plus concentrée.

2° La *Gourgette* ou n° 1, 36° au griffon, 34° au robinet ; sulfurée-sodique [1], 0,0049 (Roux), et 0,0024 (Alibert) ; peu abondante, très-douce ; dessert deux baignoires.

3° La *Canalette*, à 28° cent. moins active que le n° 4. A peine sulfurée, 0,0005 (Alibert), alimente une buvette. Elle est mal aménagée et peu abondante.

4° L'*eau de la buvette du* n° 5, fraîche, et sulfureuse dégénérée, sert à mitiger l'eau de la boisson ou de quelques baignoires.

5° L'*eau de la pompe* ou *de la Basse*, 23° cent., analogue à la précédente, sert aux mêmes usages, et surtout à refroidir le Bain-Fort, où elle n'a que 0,0005 de sulfure sodique (Alibert).

6° La *source Montmorency*, 31°, sulfurée-sodique *[1], 0,0005 (Alibert), barégineuse; pesanteur spécifique, 1,00042, peu abondante, se rend à deux baignoires.

7° L'*eau de l'Étuve*, très-chaude, 68° à la source, sulfurée-sodique[3]. 0,00322 (Roux); assez abondante; pesanteur spécifique, 1,00058; sert aux bains de vapeur.

8° L'*eau du Bain-fort*, 45°, sulfurée-sodique[2], alcaline-carbonatée[5], chlorurée[2], silicée[3], glairineuse[2], manganésienne[1] (Dispan). Elle contient à la buvette: sulfure de sodium 0,0221 (Rigal), 0,0174 (Roux).

Elle offre beaucoup de barégine, est abondante, et dessert une buvette et quatre baignoires.

9° Le *Rossignol supérieur*, très-chaude, 77° au griffon, sulfurée-sodique, 0,0380 (Lambron); pesanteur spécifique 1,00040. Cette eau est conduite, mélangée avec l'eau de l'Étuve, depuis la place du Breilh jusqu'aux douches du Couloubret, et par suite de son long trajet (200 mètres environ) et de son mélange; elle arrive à la douche à une température de 58° et une sulfuréité de 0,0174 (Roux), de 0,0122 au cabinet n° 1, et de 0,0073 au cabinet n° 5 (Alibert).

Ces deux sources alimentent quatre cabinets de bains et deux douches.

10° *Source du Ruisseau*, ou *Source majeure*; chaude, 48°, analogue à celle du Bain-Fort, à laquelle on l'a réunie.

11° *Une source nouvelle du Bain-Fort*, trouvée dans des fouilles faites en 1844, paraît, par ses caractères, sa proximité et sa solidarité, être une branche du vieux Bain-Fort. Assez abondante; elle alimente une buvette et quatre baignoires.

12° *Une vaste piscine* en plein air, recevant des eaux fraîches dégénérées, ne sert guère aujourd'hui qu'à des usages domestiques.

Dans ce groupe d'eau naissant sur la rive droite de la rivière d'Ascou, il n'y a que des sources d'une température peu élevée, et il faut aller chercher les sources très-chaudes plus loin, sur la rive gauche de la rivière.

Les eaux du Couloubret sont celles qui charrient le plus de glaires.

B. Au groupe et a l'établissement du Teich, se rattachent les sources suivantes, situées le long de la rivière d'Orlu qui les sépare des bains du Breilh ; une seconde rivière, celle d'Ascou, les sépare de ceux du Couloubret, et l'établissement lui même est compris entre la rivière d'Orlu et celle de Mérens. On y trouve :

1° La *Grande-Pyramide*, très-chaude, 66° à la source ; sulfurée-sodique[3], alcaline-carbonatée[2], chlorurée[5], silicée[4], silicatée[2], glairineuse. Pesanteur spécifique, 1,00042 ; claire, d'une odeur sulfureuse prononcée, abondante, est affectée au service de cinq cabinets de douches. Au cabinet n° 16, elle a 58° et sulfure de sodium[2] (0,0227, Lambron) ; elle a 0,0311 au bouillon (Roux).

2° L'*eau* n° *4 du Teich*, 43°, sulfurée-sodique[2], alcaline-carbonatée[5], silicatée[1], silicée[3], chlorurée[2], ferro-manganésienne[1], glairineuse[2] (Dispan) ; son degré sulfuré-sodique est de 0,0135 (Alibert), et à la buvette 0,0031 (Roux).

Elle est d'une pesanteur spécifique de 1,00058, légèrement louche, faiblement sapide et odorante, assez abondante, se rend à quatorze baignoires.

3°. L'*eau Bleue*, chaude à 48°, sulfurée-sodique[2], carbonatée-sodique[5], calcaire[1], chlorurée[2], silicée[4], silicatée[1], ferrique[1], glairineuse[1] (Dispan) ; elle a, au cabinet n° 10, 0,0184 de sulfure sodique, avec 45°,50 de température (Alibert), et à la buvette, 0,0105 de sulfure (Roux) ; pesanteur spécifique 1,00042 ; abondante, dessert une buvette, trois cabinets de bains, et se rend au besoin dans douze autres baignoires. Recueillie dans un verre, et comparée aux autres sources, elle offre un œil bleuâtre et laiteux, charrie des flocons barégineux, grenus et jaunâtres, et a une très-faible odeur hépatique.

4° L'*eau du petit robinet du* n° 5, 50°, sulfurée-sodique[2], alcaline-carbonatée[5], silicatée[2], silicée[2], chlorurée-glairineuse[2] ; pesanteur spécifique, de 1,00041. Peu abondante, elle n'est utilisée qu'en buvette. M. Roux lui a trouvé 0,0205 de sulfure de sodium. Elle est transparente, d'une odeur très-sulfureuse, sans goût particulier.

J'ai porté dans son signalement particulier la silice à un degré inférieur à celui du tableau analytique, parce que le résidu insoluble, égaré dans l'analyse de M. Dispan, contenait probablement quelque autre substance (carbonate de chaux, fer (?)). Ce chimiste serait porté à y croire l'alcali à l'état de combinaison savonneuse en grande partie.

5° L'*eau de l'étuve du Teich*, ou *source Viguerie*, chaude à 73° à la source, sulfurée-sodique [3], 0,0360 (Lambron), et 0,0350 (Roux). Elle offre au *vaporarium* 72° et sulfure de sodium 0,0270 (Lambron), et après son serpentinage au réservoir 35° et 0,0247 de sulfure (Rigal). Elle offre cette précieuse condition de conserver, grâce à un système de serpentinage, son principe sulfureux avec une température beaucoup plus basse. Elle dépose au perdant, lorsque l'hiver on a enlevé l'appareil serpentiné, un sable de soufre très-fin, et sur les bords du petit ruisseau, un dépôt barégineux d'un rouge ocré. Abondante, elle se rend à dix-neuf baignoires et dessert deux étuves.

6° L'*eau chaude du Grand-Bassin*, 52° 50, sulfureuse alcaline; pesanteur spécifique, 1,00028. Peu abondante; jaillit du roc dans une grande grotte où, mêlée à d'autres eaux d'une température plus basse, elle se refroidit pour le service des bains.

7° L'*eau de Saint-Roch*, dite *la Merveilleuse*. Buvette de l'ouest, très-chaude, 50°, sulfurée-sodique, 0,0210 (Gintrac), très-glairineuse, d'une pesanteur spécifique de 1,00025. Peu abondante; sert de buvette. M. Gintrac la compare à la Raillère de Cauterets.

8° La *buvette de Saint-Roch à l'est*, sert à mitiger la première; elle a 39° et sulfure de sodium 0,0124 (Roux, 1843), 37° et 0,0098 de sulfure (Alibert), et 0,0062 (Gintrac qui lui a trouvé, en 1841, 33°).

9° La *source Astrié*, chaude, 54°, assez analogue à la Pyramide, abondante, va se jeter dans une partie séparée d'un vaste réservoir où sont reçues d'autres sources chaudes. Elle est, au robinet du n° 22, sulfurée-sodique 0,0122 (Alibert), tandis que l'autre robinet de mélange des bains donne 36° et sulfure de sodium 0,0081.

10° La *source Quod*, 63°, sulfurée-sodique [3], 0,0308 (Lambron), va se rendre dans le même réservoir, après avoir donné une buvette dite *du Château*, à 53°, et sulfurée-sodique [2], 0,0209 (Lambron). L'eau de la source, refroidie et exposée à l'air pendant un quart d'heure, donnait encore sulfure de sodium 0,0223 (Lambron).

11° *Dans ce vaste réservoir* souterrain, long et étroit, viennent sourdre ou se rendre plusieurs griffons à des températures différentes, les uns très-chaux, à 63° et 65°, les autres tempérés; cette masse d'eau dessert neuf cabinets de bains.

12° L'*eau du Grand-Bassin*, ou *de la Grotte*, 35°, paraît une eau sulfureuse dégénérée. Voici, d'après M. Dispan, sa composition, ramenée à un litre d'eau : carbonate et sulfate de soude, représentés par une matière pulvérulente brunie 0,1105, chlorure de sodium 0,0132, silicate de soude 0,0021, silice 0,0530, carbonate de chaux 0,0035, alumine 0,0021, fer et manganèse (traces), eau ou perte 0,0610; total 0,2454. Elle est transparente, sans odeur, à peine sapide, alcaline, et provient de plusieurs griffons réunis dans une grotte, les uns sortant du sol, les autres suintant de la voûte, à des températures différentes : refroidie, elle est employée au service des douches; sa pesanteur spécifique est de 1,00042. Elle est assez abondante.

13° *Dans le coin du cabinet* n° 13, naît une petite source chaude à 42°, sulfureuse, laissant des traînées considérables de barégine et de sulfuraire sur son passage; peu abondante, et non utilisée.

14° *Il en est de même* d'un filet assez considérable qui naît au fond d'une grotte, sous une voûte spacieuse, à l'extrémité-est du grand établissement, à 48°.

15° Le *N°* 6, 25°. Faiblement sulfureux et alcalin, d'une pesanteur spécifique de 1,00058; assez abondant, va tempérer les bains de l'eau bleue, et au besoin ceux de la source n° 4.

16° L'*eau de la pompe du Teich*, 28°, sulfurée-sodique 0,0098 (Alibert), d'une pesanteur spécifique de 1,00056, va mitiger les bains de l'eau n° 4, et au besoin ceux de la *Bleue*, car bien que toutes ces sources puissent être conduites à toutes les baignoires, il est certains numéros au service desquels elles sont plus spécialement affectées.

17° *L'eau très-chaude et sulfureuse de la piscine*, 64°, d'une pesanteur spécifique de 1,00040, se perd, non utilisée aujourd'hui, dans la rivière.

18° *Dans le jardin situé en face de l'établissement*, sur la rive droite de la rivière d'Orlu qui les sépare, naissent quelques sources d'eau sulfureuses, non encore employées, et qui nous paraissent précieuses.

L'une, que j'appellerai *Source bonne du jardin*, est captée dans un petit bassin, vers sa pointe orientale; elle a 45°, très-glaireuse au toucher, d'un goût sulfureux franc, d'une saveur douce et même agréable, sans mélange d'âpreté, laissant déposer, sur une assiette placée au courant de l'eau, de grandes lames de barégine membraneuse, colorée d'une teinte ocrée, brune, très-onctueuse. Par sa température, ses caractères, son impression spéciale sur les premières voies, cette eau me paraît appelée à rendre de grands services dans les affections catarrhales de l'appareil digestif, dans les dyspepsies et les catarrhes bronchiques.

19° La *source très-chaude du Jardin*, 62°, voisine de la précédente, est un peu plus sulfureuse, plus abondante, mais n'offre pas la même particularité.

20° *Deux fontaines*, qui paraissent des sulfureuses dégénérées, l'une froide, l'autre tiède, coulent dans ce jardin en jets considérables.

21° Enfin d'autres sources sourdent dans le voisinage jusque dans le lit de la rivière, où elles procurent aux pêcheurs le désagrément de pédiluves très-chauds.

22° Il y a peu de temps, M. E. Lambron a pris le signalement sulfuré de quelques unes des sources du Teich, qu'il désigne ainsi :

La *Buvette du Jardin* offre au robinet de droite 44°, et sulfure sodique [2], 0,0209, et au robinet de gauche 34° et sulfure [2] 0,0196.

Une autre buvette du jardin a au robinet 33° et sulfure sodique [1], 0,0022.

Dans les sources non utilisées, il indique :

Pour *un bassin supérieur,* sulfure 0,0172.

Pour *un bassin à gauche,* 64° et sulfure 0,0271.

Pour *un bassin du milieu,* sulfure 0,0116.

Pour *un bassin inférieur,* sulfure 0,0073.

M. Dispan fait remarquer que, dans quelques bassins de réunion des eaux du Teich, le rocher coupé à pic, à la surface duquel ont lieu les suintements, est formé de cailloux de granit roulés et de débris terreux très-fortement liés ensemble. On y observe des sortes de stalactites glaireuses, blanches, à diverses hauteurs du rocher. Celui-ci est communément noir à la surface. Il y a des points de suintement verts et d'un très-beau violet; on en voit encore quelques-uns d'ocracés, mais en petit nombre. Dans quelques endroits, se présentent des efflorescences blanchâtres, insipides, formées par du sulfate de chaux.

Les eaux du Teich s'altèrent très vite à l'air et dans leur séjour prolongé dans les réservoirs. Le principe sulfureux y est peu stable en général ; ce sont des eaux, pour la plupart, très silicatées.

C. Au groupe du Breilh, se rattachent : 1° les sources de l'établissement du Breilh ou de de M. Sicre ; 2° les sources de la Place du Breilh, situées près de l'hôpital, et que la ville affecte en partie à des usages d'utilité publique (usages domestiques, lavage des laines. fonte des neiges).

Cet ensemble d'eaux, presque toutes d'une température très-élevée, est situé entre les deux groupes précédents, desquels les séparent les deux rivières d'Ascou et d'Orlu qui l'enceignent.

a. L'Établissement *Sicre* renferme :

1° *L'eau n° 1 de la source inférieure.* Chaude (39°); sulfurée-sodique [1], alcalaline-carbonatée [5], chlorurée [3], silicée [3], manganésienne [1], glaireuse [3] (Magnes) ; pesanteur spécifique 10,045, l'eau distillée étant prise pour 10,000, et l'eau de l'Ariége donnant 10,042; n'offre pas d'odeur hépatique bien sensible; sans goût particulier; peu de traces de barégine. Elle a sulfure de sodium 0,0080 (Roux), se rapproche, *dans son action mitigée*, des eaux tempérées d'Ussat. Peu abondante, elle alimente trois baignoires et la buvette du Coin-est. Le conduit de la buvette est entouré de filets d'eau froide, et elle arrive au robinet avec une température de 29°.

2° *L'eau n° 2 de la source inférieure*. Chaude (43°) au robinet n° 4; sulfurée-sodique [1], 0,0099 (Roux) et d'une composition chimique tout à fait analogue à la précédente, sauf quelques légères différences dans les proportions; d'une pesanteur spécifique de 10,043. Peu abondante, dessert cinq baignoires avec l'*eau dite n° 3* qui lui est tout à fait semblable.

3° *L'eau n° 4* (*Breilh*). Chaude (46°) au robinet; sulfurée-sodique, 0,0073 (Rigal), 0,0118 (Roux) au robinet des baignoires, offre à peu près les mêmes caractères que les trois précédentes. M. Magnes y a trouvé les mêmes éléments minéralisateurs dans des proportions un peu différentes. Elle est faiblement barégineuse, d'une odeur sulfureuse légère, d'une saveur un peu styptique, laisse sur la traînée du robinet un dépôt blanchâtre crétacé; elle dessert deux baignoires, n° 7 et 8 spécialement, et au besoin se rend dans douze autres pour faire des bains mitigés ou plus chauds. Elles offre deux buvettes.

4° *L'eau n° 5*, ou *des Douches* ou *Pyramide*. Très-chaude, à 66° au griffon, 56° à la douche; sulfurée-sodique [3], alcaline-carbonatée [4], chlorurée [4], silicée [3], glairineuse [3], aluminée [1], manganésienne [1] (Magnes). Elle a sulfure de sodium 0,0316 à 62° (Gintrac); 0,0264 à 50° au robinet des douches (Rigal). D'une odeur sulfureuse très-prononcée, d'une saveur doucement styptique unie à celle d'œufs chauds un peu gâtés, charrie des flocons barégineux, grisâtres en assez grande quantité. D'une pesanteur spécifique de 10,045, abondante, est affectée au service des douches.

5° *L'eau n° 6*, ou *de la Pompe* (Breilh). Chaude 45,25; sulfurée-sodique [2], 0,0103 (Roux), semble tenir le milieu par ses caractères et ses effets entre les quatre premières sources et l'eau des Douches dont elle ne diffère que par une plus basse température et une quantité moindre de principe sulfureux; pesanteur spécifique 10,043. M. Magnes pense même qu'elle pourrait n'être qu'une modification de cette dernière; peu abondante, dessert deux baignoires aux n°s 9 et 10.

6° *La source Fontan*. Très-chaude, 59,50 à la source, 54° à la buvette; sulfurée-sodique[2]. 0,0205 à la buvette (Roux), 0,0264 au cabinet n° 14 (Alibert), 0,0221 (Gintrac). Odeur et saveur sulfureuse franche très-prononcée; très-barégineuse, assez abondante, alimente six baignoires et une buvette; elle peut suffire à un service plus étendu.

7° *La source de la vapeur ou du Puits*. Très-chaude (65° à la source, 63° à l'étuve); sulfurée-sodique[3], 0,0303 au griffon (Gintrac) et 0,0246 à l'étuve (Rigal), laisse dégager une quantité de bulles plus ou moins grosses se succèdant d'une manière assez rapide, que M. Magnes croit formées par de l'air desoxygénée en partie et un peu d'acide carbonique; laisse au perdant de l'étuve un dépôt barégineux, avec traces de soufre. Elle est aussi abondante que les autres sources réunies, dessert l'étuve et au besoin peut aller aux douches. Elle doit être serpentinée pour bains.

8° *La Petite sulfureuse*, dite autrefois l'*Eau du Ciel ouvert*. Chaude (46° au robinet de la buvette); sulfurée-sodique[2] 0,0246 (Rigal), 0,0197 (Roux), 0,0192 (Gintrac). D'une saveur hépatique douce et d'une odeur d'œufs bouillis, onctueuse au toucher, dépose au perdant des flocons de glaires, et de *sulfuraire*, peu abondante, est réservée pour buvette.

9° *La Source nouvelle*, découverte en 1842; chaude (48° à la baignoire), sulfurée-sodique[1] 0,0087 au robinet (Roux), 0,0073 (Rigal), se rapproche beaucoup du n° 4 du Breilh par ses caractères, peu abondante; elle dessert trois baignoires aux n°s 11, 12 et 13, et une buvette.

Ces sources sont transparentes dans les réservoirs, quand l'eau n'y a séjourné que peu de temps. Le refroidissement les trouble toutes plus ou moins. Ce phénomène est plus sensible dans le n° 5.

Comme la plupart des eaux d'Ax, le principe sulfureux y est peu stable. Les bains de la source Fontan blanchissent par le mélange de l'eau froide.

Les deux premières sources paraissent des eaux sulfureuses dégénérées, les autres sont sulfureuses à divers degrés; le n° 4 est au bas de l'échelle, la source Fontan au sommet. Le canal de fuite où se réunissent toutes les eaux du Breilh est enduit d'une espèce de glaires blanches, très-douces au toucher et disposées en petits flocons allongés selon le fil de l'eau où on les voit se former à mesure qu'elle se refroidit. Les bains du Breilh sont couronnés de terre végétale dont la chaleur des eaux rend les productions hâtives. Ce terrain, de formation secondaire et mêlé de gros cailloux roulés de granit, présente de grandes inégalités à sa surface. On y remarque quelques efflorescences de sels alumineux mêlés de sulfate de fer, et cependant l'eau minérale ne contient pas de traces de ce métal.

b. Les sources sulfureuses de la Place du Breilh sont nombreuses, d'une température très-élevée, et communiquent au sol environnant une chaleur constante qui empêche les neiges d'y séjourner.

1° *Les Canons.* Très-chaude (75° au robinet); sulfurée-sodique [3] 0,0347 (E. Lambron), laissant des plaques de soufre en nature aux traînées des robinets; très-abondante, n'est guère employée que pour quelques besoins de ménage.

2° *Le Rossignol-Inférieur.* Très-chaude (73°); sulfurée-sodique [2] 0,0248 (Gintrac). Elle présentait le spectacle curieux d'un bouillonnement produit dans un étroit bassin par une éruption constante de bulles de gaz azote.

3° *Le Rossignol-Supérieur* et *l'Étuve* qui sourd sous le maître-autel même de la chapelle de l'hôpital, vont desservir le Couloubret.

4° A la vaste piscine en plein air, dite *des Ladres* ou *des Lépreux* (à 37° environ) et qui remonte aux croisades, se rendent plusieurs sources chaudes et sulfureuses, parmi lesquelles nous citerons :

5° La *source du milieu* du bassin, à 72°,

6° La *source à droite* dans l'étuve, à 70°,

7° La *source en face* l'hôpital, ou des *Yeux*, à 46°,

8° Plusieurs autres, de 40° à 67° ;

9° Signalons encore un peu plus loin la fontaine du *Coustou*, chaude à 42,50 ; sulfurée-sodique [2], 0,0180 (Gintrac), utilisée pour les besoins privés et comme buvette publique.

Établissements et mode balnéaire. — Tois établissements thermaux sont situés : le *Couloubret*, au nord-est de la ville ; le *Teich*, au sud de la ville ; le *Breilh*, au sud-est.

1° Le *Couloubret*, construit en 1780, a le premier établi la réputation des eaux d'Ax. Il offre autour de lui les promenades de la ville et des jardins, et s'élève entre la montagne et une des branches de l'Ariége, la rivière d'Ascou ; il comprend trois bâtisses séparées. L'édifice principal, d'un plan fort simple, représente un carré long d'environ 30 mètres d'étendue ; il a 26 baignoires. Les bains sont gradués de 1° à 3° en sulfuréité, et en température depuis 30° jusqu'à 58. Les baignoires y sont en ciment ; il offre trois douches très-chaudes (58°) et sulfurées, deux de 2 mètres 20 de hauteur, et une de 3 mètres descendante et ascendante, ayant toutes un jet d'eau froide minérale sulfurée seule ou mitigée ; quatre buvettes, la Canalette, le n° 4, le vieux Bain-Fort, le nouveau Bain-Fort, une étuve à 67°, qui est du reste mal tenue.

Des eaux minérales refroidies, sulfureuses dégénérées, mitigent les bains trop chauds. Ces eaux sont un peu moins sulfureuses que quelques sources des autres établissements, mais plus barégineuses, plus tempérées. Les réservoirs sont contigus aux baignoires ; l'on y prend l'eau à la mamelle.

L'aménagement des sources, la disposition de l'établissement et le bon état et le confort des cabinets exigent de nombreux perfectionnements.

2° Le *Teich,* fondé en 1800, et reconstruit sur un plan nouveau en 1844 par M. Rivière Boulié, qui est aussi propriétaire du Couloubret, est situé sur le bord de la rive gauche de l'Orlu, entre cette branche de l'Ariége et la montagne, dans une heureuse position, présentant une large et belle façade à colonnes et à longue galerie, avec des chambres au-dessus des bains. Des jardins et une vaste prairie l'entourent sur les côtés et en arrière.

Il a 52 baignoires de bains, gradués depuis 35° jusqu'à 73° en température, et depuis 1° à 3° en sulfuréité. Plusieurs baignoires sont en marbre.

6 douches, descendantes ou ascendantes, d'une chute de 3 mètres environ, à jet d'eau sulfurée très-chaude (66°) ou d'eau froide minéralisée, pouvant reproduire la plupart des formes de douche usitées; 2 étuves à 73° très-chaudes et sulfureuses, encaissées à tête libre, ou en bain de vapeur général.

4 buvettes variées depuis 32° jusqu'à 50° de thermalité, et de 1° à 3° de sulfureité: Saint-Roch et sa voisine, l'Eau Bleue, l'eau du Petit-Robinet.

De l'eau minérale refroidie, et, à son défaut, l'eau de la rivière d'Orlu viennent ou mitiger ou refroidir les bains,

Il ne faut environ qu'un tiers d'eau froide pour obtenir un bain à 37° avec la source la plus chaude.

Le serpentinage de la source Viguerie permet de prendre des bains très-sulfureux tempérés, et même frais. Il rend de grands services.

Les réservoirs, la plupart disposés en grottes, sont situés immédiatement derrière l'établissement, disposition très-favorable; mais l'eau n'y est pas en général suffisamment soustraite à l'action de l'air.

Cet établissement a une grande richesse et une grande variété de sources; l'aménagement général laisse beaucoup à désirer.

3° Le *Breilh.* S'est élevé en 1820 par les soins et l'activité industrieuse de M. Sicre, dans un beau jardin contigu à l'hôtel d'Espagne et à l'hôpital. Il avoisine la route d'Espagne, et est situé entre les

les deux autres établissements. A la fois élégant et commode, sa proximité de l'hôtel est un grand avantage pour les personnes qui y sont logées.

Il a 24 baignoires graduées en température depuis 39° jusqu'à 66° et en sulfuréité depuis 1° jusqu'à 3°. Les baignoires sont en marbre ou en ardoise; les cabinets sont coquets et bien tenus. Les trois premières sources sont des eaux sulfureuses dégénérées, alcalines, très-faiblement sulfurées.

A la plupart des baignoires sont adaptés trois robinets; l'inférieur fournit la source principale; des deux supérieurs, l'un donne de l'eau froide naturelle, l'autre de l'eau thermale de la Pyramide. Il offre :

2 douches descendantes et ascendantes, d'une chute de plus de 2 mètres à jet d'eau très-chaude (66°) et sulfureuse, et à jet d'eau froide. Trois cabinets de repos y sont attenants.

5 buvettes de température variée de 39 à 54°, et de *¹ à ²· de sulfuréité, à savoir, le n° 1, le 4, la *Source-Fontan*, la *Source-Nouvelle*, la *Petite-Sulfureuse*.

1 étuve sulfureuse très-chaude à 63°, encaissée, à tête libre, ou en bain de vapeur général. De l'eau froide prise à la rivière d'Orlu vient refroidir ou mitiger les bains; les réservoirs sont adossés à l'établissement, et assez bien disposés.

L'on peut voir, d'après cet état, combien il est facile, dans la station d'Ax, d'administrer les eaux sous toutes les formes et à tous les degrés voulus de température et de minéralisation.

La haute thermalité de plusieurs sources permet d'appliquer dans toute son étendue le traitement par les vapeurs hydro-sulfureuses, agissant sur la voie endermique ou sur la voie pulmonaire; mais les appareils ne sont pas au niveau des besoins de la méthode.

L'abondance prodigieuse des sources thermales offre de grandes ressources pour l'établissement de vastes piscines abritées, et même d'un immense lac sulfureux présentant les mouvements, le jeu, et les effets physiques des bains de mer.

Les deux piscines actuelles, qui se rattachent aux léproseries du moyen-âge, ne servent guère qu'aux indigents qui y baignent leurs extrémités; elles sont exposées, publiques et en plein air; ce qui empêche de les utiliser en bains communs.

Chaque établissement offre une utile variété de sources. La présence d'eaux qui, dépouillées de leur principe sulfureux, ont conservé les éléments salins et glaireux permet d'adapter le traitement à certaines conditions de tempéraments, de formes morbides, à certaines susceptibilités organiques.

L'altérabilité même de ces sources hépatiques offre les moyens de varier la force et la forme de l'action sulfureuse, et de donner des bains polysulfurés ou de véritables bains de lait de soufre.

M. Lafont Gouzy fait avec raison remarquer qu'à l'époque de la plus grande consommation d'eau thermale, où l'on prend jusqu'à six cents bains par jour, l'eau de plusieurs robinets est moins sulfurée le soir que le matin. Cette différence ne tient pas plus à des filtrations qu'à l'épuisement des sources; elle s'explique par le vide opéré dans les réservoirs de chaque établissement et la facilité plus grande de décomposition et de dégagement du principe sulfuré.

Ax pourrait et devrait tirer un parti bien plus avantageux des étuves, ce que sa thermalité élevée lui rendrait si facile. Nulle autre part, ce moyen si puissant, avec ses modes variés, n'est possible à établir comme à cette station.

En résumé, boisson à doses graduées, lotions, injections, bains, douches, étuves, à tous les degrés de température et de minéralisation: telles sont les ressourees balnéaires d'Ax.

Conditions hygiéniques. — Les sources sont comprises dans le rayon de la petite vallée d'Ax, dont le nom, dérivé du latin *aquæ*, indique assez la richesse thermale.

Elle est cernée de tous côtés par les torrents des vallées supérieures d'Orgeix, d'Orlu, de Merens, d'Ascou et de Sorgeat qui, en se réunissant sous ses murs, forment l'Ariége.

Ax est situé vers l'extrémité méridionale de la haute Ariége, dans une vallée étroite et agréable, à neuf lieues de Foix et quinze de Toulouse, à douze de Puycerda, vieille ville frontière d'Espagne, à quelques heures du val d'Andorre, petite république de pâtres.

Il est assis au bas de la croupe des grandes Pyrénées, à 710 mètres d'élévation au-dessus de la mer, encaissé entre deux chaînes de montagnes granitiques, entremêlées de schistes micacés, alumineux, et parfois calcaires, qui dominent la vallée et la défendendent contre les vents d'est et d'ouest.

Les anciens en retiraient de l'or, et les torrents qui vont former l'Ariége (et qui ont reçu la dénomination d'Orgeix, Orlu, etc.) en roulent encore des paillettes dans leur sable; il y a aussi quelques mines de fer.

Les plateaux qui couronnent Ax offrent, par leur élévation graduée, une sorte de vaste amphithéâtre de montagnes.

Voici les hauteurs comparées de plusieurs points voisins d'Ax, relevées par M. Reboul en 1825.

	Toises.		Toises.
Ax	365	Col del Pradel	860
Col de Manégou	1,169	Forge d'Ascou	555
Saldeou .... environ.	950	Mérens	536
Canillo	787	L'Hospitalet	727
Escaldas	537	Port de Puymaurin	995
Andorre-la-Vieille	511	Porte	773
Forge d'Ordino	633	Col de la Perche	815
Port de Sat	1,317	La Cabanasse	758
Vicdessos	687	Étang d'Aude	1,115
Montaillou	*id.*	Puyvalador	759
Niort	432	Le Pla du Donezan	727
Lafajolle	673	Col de Pailhères	1,007

Sol. Ce pays, à en juger d'après l'aspect du sol, a souffert de grandes révolutions. Celui-ci paraît constitué par un terrain de transfert formé de ruines et de débris de toute espèce; et plusieurs monticules qui surplombent cette sorte de vaste entonnoir, dont Ax occupe le fond, semblent des portions détachées des hauteurs environnantes.

Ces révolutions ont été sans contredit, pour notre climat, une cause puissante de changements.

Végétation. Les sommetts des montagnes voisines sont la plupart couronnées par des lisières de sapin ; les flancs sont couverts de hêtres ; plus bas croissent des massifs de rhododendrum, le chêne, le noisetier, le buis, la bucerolle, etc. Au-dessous sont les prairies et les habitations rurales.

A mesure qu'on s'éloigne d'Ax, en suivant le cours de l'Ariége, on aperçoit le peuplier noir, le frêne, le mérisier, le noyer, la vigne, et successivement les arbres à fruit, qui suivent la progression de la température.

On sait combien est belle et variée la flore des Pyrénées ; cette partie est une des plus riches, et nos herborisations y ont été fécondes.

Habitants. Les monts voisins, autrefois couverts de forêts et de pâturages, sont aujourd'hui çà et là nus, arides, et parfois d'un aspect sauvage ; on y retrouve le caractère original des localités et le type primitif des populations anciennes, interno-pyrénéennes, d'origine celtibérienne.

Les mots celtiques et ibériens abondent dans la haute Ariége, ancienne contrée des Flussates et des Tarasconiens : ainsi kérigut, de *ker* rocher, et *aigu*, etc.; la langue primitive s'enrichit de mots pris aux Phéniciens, aux Grecs. Les Romains et les Sarrasins ont laissé aussi des traces dans l'idiome de ces montagnes.

Les souvenirs d'une origine ignée et de la présence d'eaux nombreuses existent dans les noms mêmes des villages voisins : Ignaux, Tignac, Ustou, Urs, Savignac.

Dans les gorges d'Ax et de Vicdessos, les noms d'Ariége, d'Orgeix, de Sorgeat, de Fontargente, etc., rappellent que ces lieux étaient riches en minéraux précieux qui entretenaient les splendeurs et le faste des comtes de Foix.

Les Romains, d'après Pline, retiraient tous les ans des Pyrénées plus de 4 millions d'or, sans compter l'argent.

Des *orpailleurs* gagnaient leur vie naguère encore à retirer les paillettes d'or enfouies dans les sables de l'Ariége; et en 1761, l'hôtel des monnaies de Toulouse avait seul le droit de fondre l'or qu'ils recueillaient.

Les habitants de ces montagnes, habitués à des fatigues et à des privations incroyables, sont robustes, actifs, courageux, et très-peu instruits, mais hospitaliers.

Air. L'atmosphère d'Ax annonce la ville thermale sulfureuse; des vapeurs et des émanations sulfurées trahissent partout la présence des sources.

L'air, tout chargé des parfums dérobés aux pelouses fleuries des montagnes, rafraichi et renouvelé par les courants d'eau si nombreux qui sillonent la vallée thermale, sollicite d'amples et heureuses inspirations pulmonaires, et apporte à l'hématose activée des matériaux purs et restaurateurs.

Ressources. La vie y est aussi commode qu'à bon marché; le pain y est excellent, les viandes renommées; le gibier (cailles, perdreaux, ramiers, izards, etc.) abondant; la truite blanche ou saumonée, parfaite; les fruits du Roussillon, les fraises des montagnes, le lait des villages voisins, les vins de Roussillon, de Limoux et d'Espagne, le jardinage de Pamiers, tout y assure une nourriture variée et appropriée à tous les besoins.

Sites. Le fort Maoü ou du Maure, vieux débris assis au sud de la ville d'Ax, sur une éminence, rappelle par ses ruines l'épée victorieuse de Charlemagne renversant la conquête arabe, et le passage des Francs chassant leurs ennemis à travers les trois forts de Siguer, Auzat et Puymorin.

Après ces grandes expéditions, dont on trouve encore des vestiges enfouis dans la Gemarde, une des montagnes les plus élevées (épées, flèches, etc.), et l'organisation politique carlovingienne, ce pays a été, à diverses époques, agité et bouleversé par les luttes de ces montagnards fiers et indépendants, et surtout par les guerres religieuses qui ont converti des cavernes et des grottes en places fortes murées et crénelées. Les Espagnols ont, à des époques plus récentes, envahi et dévasté plusieurs fois la ville d'Ax.

La promenade aux arbres centenaires du Couloubret; l'esplanade solitaire et ombragée de la ville-vieille; les excursions aux villages voisins, aux forges d'Orgeix et du Castelet, aux grandes cascades, au pont hardi jeté sur un goufre profond d'eau écumeuse et tourmentée; la grande allée de Bonascre située au pieds des forêts de sapins, sur le délicieux plateau qui surmonte les sommets de Pointe-Couronne, attirent tous les jours les promeneurs.

Parmi les nombreuses vallées environnantes, trois sont surtout remarquables, ce sont :

La vallée de *Vicdessos*, que l'on peut parcourir en allant visiter l'établissement thermal voisin d'Ussat, sur la route d'Ax à Tarascon. Cette vallée, traversée par la rivière du même nom, se perd dans les montagnes de Sem et d'Ercé; on y admire son torrent profond, ses villages étagés, la grotte des Echelles à la nef immense, les montagnes ardues percées de cavernes, et surtout les mines de fer de Rancié, les plus riches de France; ces mines fournissaient annuellement, en 1823, 50,000 quintaux métriques de fer d'excellente qualité pour la cémentation; ce qui suppose l'exploitation de 150,000 quintaux métriques de minerai, d'après M. Daubuisson-Desvoisins.

La vallée de *Lordat* située à 10 kilomètres d'Ax, aux villages nombreux et coquettement assis sur des éminences verdoyantes, au vieux château de Lordat qui les domine, aux carrière de marbre polychrome; elle a une grande importance historique dans les chroniques du comté de Foix.

La vallée d'*Ax* prolongée vers l'Andorre et l'Espagne par le val si frais et si pittoresque de Mérens, serpentant avec son étroite rivière au pied de monts élevés à pic et couronnés de vertes forêts.

Le val d'*Andorre* où conduit une ligne aérienne sillonnant les flancs du Puymorin; il est enfermé au milieu de forêts de sapins, de chênes verts qui le couvrent d'ombre et de mystère. Au bout de son étroit défilé apparaît le beau ciel bleu d'Espagne et les vallées de la Catalogne ; ses six paroisses ou villages sont érigés, depuis Charlemagne, en république neutre. Rien de plus curieux que l'étude de ces mœurs primitives, de ces institutions, de ces coutumes conservées intactes à travers les siècles par cette grande famille de pâtres (1).

Sur les pics élevés du Midi, de Tabes, de Tarbezou, presque toujours ceints de neiges, on va à travers les vives émotions des sites tour à tour sauvages ou grâcieux ; à travers les sombres sapinières, les vastes pelouses, les grands pâturages, les jardins agrestes semés de buissonneux rhododendrum, assister au spectacle imposant et féerique du lever du soleil, éclairant de larges horizons et des panoramas grandioses.

Climat doux et agréable en été et en automne, froid et neigeux pendant l'hiver. La température caniculaire est adoucie par le voisinage des montagnes et les branches de l'Ariège.

Les matinées et les soirées y sont fraîches.

La ville est sise sur un plateau élevé, dominée de toutes parts, excepté à l'est-nord, par de hautes montagnes, sur un sol formé de roches primitives mêlées de quelques ramifications secondaires.

Notre été ressemble à un printemps, la végétation y brille de tout son éclat.

L'automne se prolonge jusqu'au mois de novembre.

Le mois de juin est sujet à de grandes variations dans la température.

Le mois de juillet est plus constant, c'est le plus beau temps de l'année.

Celui d'août est le plus chaud.

En septembre la chaleur va déclinant.

Le climat d'Ax, considéré surtout dans le cours de la saison ther-

---

(1) Je signalerai en passant l'état stationnaire du chiffre de la population, qui est de 6,000 âmes. On trouve dans l'ouvrage de M. Castillon une étude très-intéressante sur ce petit peuple.

male, réunit toutes les conditions favorables à la santé. Il faut pourtant se tenir en garde contre certaines vicissitudes auxquelles l'atmosphère des montagnes est surtout exposée.

Ajoutons aussi que l'évaporation continuelle des eaux des trois rivières qui cernent la ville, jointe à celle des nombreuses sources minérales, bien qu'elle ait l'avantage de modérer les fortes chaleurs de l'été, entretient une humidité constante qui le soir se condense en une sorte de très-fine rosée qu'on appelle le *serein*.

Son influence se fait particulièrement sentir sur la promenade du Couloubret, quand le soleil a quitté l'horizon. On éprouve une grande fraîcheur ; les cheveux se débouclent, les pieds sont humides. Il est imprudent de rester longtemps exposé à de pareils effets.

Il est digne d'observation que nos départements pyrénéens, à l'exception du Roussillon, sont souvent pluvieux depuis novembre jusqu'à juin.

La température moyenne est assez modérée ; nos tables thermométriques nous offrent un intervalle de 46° cent. entre le plus grand froid et le plus grand chaud.

La pression atmosphérique y est sensiblement diminuée ; l'ébullition de l'eau y a lieu à 98,75° cent., et la moyenne des observations barométriques est de 25 pouces et demi.

Les vents n'occasionnent jamais à Ax de fortes bourrasques, et ne deviennent jamais des agents de destruction ; jamais ils ne sont les véhicules d'émanations malfaisantes.

Les deux chaînes de montagnes qui bordent cette vallée, ayant leur direction générale du nord au midi, amortissent les vents d'est et d'ouest.

Les vents accablants du sud et ceux froids et piquants du nord sont amortis, affaiblis, par les détours et les sinuosités des gorges.

Ceux du sud amènent souvent les nuages et la pluie.

Les montagnes voisines abondent en sources vives, d'une fraîcheur et d'une limpidité extrêmes, telles que Fontfroide, Fontargente, Bonasere, Mancèdre, etc., on remarque les lacs aux eaux vives et poissonneuses, du Comte, d'Andorre, de Naguilhes, de Tarbezou, d'Embech, etc. Sur les bords de ces lacs et de ces fontaines se font de folles excursions et d'excellents déjeuners, dont la truite, tombant du filet du pêcheur dans la poêle frémissante, forme l'entrée de rigueur.

Les eaux potables sont fraîches, légères, limpides et saines; elles aiguisent l'appétit, donnent du ton aux organes digestifs, et cette impression se répète sympathiquement dans toute l'économie.

Elles descendent des hautes montagnes, et roulent d'un cours rapide sur un lit de cailloux et sur un gravier qui ne retiennent point de vase; elles sont continuellement aérées par les accidents de leur pente.

Elles concourrent à l'embellissement de notre contrée. On les voit tour à tour se précipiter en torrents, tomber en cascades, se répandre en nappes écumeuses, serpenter dans les prairies fertiles.

Chez nous point d'eaux stagnantes, le terrain ne le permet pas.

Des concerts, des soirées, des réunions, des cafés, des salons littéraires, viennent jeter un peu de diversion dans la vie monotone du baigneur. Mais combien, sous ce rapport, Ax est loin de la vive et joyeuse animation de Luchon et de Bagnères-de-Bigorre. Les nymphes sulfureuses y sont peu coquettes.

La ville offre de grands hôtels, des logements de toute sorte, appropriés à toutes les fortunes et à tous les besoins.

L'église de Saint-Vincent offre une nef spacieuse et hardie.

L'hôpital, grâce à l'active impulsion et au zèle infatigable de mon père, offre au visiteur un monument remarquable, et aux indigents un asile commode.

Constitution médicale. — Semblables aux productions végétales. les maladies empruntent aux localités une physionomie particulière.

Les habitants des villages situés sur la croupe des montagnes, vivant continuellement dans un air vif et raréfié, se livrant, d'ailleurs, à un travail opiniâtre pour cultiver un sol ingrat, acquièrent en général une grande énergie physique, mais ils ne bravent pas toujours impunément les intempéries de l'air.

Les variations subites de la température favorisée par l'inégalité des terrains, leur occasionnent des maladies aiguës dont le caractère est le plus souvent inflammatoire. Ces maladies sont surtout des angines, des rhumatismes, des pneumonies, des entérites.

Échappés dans la vigueur de l'âge à ces maladies aiguës, nos montagnards deviennent en quelque sorte invulnérables, et présentent de nombreux exemples de longévité ; et les centenaires y seraient bien plus nombreux si, après leurs rudes fatigues, ils avaient les moyens de réparer les pertes de leur corps par une bonne nourriture et un peu de vin.

Les maladies chroniques sont assez rares dans notre pays.

Beaucoup d'affections aiguës y sont comme ignorées, et le nombre des malades y est très-borné. Point de fièvres paludéennes, point de ces maladies endémiques qui affligent certaines vallées voisines même de la nôtre. Je veux parler du goître, si commun du côté d'Unac, Luzenac, Garanou, etc.

La saison des eaux commence vers la fin de juin et dure jusqu'à la fin de septembre.

Le nombre des visiteurs est de 2,000 environ ; il n'était que de 600 quand mon père en a pris l'inspection.

Le séjour qu'on y fait, terme moyen, est de 21 jours.

Emploi thérapeutique spécial. — C'est un vieux pays avec de vieilles eaux; nous n'en voulons pour preuve que ce fragment de leur histoire : la fondation de l'hôpital d'Ax en 1260, par Roger Bernard, comte de Foix, sur les plus anciennes sources connues, tout près de la Piscine des Lépreux.

MM. Sicre, en 1756; Pilhes, en 1781 ; Boulié, Lafont Goury, professeur à la Faculté de Toulouse en 1840, et plusieurs rapports de mon père, ont beaucoup contribué à faire connaître les propriétés remarquables de ces eaux. Elles doivent aussi beaucoup à l'habile chirurgien de Gaillac, M. Rigal, dont M. Alibert continue aujourd'hui l'œuvre organisatrice.

Une abondance extrême, une graduation précieuse de force et de chaleur formant, selon l'expression de mon père, une véritable gamme thermale naturelle, telles sont les qualités capitales qui mettent Ax au premier rang pour l'application méthodique de la médication sulfureuse que l'on peut graduer avec une facilité extrême, et adapter à chaque susceptibilité individuelle.

Reconnaissons toutefois que le principe hépatique y est facilement altérable, et que leur degré sulfhydrométrique n'est pas en général très-élevé.

Le fer et le manganèse contenus dans quelques sources (n° 4 du Couloubret et du Teich, n° 5 du Breilh) doivent prendre une légère part à leurs bons effets dans les débilités, les convalescences, les chloroses récentes.

A Ax plus qu'ailleurs, nous trouvons à côté de la médication sulfurée-thermale les ressources d'un traitement alcalino-salin glairineux par des eaux sulfureuses dégénérées, chaudes, tempérées ou froides, et celles d'un traitement hydrothermal simple par des eaux simplement thermales.

A cette modification des éléments minéraux, se rattache la division générale faite dans chaque établissement des bains : en *doux*, eaux tempérées faiblement minéralisées ; en *moyens*, eaux tempérées ou un peu chaudes légèrement sulfurées ; en *forts*, eaux chaudes et très-sulfurées.

Les buvettes peuvent être classées d'après les mêmes caractères, et le signalement général que nous avons fait de chaque source détermine ce classement, qu'il serait superflu de reproduire ici.

1° Les sources *douces*, pour nous servir de l'expression consacrée, s'appliquent avec succès aux tempéraments délicats, aux affections où domine l'éréthisme nerveux et sanguin, aux maladies nerveuses, à sensibilité irrégulière anormale facilement exaltable ; elles modèrent l'excitation, les accidents fébriles causés par le traitement sulfureux, corrigent quelques-uns de ses effets, et préparent souvent à des eaux plus actives. Bien que sédatifs, ces bains ne sont en aucune façon débilitants. Unis à de bonnes conditions hygiéniques, ils réconfortent doucement l'organisme : ce sont les eaux apéritives, rafraîchissantes, diurétiques de la vieille école. Le principe alcalin qui prédomine dans la plupart y produit une légère fluxion spoliative par les reins. Cet effet est surtout marqué dans l'eau Bleue du Teich, qui a le renom d'être antigraveleuse.

De ce 1er ordre, sont, à des degrés divers, au *Couloubret*, la Canalette, la Gourguette, Basse, Montmorency ; — au *Teich*, le n° 6, la Bleue, l'eau du Grand-Bassin, la buvette-est de Saint-Roch, la Fontaine-du-Jardin, la Pompe ; — au *Breilh*, les sources n°s 1, 2, 3, 4 ; la Source-Nouvelle.

Ce sont en général des eaux sulfureuses dégénérées naturelles, ou amenées à cet état par l'aménagement, et, par suite, à peu près inodores, chlorurées, alcalines, faiblement ferriques, manganésiennes et alumineuses. L'acétate de plomb leur donne un œil laiteux.

2° Les sources *modérées* conviennent dans les cas spéciaux où est indiquée l'action thermale et sulfureuse (rhumatismes, dartres, scrofules, etc.) ; mais où une susceptibilité vive du système nerveux ou de l'appareil circulatoire prescrit une application prudente et lentement graduée de ces agents ; l'organisme les accepte à ces conditions seules, sans réaction, sans secousse, sans crise, et peut ensuite en supporter sans danger une dose plus élevée. Les enfants frêles, délicats, s'en trouvent bien ; elles restaurent et roborent ces organismes chétifs ; elles ont une action stimulante et diffusible légère, associée à l'action thérapeutique spécifique.

Les eaux du Couloubret ont à un haut degré cette heureuse association d'éléments mucilagineux et minéraux, d'action soutenue et mitigée si utile dans certaines inflammations subaiguës, surtout de l'utérus.

Ce 2e ordre comprend, avec des nuances variées, au *Couloubret*, le n° 4 et l'eau du réservoir qui alimente les cabinets 5, 6, 7, 8 et 9, formée par la réunion du n° 4 de la Canalette, de l'Étuve et d'une eau froide désulfurée ; — au *Teich*, le n° 4, buvette-ouest de Saint-Roch, Source-Bonne du Jardin, buvette du Petit-Robinet, Source-Astrié, buvette du Coustoux ; — au *Breilh*, Petite-Sulfureuse, n° 6 ou Pompe, Pyramide, et *Source* aux Yeux de la piscine de la place du Breilh.

Ces eaux sont faiblement sulfurées, alcalines, barégineuses, d'une chaleur tempérée ou un peu élevée.

3° Les sources *fortes* conviennent aux tempéraments mous et lymphatiques, à réaction organique lente, paresseuse; aux maladies fixes et rebelles; aux affections chroniques enracinées ; elles développent l'appareil fébrile, les phénomènes de l'excitation physiologique avec ses crises et ses effets expansifs.

A ce 3e ordre appartiennent les eaux les plus sulfurées et les plus chaudes : au *Couloubret*, les deux Bains-Forts, la Douche et l'Étuve; — au *Teich*, la source Viguerie, la Grande-Pyramide, Quod, bassin à gauche du jardin; — au *Breilh*, la Source-Fontan, la source de la Vapeur, les eaux très-chaudes de la place du Breilh (Canons, Rossignols, Piscine).

L'emploi de ces sources est plein de difficultés pratiques, et leurs effets doivent être toujours surveillés. J'ai été frappé du nombre de congestions pulmonaires, hépatiques, cérébrales; des pneumonies aiguës, des entérites, des accidents nerveux occasionnés par l'usage trop prolongé ou mal dirigé de ces sources. La pratique de mon grand'père M. Rolland et de mon père est remplie de faits de ce genre.

C'est à ces accidents que l'on remédie par les antiphlogistiques aidés des bains doux, des bains simples ou émollients et mucilagineux, préparés avec soin par le pharmacien du lieu, M. Marcailhou, dans un petit établissement balnéaire situé sur une jolie terrasse.

Ainsi le médecin peut à son gré calmer, tonifier sans stimuler, exciter, irriter, amener une crise fébrile intense, déterminer une poussée vive vers la peau, et apaiser cet orage avec des sources voisines pures ou mitigées.

Les Étuves si chaudes d'Ax ont une action très-efficace contre les rhumatismes tenaces et certaines dartres rebelles. Nulle part la thermalité n'est si variée ni si élevée, et les effets puissants du calorique plus évidents.

C'est surtout par des mouvements critiques du centre à la circonférence que ces eaux guérissent des infirmités rebelles aux traitements ordinaires.

Voici quelques propriétés que la tradition hydrothermale attribue, en vieux style humoral, à quelques sources plus spécialement employées en boisson :

La *Canalette* passait pour apéritive, rafraîchissante, propre à tempérer l'effervescence et à corriger l'âcreté des humeurs.

Saint-Roch est regardée comme douce et diurétique.

L'*eau Bleue*, comme diurétique, dépurante, légèrement tonique, favorisant l'émission de petits graviers.

Le n° *4 du Couloubret* est, dit encore la vieille Clinique, antiglaireuse, diurétique, stimulante, fortifiant les organes digestif et pulmonaire.

Le *Bain-Fort* est préconisé dans les affections de poitrine, surtout dans les catarrhes invétérés, et est fort utile dans les maladies scrofuleuses et cutanées, les maladies articulaires et les indurations commençantes de l'utérus.

L'*Étuve* (*Couloubret*), plus active, très-diaphorétique, éminemment détersive, hâte la cicatrisation des plaies et des ulcères tant internes qu'externes.

Les *Canons*, très-énergique, très-expansive, est salutaire aux ictériques; on la coupe avec d'autres boissons; l'asthme humide, les affections catarrhales chroniques du poumon, les dartres rebelles, s'en trouvent bien.

La *Petite-Sulfureuse du Breilh* convient mieux aux bronchites chroniques, aux dyspepsies.

Les sources si chaudes du Teich opèrent mieux que les autres la cure des rhumatismes.

Envoyez-nous, écrivait mon père à un médecin éminent de Paris, curieux de connaître nos eaux, les malades accablés de rhumatismes, couverts de dartres, enganachés de tumeurs scrofuleuses; les lymphatiques à chairs molles et bouffies, à fibres peu irritables; les paralysies partielles par cause métastatique, les pâles couleurs par suppression de règles, etc., et ils vous rapporteront de bonnes nouvelles de nos sources.

Il est remarquable que dans ces vieilles données expérimentales, l'on trouve en germe une véritable analyse thérapeutique qui se trouve assez bien en harmonie avec les recherches chimiques ultérieures.

Les eaux d'Ax nous paraissent en définitive s'adapter à des formes morbides très-variées, mais elles conviennent plus spécialement aux affections rhumatismales de toute espèce ;

Aux affections herpétiques simples, surtout les formes érythémateuses, papuleuses, squameuses et pustuleuses;

Aux formes ulcéreuses de la scrofule;

Aux vieux catarrhes bronchiques et urinaires;

Aux suites des lésions traumatiques ;

Aux engorgements ou phlegmasies chroniques de l'utérus et des viscères abdominaux;

Aux névralgies subaiguës et aux affections paralytodées et spasmodiques hystériformes.

Pour ces affections nerveuses, nos sources douces et modérées servent ordinairement de complément aux eaux voisines d'Ussat.

Ces eaux d'Ussat, situées à trois lieues d'Ax, sont faiblement salines, magnésiennes et calcaires, chlorurées 3, sulfatées 6, carbonatées 5, douces, onctueuses, très-tempérées, ne se prennent qu'en bains prolongés.

Elles opèrent des cures merveilleuses dans les névropathies sthéniques, dans les contractions musculaires, les douleurs rhumatismales et hystériques compliquées d'éréthisme, les affections irritatives, congestives de l'utérus.

Elles sont doucement hyposthénisantes et ont un grand renom.

Le voisinage d'Ussat amène à Ax une grande quantité de maladies nerveuses qui viennent y compléter leur traitement; de même les malades, trop vivement éprouvés par l'action des eaux d'Ax, vont assoupir dans les bains d'Ussat et leur agitation et leurs douleurs momentanément avivées.

Ussat est, dans tous ces cas, en quelque sorte l'antichambre d'Ax; c'est aussi, dans la formule hydrologique, son correctif.

On a ainsi sous la main, selon l'heureuse expression de mon père, les deux sexes des bains.

Quelques sources ferrugineuses coulent dans les environs d'Ax, à Luzenac, entre autres, mais ne sont pas utilisées.

Les contre-indications sont celles des eaux sulfureuses en général.

La tuberculisation subaiguë des poumons s'en trouve surtout très-mal.

Il nous reste à déterminer quelles sont, dans chaque établissement, les maladies auxquelles leurs sources paraissent convenir le mieux; ce que le signalement de ces sources faisait pressentir, la clinique hydrothermale vient le confirmer.

Nous avons cherché à établir dans des tables minutieuses quelle part la pratique fait chaque année aux différentes sources, dans le traitement de telle ou telle affection; mais ces tables, instituées pendant dix-neuf années consécutives, sont longues, compliquées et n'ont d'ailleurs qu'un intérêt trop purement local pour qu'il nous paraisse utile d'en surcharger ce travail. Toutefois nous essaierons d'indiquer, dans un tableau général, l'ensemble de ces résultats, étudiés dans chaque établissement, et ce tableau remplira aussi cette vue générale, de montrer non-seulement pour Ax, mais pour la plupart des autres stations thermales, la revue succincte des divers genres de maladies qui ont recours aux eaux sulfureuses.

Tableau des maladies traitées aux Bains d'Ax pendant 19 années, à l'hôpital ou en ville, par MM. Rolland et Gd Astrié, avec les résultats du traitement Hydrothermal comparé dans les trois établissements du Teich, du Couloubret, et du Breilh.

Voici le mouvement des Malades observés pour chaque année.

années	1826.	1828	1829	1830	1831	1832	1833.	1834	1835	1836	1837	1838	1839	1840	1841	1842	1843	1844	1845.
Malades	220	388	381.	833	670	986.	905	1082.	839	982	1055.	801.	971	1133.	1349	1552.	1558	1524	1464.

Maladies.	Guérisons	Teich.	Couloubret	Breilh	Amélior.	Teich	Couloubret	Breilh.	Insuccès	Teich	Couloubret	Breilh.	Total
A													
Rhumatismes. articulaire subaigu et chronique.	458	259	132	66	522	288	163	71	185	101	53	31	1165
Rhum. musculaire et fibreux.	476	245	158	73	444	218	157	69	188	96	64	28	1108
Rhum. Névralgique.	396	188	133	75	448	263	124	59	162	90	52	20	906
Rhum. Goutteux et Goutte atonique.	123	52.	38	33	170	86	50	34	92	49	27	16	385.
B.													
Dertamoses Psoriques	254	114	107	33	153	58	74	21	52	25	19	8	459
Derm. Erytémateuses et Sopuleuses	399	172	155	72	286	127	114	45	122	60	47	15	807
Dermatoses Squammeuses	217	113	79	25	169	91	60	18	90	47	33	10	476
Dermatoses Vésiculeuses et pustuleuses.	442	213	164	65	422	206	163	53	142	118	92	32	1006
Derm. Tuberculeuses et ulcéreuses.	102	48	41	13	134	57	56	21	79	37	30	12	315
Dermatoses Faveuses.	44.	19	20	5	75	34	29	12	36	14	14	8	155.
C													
Disposition scrofuleuse. Cacochymie. Défaut de développement.	154	77	52	25	103	53	32	18	38	23	10	5	295
Adénites et Ophtalmies scrofuleuses.	221	122	71	28	337	185	101	51	99	58	27	14	707
Fistules. Ulcères. Caries, abcès. Engorgements strumeux.	297	153	107	37	331	186	94	51	137	73	44	20	765
Rachitisme.	79	36	28	15	77	36	25	16	34	20	9	5.	181
D													
Phtisie pulmonaire à tous les degrés.	14	6	5	3	35	14	12	9	105	48	39	18	154
Engorgements tuberculeux des ganglions mésentériques du testicule &c.	18	9	7	3	37	18	15	4	26	15	8	3	81
à reporter..	3694				3143				1587				8424

Lith. Gouyer, pass. Dauphine, 7, Paris.

Maladies.	Guérisons	Teich.	Coulombes	Breilh.	améliorés	Teich.	Coulombes	Breilh.	Insuccès	Teich.	Coulombes	Breilh.	Total
Report	3694				3143				1587				8424.
E													
Syphilis primitive et secondaire.	37	16	10	11	62	25	18	19	77	41	24	12	176
Syphilis tertiaire.	36	15	14	7	68	33	19	16	48	23	18	7	192.
D													
Affections Catarrhales laryngées, Trachéales et bronchiques.	171	58	67	46	178	63	76	39	72	34	26	12	421
Gutturo pharyngiennes	48	16	19	13	61	25	22	14	14	6	5	3	123
Gastro Intestinales	47	15	17	15	60	24	23	13	41	19	14	8	148
Vaginales - Utérines	93	40	34	19	104	49	32	23	40	18	14	8	237
Oculaires et auriculaires	133	58	49	26	124	52	48	24	61	34	15	12	318
Vésicales et Urétrales.	56	21	21	14	71	31	29	21	24	9	9	6	151
Affections calculeuses du rein, du foie et coliques néphrétiques et hépatiques.	44	16	16	12	53	22	15	16	28	10	14	4	125.
E.													
Phlegmasies chroniques, pleurétique et pulmonaires.	63	20	22	21	65	28	19	18	51	18	21	12	179
Phl. chroniques, hépatiques et spléniques.	34	15	11	8	47	21	15	11	37	16	14	7	118
Phl. Testiculaires et mammaires	69	29	25	15	83	32	31	20	49	22	20	7	201
Ostéites, Périostites, Nécroses, mal de Pott, etc.	76	30	31	16	100	39	33	28	68	25	24	19	244
Arthropathies, Tumeurs blanches Luxations spontanées	206	97	81	28	268	126	106	36	166	82	53	31	640
Phlégmasies chroniq. du bas ventre. péritonéales ovariques, etc.	49	19	16	14	84	36	26	22	48	20	19.	9	181.
F													
Flux séreux - Leucorrhée sueurs excessives, spermatorrée	110	55	48	27	145	65	46	34	43	19	17	7	298
Flux sanguins. Hémorrhagies passives et hémorrhoïdes, etc.	58	25	17	16	85	31	28	26	47	21	18	9	190
G.													
Débilités. Anémie. Convalescence Epuisement	144	75	51	18	118	59	39	20	49	25	18	6	311
Atonies partielles. Constipation Enurésie, Frigidité génitales etc.	61	31	19	11	39	19	12	8	14	6	5	3	114
Dyspepsies.	68	30	24	14	75	35	25	15	35	18	12	5	178
Cachexies, paludéenne, saturnine mercurielle vénérienne, etc.	82	36	35	11	101	46	37	18	60	30	23	7	243
Chlorose - aménorrhée.	74	35	25	14	85	44	23	18	27	12	10	5.	186
Pellagre.	1.	"	1	"	2	"	2	"	"	"	"		3
à reporter....	5454				4321				2646				12421

Maladies	Guérisons	Teich	Coulombres	Breith.	Amélior.	Teich	Coulombres	Breith.	Insuccès	Teich.	Coulombres	Breith.	Total
Report.	5454				4321				2646				12421
H													
Névroses générales. Hypocondries.	30	13	8	9	63	31	20	12	28	12	11	5	121
Hystéricisme et hystérie confirmée.	104	53	31	20	135	69	42	24	83	37	26	10	322
Névroses de la respiration et de la circulation. Asth. suffocations. Palpitations. etc.	77	32	29	16	108	46	32	20	55	24	23	8	230
Épilepsies, accès épileptiformes.	11	4	5	2	15	9	4	2	24	10	9	5	50
Névralgies migraine. Céphalée chroniques.	107	59	33	15	98	53	29	16	63	38	20	5	268
Névralgies - sciatiques	205	105	74	26	208	116	69	23	98	54	30	14	511
Névralgies diverses. Faciale Intercostale, crurale.	103	52	32	19	109	51	36	22	67	35	22	10	279
Gastro Entéralgies. Coliques. vomissements nerveux.	45	19	16	10	77	41	21	15	50	30	14	6	172
Névroses du mouvement. Chorée générale et partielle.	53	30	14	9	41	19	12	10	17	10	4	3	111
Tremblements des membres, Trépidations, engourdissements etc.	31	14	6	11	33	15	8	10	22	9	8	5	86
Contractures. Retractions, atrophies musculaires etc.	97	51	28	18	96	44	33	19	42	22	13	7	235
Paralysies. Hémiplégies et quelques paralysies générales.	34	16	12	6	48	23	17	8	130	69	41	20	212
Paraplégies	37	22	10	5	61	30	22	9	91	49	26	16	189
Paralysies partielles, complètes ou incomplètes de la face, des membres.	91	49	28	14	79	44	22	13	57	32	16	9	227
I													
Lésions chirurgicales, Plaies non cicatrisées, fistuleuses. Corps étrangers; Cicatrices vicieuses.	148	76	45	27	120	65	32	23	65	30	22	13	333
Suite de fractures, Déviations, faiblesse, atrophie des membres.	85	40	25	20	84	38	29	17	33	19	8	6	202
Suite d'Entorses et de Luxations. Gonflements. Raideurs articulaires, etc.	98	56	27	15	78	40	25	13	38	22	11	5	214
Ankiloses fausses ou vraies.	57	25	18	14	81	41	22	18	72	43	19	10	210
Ulcères atoniques variqueux.	120	65	39	16	113	66	28	19	38	21	10	7	271
Tumeurs diverses. Hypertrophies Cancers. Kystes. abcès etc.	39	24	9	6	50	23	17	10	58	37	13	8	147
Œdèmes partiels.	20	10	7	3	26	14	8	4	28	12	9	7	74
Prolapsus et relâchements d'Organes. Utérus, Rectum et Vagin.	48	9	16	11	56	22	20	14	29	10	13	6	133
Total général.	7094				6100				3834				17028

Ces maladies sont loin de s'offrir dans un état de simplicité, tel qu'elles puissent être rangées facilement dans un cadre général nosographique. Dans l'étude comparée de ces observations succintes nous n'avons pris dans ces cas que l'élément prédominant, générique, négligeant le coté individuel de l'état malade. Quelques autres affections ont été observées, mais en trop petit nombre et tout-à-fait en dehors du cadre habituel des maladies thermales pour que nous ayons dû les mentionner dans ce tableau. Constatons aussi que les Eaux d'Ussat ont été dans beaucoup d'affections nerveuses, de moitié dans la cure que les Eaux d'Ax ont complétée. Si l'on n'y voit pas figurer en plus grand nombre, certaines maladies qui courent les Eaux, telles que la Goutte, les Paralysies les Phtysies, les affections organiques, les Syphilides, c'est que mon père se faisait un devoir, dès qu'une contraindication formelle lui paraissait s'opposer à l'emploi utile des Eaux, d'en interdire l'usage et de recommander un traitement ou des Thermes plus favorables. C'était au voisinage d'Ussat et aux Eaux tempérées et faiblement minéralisées d'Ax, qu'il attribuait cette sorte de privilège qu'avait celte station sulfureuse, de traiter certains accidents nerveux. Beaucoup d'insuccès doivent être expliqués par l'emploi irrationnel d'un moyen actif fait souvent au hazard et sans conseils par le malade lui-même, par l'insuffisance du séjour, par les imprudences des malades, par des complications morbides qui ont empêché de continuer l'emploi des Eaux. (*Entérites, Pneumonies, Irritations nerveuses, etc.*).

Ce qui donne plus de valeur aux bons effets de ces Eaux, c'est qu'elles sont appelées le plus souvent a opérer sur de pauvres gens des campagnes voisines qui, par pénurie ou ennui, font presque toujours un traitement écourté. Une remarque importante nous a frappé en étudiant les rapports annuels, c'est le grand nombre de succès obtenues par le traitement hydrothermal dans certaines saisons et l'efficacité moindre des Eaux à d'autres époques. Cette différence dans les résultats nous a paru se rattacher plutôt à la constitution atmosphérique de la saison (*Pluie, humidité, froid ou beau temps*), qu'à des changements dans l'état des sources; cela ressort surtout des résultats obtenus dans certains mois comparés à ceux obtenus dans des mois plus beaux à température uniforme. Ainsi, les Saisons de 1823, 1827, 1829 sont mauvaises et par les variations atmosphériques, et par les résultats obtenus; en 1830 et 1835, les mois de Juin et Juillet donnent un chiffre peu satisfaisant, ceux d'Août et de Septembre, offrent des succès remarquables.

Enfin il me parait important de signaler qu'une grande partie des malades portés à une année comme insuccès se trouvent soulagés ou guéris l'année suivante soit par l'effet consécutif des Eaux, soit par une nouvelle saison. Dans une récapitulation d'une telle étendue nous n'avons pu spécifier ce fait que d'une manière fort générale.

J'ai foi dans l'avenir des Eaux d'Ax, j'ai vu de près leurs succès, je leur devais cet hommage; l'arbre ne doit-il pas au sol qui l'a vu naitre le tribut de son ombre et de ses fruits: Je crois en avoir parlé, du reste, avec justice et impartialité.

Ces longs développements, sont dans notre pensée destinés à compléter l'aperçu général sur les propriétés et l'emploi thérapeutique des Eaux sulfureuses.

Lith. Goyer, passage Dauphine, 7, Paris.

BAGNÈRES-DE-LUCHON (Haute-Garonne).

Il y a deux établissements, 1° *Grand*, 2° *Soulerat*.

A. Au grand établissement, de récents captages ont multiplié le nombre des sources sulfureuses qui sont très-variées en température et en sulfuréité, et il y a de plus quatre sources sulfureuses dégénérées. Les températures sont prises aux griffons d'abord, et puis, pour quelques sources, à la buvette; il en est de même du sulfure. Les analyses sont toutes récentes et ont été exécutées avec autant d'habileté que de conscience par M. Filhol. Ce sont :

La Reine. Très-chaude, 57° cent. 20, et 54,40 (à la buvette), sulfurée-sodique^{4} (0,0539), chlorurée^{4}, sulfatée-sodique^{2}, potassique^{1} et calcaire^{3}, silicatée-calcaire^{1}, magnésienne^{1} et alumineuse^{2}; ferro^{2} manganésienne^{3} (Filhol).

2° *Bayen*. Très-chaude, 68 (au griffon), 54,40 (à la buvette), sulfurée-sodique^{5}, 0,0773 et 0,0558 (à la buvette), chlorurée^{5}, silicatée-calcaire^{2}, silicée^{3}, à traces de fer et de manganèse (Filhol).

Elle sert, avec la Reine, aux étuves souterraines, aux grandes douches, aux bains et aux piscines; à la buvette, la Reine et Bayeu réunies ont 54°,40, et sulfure sodique 0,0558.

3° *Azémar* ou *Ancien-Chauffoir*. Très-chaude, 55,20, sulfurée-sodique^{4} (0,0523), chlorurée^{4}, silicatée-sodique^{1}, calcaire^{3}, magnésienne et alumineuse^{2}, silicée^{1}, sulfatée-sodique^{3} potassique^{1} et calcaire^{2}, ferro^{1}, manganésienne^{1} (Filhol).

Sert aux douches des anciens bains.

4° *Richard-Supérieure*. Chaude, 51°,50, sulfurée-sodique^{3} (0,0518), chlorurée^{4}, silicatée-alumineuse^{2}, silicée^{3}, sulfatée-sodique^{1}, potassique^{1} et calcaire^{3}, ferro^{1}-manganésienne^{1} (Filhol).

Sert aux bains et douches de Richard.

5° *Grotte-Supérieure*. Très-chaude, 58°,40, sulfurée-sodique^{3} (0,0361) chlorurée[5], silicatée-sodique[1], calcaire[3], magnésienne[1] et alumineuse[2], si-licée[2], sulfatée-sodique[4], potassique[1], ferro[1]-manganésienne[1] (Filhol).

Sert aux grandes douches et aux piscines.

6° *Blanche*. Chaude (47,20), sulfurée-sodique[3] (0,0349), chlorurée[4], silicatée-calcaire[5], magnésienne[1] et alumineuse[1], silicée[1], sulfatée-sodique[4] et potassique[1], ferrique [1] * (Filhol).

Pour bains.

Ferras-Supérieure (n° 1). 39,96, sulfurée-sodique, 0,0237, va aux bains.

7° *Ferras-Supérieure* (n° 2). Tempérée (34,34), sulfurée-sodique[1] (0,0079), chlorurée[2], carbonatée-alcaline[3], silicatée-calcaire[3], sulfatée-sodique[4], potassique[2] et calcaire[2], alumineuse[1], magnésienne[1], ferrique[1].

Elle a un excès de base, sert aux douches ascendantes et aux bains; c'est une sulfureuse en partie dégénérée.

8° *Bordeu* (n° 4). Chaude (47,80), sulfurée-sodique[4] (0,0692) chlorurée[5], silicatée-sodique[2], calcaire[2], magnésienne[1] et alumineuse[1], silicée[2], ferrique[1].

9° *Grotte-Inférieure*. Très-chaude (56,50), sulfurée-sodique[4]; (0,0611) chlorurée[5], silicatée-alumineuse[2], silicée[3], sulfatée-sodique[2], potassique[2] et calcaire[2], ferrique[1].

Sert aux bains et aux piscines comme Bordeu.

10° *Le Pré* (n° 1). 59°, sulfurée-sodique[5] (0,0,721), chlorurée[5], silicatée-sodique[4], calcaire[3], magnésienne[1] et alumineuse[1], silicée[1], ferro[1] manganésienne[1].

Peu abondante, ne peut fournir qu'une buvette.

A ces sources, il faut ajouter :

11° *Étigny*. Chaude (41,50 à la buvette), sulfurée-sodique[2] (0,0246).

Sert aux douches et aux bains des salles n°s 1 et 2.

12° *Richard-Inférieure*. Chaude (47,80 à la buvette), sulfurée-sodique[4] (0,0513). On distingue un *n°* 1 à 35°,10, et sulfurée 0,0330, et un *n°* 2 *à n°* 5 à 49°,80, et sulfure (0,0534) pour bains à Richard et piscines.

13° *Ferras-Inférieure*. (37,80) sulfurée-sodique[4] (0,0499).

14° *Source des Romains*. Très-chaude, 49,20, sulfurée-sodique[4] (0,0588).

Pour les étuves et piscines.

15° *Lachapelle*. Tempérée (36,20), sulfurée-sodique[3] (0,0389).

16° *Bosquet*. Chaude (39,10), sulfurée-sodique[3] (0,0381).

Pour bains, douches locales et piscines.

17° *Sengez*. (32,30), sulfurée-sodique[2] (0,0276), provient des griffons distincts.

18° *Bordeu* n° 1. Tempérée (33,50), sulfurée-sodique[3], 0,0320.

Pour bains et piscines.

19° *Bordeu* n°s 2 et 5. Chaude (47,80), sulfurée-sodique[4], 0,0645.

20° *Le Pré* n° 2. Très-chaude (54,10), sulfurée-sodique[5], 0,0708.

21° *Richard Tempérée*, n° 1 (38°), sulfurée-sodique (0,0330); et à la buvette, 30°,40, et sulfurée, 0,0078.

22° *Richard-Tempérée*, n° 2 (32°), sulfurée 0,0155, vont aux bains à Richard.

23° *Saline-du-Pré*. Fraîche (21:), sulfureuse dégénérée, à traces de soufre.

24° *Froide-Saline-des-Bains*. (17), idem.

25° *Ferrugineuses-de-Richard*. (26,10), idem.

26° *Idem du Pré*. (16 à 28).

Pour bains, douches et piscines.

27° *Enceinte*. 39,92, sulfurée-sodique, 0,0508.

Ne fournit qu'une buvette; la température est très-variable.

M. Filhol a trouvé encore dans ces sources de très-faibles quantités de sulfure de fer et de manganèse, des traces de sulfure de cuivre et d'iodure de sodium; dans la Reine, Bayen et Azémar, des traces légères d'acide sulfhydrique, de phosphates et de sulfate de soude; et dans la Reine et le Pré, des traces de carbonate alcalin.

La quantité de glairine n'a pas été dosée; la barégine est noirâtre dans les conduits qui livrent passage aux eaux les plus chaudes; dans les eaux qui s'échappent par un suintement lent, elle offre un aspect blanchâtre, filamenteux, semblable à de la charpie fine; elles sont les plus sulfureuses des Pyrénées, et par les variétés et les nuances de température et de minéralisation, elles se prêtent admirablement à toutes les exigences de l'emploi médical. La Blanche est louche, les autres sont limpides, leur pesanteur spécifique un peu supérieure à celle de l'eau distillée, leur saveur est fade et douceâtre. On remarque sur les parois de la Grotte-Supérieure et de la Reine du soufre en nature. Le débit des eaux est de 401,946 litres en vingt-quatre heures.

Ces eaux sont altérables à des degrés différents; les bains de Ferras, de Bordeu et de Sengez, ont la fixité des eaux de Barèges.

Les sources de la Reine et de la Grotte-Supérieure, d'Azémar et la Blanche surtout, sont plus altérables, mais à des degrés différents.

Nous avons déjà insisté ailleurs sur le fait de l'altérabilité et du blanchiment des eaux, si bien étudié par M. Filhol. Ces eaux sont en général peu onctueuses et peu alcalines-carbonatées.

B. L'établissement Soulerat offre deux sources :

Le Grand-Puits, à 26° cent., et sulfuré-sodique[2] (0,0181) (Filhol).

Le Petit-Puits, à 26° cent., et sulfuré-sodique[1], 0,0073 (id.).

Établissements et mode balnéaire. — La ville a fait exécuter de grands travaux de recherches et d'aménagement auxquels M. Fontan a donné une vive impulsion. La direction en a été confiée à un habile ingénieur, M. François, et une analyse nouvelle des sources a été demandée au savant M. Filhol; M. Chambert en est l'architecte. La roche a été exploitée sur place par un système de longues galeries souterraines, qui reçoivent les eaux sulfureuses au point d'émergence, en les isolant des eaux froides et les conduisent dans l'établissement des bains.

Les eaux sortent du granit, ou des points d'affleurement du granit et de la pegmatite, au milieu d'une roche de stéaschiste ou de micaschiste altéré.

L'établissement, qui est au moment d'être terminé, est un véritable monument thermal; c'est un modèle en ce genre. Il est situé à l'extrémité-sud de la ville, adossé à la montagne de Superbagnères qui le couronne de ses sommets boisés; tout est en marbre, baignoires, piscines à bains, douches, murs des cabinets. Peut-être l'aération des cabinets de bains n'est-elle pas assez large et assez variée; on respire dans les travées un air désoxygéné en partie par les vapeurs sulfureuses, où pour certaines personnes susceptibles la respiration doit être gênée. Cette sensation, que nous avons éprouvée tout d'abord, s'affaiblit un peu par l'habitude. On y amène quelques sources éloignées, et bien que l'analyse chimique ne démontre aucune altération du principe sulfureux, M. Fontan n'en blâme pas moins les longs trajets que l'on fait faire à ces eaux, qu'il faudrait faire courir le moins possible, et prendre pour ainsi dire à la mamelle. Du reste l'aménagement des eaux est parfait, dans les réservoirs, dans les conduits, dans la baignoire et dans la distribution.

En 1851, on a livré au service quarante-quatre baignoires, deux piscines qui, par leur petite dimension, sont plutôt de grandes baignoires; il y en a une pour les hommes et une pour les dames.

Un grand nombre de douches de spécialités diverses : grandes douches, douches locales fixes, douches des cabinets de bains, douches locales mobiles, douches ascendantes fixes et mobiles, etc.

Des buvettes pour chaque espèce d'eau.

Chaque salle de bains est alimentée, ainsi que plusieurs douches, par des eaux d'une qualité, d'une température et d'une sulfuration différentes.

Des galeries, des promenoirs, des étuves souterraines, avec hypocauste, facultativement sèches ou humides; des bains locaux de vapeur, des galeries souterraines faisant *tepidarium*, des étuves à vapeur facultativement sulfureuses, renfermant les bains et douches partiels et généraux de vapeur; les bains avec massage et douches d'immersion chaudes et tièdes.

Des salles avec lits de repos, des pièces où l'on respire l'air altéré par les vapeurs sulfureuses, tels sont les principaux procédés de la méthode balnéaire que possède ce magnifique établissement.

Deux grandes piscines doivent compléter bientôt la distribution hydrologique.

Un réservoir particulier, où se réunissent plusieurs sources sulfureuses, est destiné aux chevaux atteints d'un commencement de pousse ou d'engorgement aux jambes.

b. *Soulerat* a dix-huit baignoires de bains sulfureux faibles et doux.

CONDITIONS HYGIÉNIQUES. — La petite ville de Luchon est située à huit heures de Saint-Gaudens, à vingt-huit de Toulouse, dans une charmante et fraîche vallée, à 313 toises d'élévation. L'air y est vif, aromatique, excitant. Des cours d'eau nombreux, la proximité des forêts de sapins et de montagnes boisées y entretiennent une humidité très-agréable en été. L'atmosphère y est sujette à quelques variations de température assez brusques, comme dans la plupart des pays montagneux. Les monts qui bordent la vallée la protègent contre les vents d'est et d'ouest; mais le vent chaud du sud, et surtout le vent froid du nord et du nord-ouest y soufflent assez habituellement.

La végétation pyrénéenne s'y étale dans toute sa vigueur. Vastes prairies, promenades larges et ombreuses, sentiers frais et solitaires, forêts sombres et toujours vertes, sillonnées comme un parc de chemins accidentés s'élevant doucement jusqu'au faîte, et remplies d'échappées et de vues délicieuses ; villas, maisons coquettes et chalets, entourés de beaux jardins : tels sont les moindres agréments de ce coin privilégié des Pyrénées.

Fêtes, soirées, gaies excursions aux sites si pittoresques et si variés des vallées voisines, vivifiées par des chutes d'eau nombreuses et de frais ruisseaux, joyeuses cavalcades, promenades en voiture dans de frais vallons, pêches, chasses, tir parfaitement tenu, salons de lecture, cafés, tous les plaisirs réunis, jettent dans ce beau lieu une animation et des distractions salutaires.

Plus que tout autre, un habile médecin des eaux, M. Fontan, a contribué à ce merveilleux développement.

On visite avec de délicieuses sensations Saint-Aventin, le val et le port d'Oo aux cinq lacs placés en échelons, le lac de Séculéjo, Superbagnères, la vallée du Lys, le val d'Aran, le pic de Bocaner, et les sommets ardus de la Maladetta. Les eaux potables y sont excellentes, limpides et fraîches. Viandes, poissons d'eau douce, légumes, fruits, vins d'Espagne, tout y abonde. Le climat y est assez doux; l'hiver n'est jamais rigoureux. Le temps y est variable, mais les transitions n'y sont jamais extrêmes. La saison dure depuis la fin de mai jusqu'en octobre, et y attire 5,000 malades environ.

Emploi thérapeutique spécial. — On comprend qu'avec ces ressources si variées, et des eaux si actives et si richement minéralisées, l'hydrothérapie sulfureuse soit d'une application large et facile à Luchon; l'on y traite, comme à Ax, une grande diversité de formes morbides; la sulfuréité et la minéralisation élevées de ces eaux, jointes à une assez haute thermalité, leur donnent une vertu prévalente.

Dans les manifestations variées de la diathèse herpétique simple ou combinée à d'autres états morbides, M. Fontan, à qui nous devons de précieux renseignements, leur accorde en effet une action toute spéciale, dans ce qu'il appelle l'*herpétisme*. Celui-ci, outre les éruptions cutanées, produit des gastralgies, des névralgies, des catarrhes, de la constipation, des hémorrhoïdes, et entre pour quelque chose dans la formation des varices. Ces affections, quand elles sont sous la dépendance du virus herpétique, sont très-heureusement traitées par les eaux de Luchon.

Les *affections syphilitiques anciennes*, surtout quand elles sont compliquées d'herpétisme, s'en trouvent très-bien, et avec leur concours le traitement spécifique retrouve toute sa valeur. M. Fontan croit même que cette association seule peut assurer, dans beaucoup de cas, une guérison radicale. Les *rhumatismes* sous toutes leurs formes y sont promptement guéris ou soulagés. Les *scrofules* y sont traitées avec succès, surtout dans leurs lésions cutanées et cellulaires.

M. Barrié, qui a décrit avec soin les effets dits physiologiques de ces eaux chez l'homme sain et l'homme malade, signale comme très-prononcés les accidents inflammatoires et fluxionnaires de pneumo nie, d'entérites, d'apoplexie, etc., que nous a présentés l'emploi inopportun ou abusif des eaux d'Ax.

Auteurs : Campardon, Trinchaud de la Tour, Fontan, Barrié, Filhol, François, etc.

DEUXIÈME GROUPE.

STATIONS SULFURÉES CALCIQUES ET HYDROSULFURIQUÉES.

ENGHIEN (Seine-et-Oise).

SOURCES. — Enghien possède six sources, dont quatres séparées pour le grand établissement : Cotte, de la Rotonde ou Péligot, du Roi ou Deyeux, Nouvelle ou Bouland; et deux aux bains dits de la Pêcherie : Fourcroy, Vauquelin. Il n'y a, à vrai dire, que deux sources à plusieurs griffons.

Les sources ont la même composition dans chacun de ces groupes; elle est à peu près semblable dans l'un et l'autre : il nous suffira donc de donner le signalement de l'une d'elles.

La *Source-Cotte*, froide (de 11 à 14° cent.), hydrosulfuriquée[2], sulfurée calcique[2], carbonatée-calcaire[6], et magnésienne[3], chlorurée[5], sulfatée-calcaire[6], et magnésienne[5], silicée et alumineuse[3], ferro-manganésienne[1], à gaz azote[2], et carbonique[6]. Réunie aux trois autres, son volume est assez abondant. Sa pesanteur spécifique varie de 1,0005 à 1,00087. Ses eaux sont limpides, exhalent une odeur d'hydrogène sulfuré désagréable, une odeur d'œufs gâtés, laissent au goût une sensation marquée d'amertume, d'âpreté, d'astringence; ne gêlent jamais, quoique froides; se décomposent à l'air libre, au bout d'un certain temps, deviennent louches : il se fait un précipité abondant, et une pellicule qui surnage; cette pellicule est blanchâtre et formée de soufre, de carbonate de chaux et de magnésie, qui se précipitent successivement. Leur odeur d'eau légèrement croupie disparaît, mais la saveur âpre reste. Elles ne se décomposent à la chaleur qu'entre 85 et 100° cent.; on n'y aperçoit que très-rarement des bulles de gaz, et cela même dans les temps orageux.

Dans le canal de décharge de la source nouvelle, on observe un dépôt rougeâtre, au lieu de filaments glaireux comme dans les eaux thermales des Pyrénées; elles n'offrent pas de trace sensible de glairine.

Leurs principes constituants éprouvent des variations irrégulières, ainsi que la température et la pesanteur spécifique, les circonstances extérieures restant les mêmes. C'est ainsi que M. Henry a trouvé, en 1836, sulfure calcique, 0,0764, au lieu de 0,013 porté en 1823, et carbonate terreux, 0,2840. Elles sourdent d'un banc calcaire très-friable dans certaines parties, et paraissent prendre leur principe sulfureux à un banc de gypse, par la décomposition réciproque du sulfate calcaire et des matières organiques qui l'accompagnent.

L'on montre aux visiteurs des petits fragments pierreux où s'est fait un dépôt de soufre; il m'a paru mélangé à quelques calcaires, et la couleur terne grisâtre de ce dépôt ne m'a rappelé que de loin ces plaques incrustantes d'un beau soufre doré de quelques sources des Pyrénées.

Les *sources de la Pêcherie* sont hydro-sulfuriquées [2], sulfurées-calciques [2], carbonatées-calcaires [6], et magnésiennes [3], chlorurées [2], sulfatées-calcaires [6], et magnésiennes [5], silicées et alumineuses [3], à dépôt végétal [2]. Peu abondantes; contiennent, d'après MM. de Puysaie et Lecointe, trois fois plus de soufre que Cotte; elles présentent les mêmes caractères physiques que celles du grand établissement, qui les utilise du reste,

M. de Puysaie évalue à 60,000 litres par jour le débit général de toutes les sources. MM. Longchamp et Frémy les ont aussi analysées; M. Fontan y a signalé des traces de manganèse, et M. Frémy des traces de fer.

Établissements et mode balnéaire. — L'établissement dit de la Pêcherie, qui s'élevait à l'extrémité sud-ouest de la chaussée du lac, ne fonctionne plus, et ses eaux, évaluées de 10 à 15,000 litres en vingt-quatre heures, sont conduites, à l'aide d'un tuyau d'aspiration, dans un vaste réservoir, où l'on recueille aussi les eaux sulfureusss du grand établissement, qui se perdaient pendant la nuit.

C'est dans ce réservoir du grand établissement, auquel appartiennent les autres sources, que les pompes puisent l'eau minérale pour la distribuer dans les cuves, où elle est chauffée de 65 à 70° cent. Cette disposition permet aux sources de couler librement, circonstance indispensable pour maintenir l'intégrité de leur saturation.

Le grand établissement est divisé en plusieurs corps de logis, séparés par des cours spacieuses et des jardins. Sous l'habile direction de M. Bouland, le nombre des bains a été porté à 40, et celui des douches à 12; le réservoir des douches est à 20 mètres au-dessus du sol; ce sont les plus élevées: le service en est bien fait. Il y a 1 bain de vapeur et des bains russes.

On boit les eaux froides à la dose de 1 à 3 verres; ces eaux peuvent être transportées et conservées assez longtemps à l'abri de l'air.

On tempère l'activité des bains par de l'eau simple ou de le gélatine.

L'établissement a été fondé sur les bords du lac, il est entouré de belles promenades, de celles du parc de Saint-Gratien. C'est dans la tour voisine, de 28 mètres de hauteur, que se trouve le grand réservoir des eaux minérales.

La Source-Cotte sert le plus ordinairement à la boisson et à l'exportation; on en boit depuis un demi-verre jusqu'à 4 ou 5 verres, pure ou coupée. Les bains peuvent être mitigés en diverses proportions avec de l'eau douce, et on y ajoute quelquefois 250 à 500 grammes de gélatine

La durée du traitement est de trente jours environ.

CONDITIONS HYGIÉNIQUES. — Le village d'Enghien, situé tout à côté de l'établissement, est à 12 kilomètres de Paris, dans la jolie vallée de Montmorency ; il compte plus de 50 maisons propres et élégantes, et de beaux hôtels.

L'atmosphère y est pure, et le voisinage de l'étang y entretient une certaine fraîcheur, sensible surtout à la fin des journées chaudes; mais ce n'est pas là l'air léger, vif et parfumé des Pyrénées. Il est abrité des vents du nord par la haute barrière des Champeaux, et de ceux du sud-ouest par les buttes d'Orgemont et de Sannois, et ne reçoit que les vents d'est et d'ouest. Il y a peu de brusques variations de température.

Le voisinage du chemin de fer en a fait presque un faubourg de Paris. On y retrouve les facilités de la vie parisienne, avec ses soirées, ses fêtes, son luxe, ses ressources variées. Mais, il faut le dire, tous ces agréments coûtent fort cher, et le prix des bains eux-mêmes, qui se paient 2 et 3 francs, empêche leur emploi de se généraliser.

Le climat est doux, tempéré, la beauté du lieu séduisante.

Un lac aux eaux courantes, sillonnées par des cygnes et des nacelles, représente en miniature les grands lacs de la Suisse; ses eaux ne paraissent pas avoir de communication avec celles de l'établissement.

Il n'y a pas de fièvres paludéennes endémiques; le sol y est salubre.

Des jardins délicieux, des villas élégantes, de longues promenades dans les forêts voisines, de beaux effets de lumière, des sites admirables, les gracieux côteaux d'Andilly, de Saint-Prix, de Sannois, de Montlignon, le voisinage de Saint-Gratien, d'Épinay, de gais voyages sur le lac, toutes ces heureuses conditions réunies contribuent pour beaucoup au renom des eaux d'Enghien.

La saison commence vers les premiers jours de juin et se prolonge jusqu'en octobre; il y va 1,200 baigneurs environ, et de nombreux curieux ou visiteurs de passage.

Emploi thérapeutique spécial. — Ces eaux, riches en principes sulfureux, ont l'inconvénient d'être froides et chargées de matières salinocalcaires, qui en font un assortiment polypharmaque peu uniforme. Elles sont tous les jours employées avec succès dans les phlegmasies catarrhales chroniques du pharynx, du larynx et des bronches; dans les catarrhes simples de la vessie et de l'utérus; dans quelques dermatoses superficielles eczémateuses et prurigineuses; dans des affections nerveuses, mélancoliques, et hypochondriaques. Elles améliorent quelquefois, mais guérissent rarement les accidents scrofuleux.

Leur peu d'altérabilité hors du contact de l'air rendent leur emploi fréquent en boisson surtout dans les villes voisines.

Les observations de MM. de Puysaie, Bouland, Rayer, Réveillé-Parize, etc., confirment ces assertions.

Le tableau statistique de M. Bouland, de 1845 à 1850, porte sur 556 malades.

URIAGE (Isère).

Sources. — Une saline sulfureuse, l'autre ferrugineuse.

1° *Source sulfureuse*, tiède, 27° cent., sulfurée-calcique et magnésienne[5], hydro-sulfuriquée[2], iodurée-calcique[1]: chlorurée[9], carbonatée-calcaire[5], et magnésienne[2], sulfatée-calcaire[6], magnésienne[6], et sodique[8], avec gaz carbonique traces, et azote, 0,006 litre.

L'analyse des parties solides, faite par M. Berthier, a été complétée par MM. Berton et Gueymard (1803); très-abondante (5,000 hectolitres en vingt-quatre heures); limpide, se trouble et devient laiteuse par son exposition à l'air; laisse dans les réservoirs un dépôt formé de sulfure de fer, de soufre hydraté, de carbonate et de sulfate de chaux. Elle a une saveur salée, amère hépatique.

Cette eau est très-chargée de matières fixes. M. V. Gerdy y a trouvé jusqu'à 11 grammes de sel cristallisé dans la grande source, en 1839. Elle éprouvait de grandes variations de volume, de température et de minéralisation, par le mélange d'eaux pluviales ou d'eaux douces; mais les grands travaux d'aménagement, poursuivis avec persévérance par M. de Saint-Ferréol, qui en confia le soin à MM. Redon et Gueymard, ont amené une grande amélioration dans la stabilité de la source, dans son volume et sa thermalité, et depuis les années 1846 et 1847, M. V. Gerdy lui a trouvé, d'une manière à peu près invariable, 27° au lieu de 23° centigrades, un total de 14 gr. 112 de sels cristallisés par litre d'eau, au lieu de 7 gr. 623, portés par M. Berthier. Voici du reste la nouvelle analyse qu'il en donne et où il signale de l'iodure de calcium, et ne porte le principe sulfureux qu'à l'état d'acide sulfhydrique.

Pour un litre d'eau :

	Sels anhydres.	Sels cristallins.
Carbonate de chaux..............	0,20510	0,20510
Sulfate de chaux................	0,42956	1,80454
Idem de magnésie..............	1,24560	2,56665
Idem de soude.................	0,01161	2,29911
Chlorure de sodium..............	7,23617	7,23617
Iodure de calcium...............	0,00114	0,00114
Total des sels............	11,12918	14,11271

Acide sulfhydrique 10,33 cent. cubes, qui représentent soufre 0,015046
Azote et acide carbonique.......... quantité indéterminée.

2° Des *sources ferrugineuses*, froides, y présentent des filets assez nombreux, sur lesquels M. V. Gerdy a fait d'intéressantes recherches. Il en conclut que, partout où se trouveront réunies ces conditions, du fer très-divisé, de l'humus, ou des matières végétales en décomposition ou en détritus, et de l'eau ne s'écoulant que lentement à travers un sol ainsi composé, il se formera des eaux ferrugineuses. C'est ce qui arrive à Uriage, à Aix en Savoie, à Plombières, à Charbonnières, etc. L'immense majorité des eaux ferrugineuses si répandues provient de filtrations d'eaux voisines à travers des terreaux contenant du fer, et offre du crénate de fer avec ou sans acide carbonique. Mais, si par des tranchées on enlève ces terreaux, ou si on détourne les filtrations, les sources ferriques disparaissent. C'est ce qui est arrivé pour plusieurs filets à Uriage; mais d'autres ont été retrouvés dans les galeries et peuvent être utilisés. On ne les emploie qu'en boisson.

Établissements et mode balnéaire. — On y trouve des vestiges assez curieux de constructions romaines.

L'établissement thermal offre environ 80 cabinets de bains; 7 cabinets de douches, avec tous les appareils et toutes les pratiques usitées, à chute de 6 mètres de hauteur; 1 cabinet de bains de vapeur et de bains russes ordinaires; un cabinet servant à donner des bains d'air chaud et des fumigations sèches.

En outre 4 cabinets de bains, 1 cabinet de douches, et 1 cabinet de bains de vapeur, sont affectés, en dehors des constructions précédentes, aux indigents, qui peuvent y recevoir près de 80 bains ou douches par jour.

La source minérale est amenée aux thermes par une galerie de 300 mètres de longueur, et elle se distribue au grand réservoir de 1,200 hectolitres.

Aux deux chauffoirs, où, d'après les conseils de M. Gueymard, on élève sa température par le contact de lentilles en fonte remplies de vapeur; aux bains et aux buvettes, dans le grand chauffoir des bains, un fourneau particulier fournit de la vapeur pour les douches et bains de vapeur.

L'eau, chauffée jusqu'à 60 ou 65° cent. au plus, perd ses gaz.

Les bains et les douches occupent la partie inférieure de trois bâtiments, dont les étages supérieurs sont divisés en chambres d'habitation.

Des bains généraux ou locaux froids, tièdes ou chauds d'eau minérale pure ou mitigée, ou bien rendue plus active par l'addition de boue minérale; des lotions ou des applications humides continues; des douches générales ou locales à température uniforme ou variée, à un seul jet ou à deux jets de températures diverses; à l'intérieur, l'eau en boisson ou en lavements: telles sont les principales modifications que le médecin peut faire subir à l'administration de cette eau.

CONDITIONS HYGIÉNIQUES. — Le village d'Uriage est situé à 11 kilomètres de Grenoble, l'édifice thermal est isolé, et à 1 ou 2 kilomètres de distance des hameaux voisins. Bâti au-dessous du château, placé au pied d'une montagne qui l'abrite des vents du nord et de l'est, il regarde le midi, et a en face la vallée de Vaulnaveys; il est à deux lieues de Grenoble, au pied de la chaîne des Alpes dauphinaises; il peut loger 600 personnes, et se compose de cinq hôtels et de plusieurs petits bâtiments.

On y trouve plusieurs restaurants; des salons de réunion, un café, etc., y réunissent toutes les ressources désirables, et les habitants de Grenoble en font un des principaux lieux de leurs rendez-vous champêtres des dimanches; des auberges, échelonnées sur la route et des hameaux, logent aussi quelques baigneurs.

Le Dauphiné, placé sur la frontière de la Savoie et près de la Suisse, et parcouru par les Alpes, participe aux beautés de ces deux pays.

Le château féodal d'Uriage, les sites de Saint-Martin-d'Uriage, le plateau du Marais, les ruines du monastère de Prémol, l'ascension de la montagne du Tourtet ou des Quatre-Seigneurs, Virille et son vaste château, les trois lacs étagés de Laffrey, la cascade de l'Oursière, les sommets de la Chanrousse, le petit lac Robert, offrent aux curieux d'agréables buts de promenades et d'excursions.

La Rousanche arrose la vallée, des forêts de sapins s'étendent à l'horizon; l'air y est frais et salubre, le sol couvert d'une belle végétation, la flore très-riche.

La saison se prolonge depuis juin jusqu'à mi-septembre; le mois de septembre est souvent troublé par les pluies. On a estimé à 2,500 le nombre des visiteurs en 1847, et le chiffre des bains et douches a été de 26,241.

EMPLOI THÉRAPEUTIQUE SPÉCIAL. — Cette eau, si fortement saline et chlorurée, et d'une sulfuréité élevée, constitue un type particulier qui tient et de l'eau de mer et des eaux hépatiques. Prise convenablement, en laissant au moins dix minutes d'intervalle entre les verres, elle est doucement purgative, mais à une dose variable de 2, 5, 10 verres, et même au delà dans quelques cas.

La grande quantité d'éléments salins, unie au principe sulfureux qui met cette eau au premier rang parmi les salines sulfureuses, la fait participer aux effets des eaux salines et des eaux sulfureuses. M. V. Gerdy la dote encore d'effets sédatifs, par suite de l'action tonique et astrictive qu'elle exerce sur les organes, et de sa température peu élevée.

Elle donne de beaux résultats:

Dans les maladies chroniques et même eczémateuses aiguës de la peau ;

Dans les scrofules cutanées, muqueuses, ganglionnaires, osseuses;

Dans les névroses et les affections catarrhales des voies digestives;

Dans les fissures à l'anus.

TROISIÈME GROUPE.

STATIONS HYDROSULFURIQUÉES SALINES.

AIX (en Savoie).

SOURCES. — On en distingue deux principales, jaillissant à 60 mètres l'une de l'autre avec une abondance extraordinaire, et deux autres moins importantes.

1° L'*Eau de Soufre*, chaude, 45° à la source, 43°,12 aux bouillons et aux cabinets de l'Enfer; hydro-sulfuriquée [3], chlorurée [2], carbonatée-calcaire [6], magnésienne [2] et ferrugineuse [1] sulfatée-sodique [5], alumineuse [4], magnésienne [3] et calcaire [2], silicée [1], phosphatée-calcaire et alumineuse [1], avec traces d'iode, de strontiane, de fluoruore calcique, et contenant des gaz azote [3] et acide carbonique [2].

M. Jh. Bonjean, dont l'analyse, plus complète que celle de Bonvoisin, Socquet et Thibaud, nous a servi de guide, ne porte le principe sulfureux qu'à l'état d'acide sulfhydrique; limpide, offre le dégagement d'une multitude de bulles gazeuses; odeur prononcée d'œufs couvés peu sensible à la sortie du rocher, se développant au bout de quelques secondes d'exposition à l'air, et disparue, ainsi que tout principe sulfureux, au bout de quelques heures; saveur nauséabonde d'œufs gâtés avec arrière-goût douceâtre; donne des rapports nidoreux; pesanteur spécifique 100,01. Sa température s'abaisse de quelques degrés après les pluies prolongées, et il lui faut un certain temps pour revenir à la chaleur normale; très-abondante (1,728,000 litres par vingt-quatre heures); s'altère facilement par le transport. Elle sort d'une roche calcaire, pénétrée de petits grains pyriteux et de nombreux coquillages, par une ouverture de 12 à 15 pouces carrés; peu influencée par les variations atmosphériques.

Elle a offert des changements remarquables et passagers sous l'influence de trois tremblements de terre. Ainsi, en 1822, elle resta froide pendant six heures, prit une teinte cendrée, et charria pendant un jour une grande quantité de matière végéto-animale, les Eaux d'Alun n'éprouvant rien. En 1836 et le 6 novembre, elle n'offrit à M. Bonjean que 36°, et n'avait presque pas conservé de caractère sulfureux; quatre jours après ces variations cessèrent.

On trouve dans les canaux un dépôt glaireux, et elle produit au contact de l'air, à son arrivée dans les douches, assez de barégine. Dans les bassins, MM. Fontan et Despine ont observé des naviculaires plusieurs variétés d'oscillaires.

Lorsque cette eau se trouve altérée par les pluies ou la fonte des neiges, la glairine est remplacée par une autre substance analogue, appelée par M. Bonjean *glairidine*. L'eau de Soufre, la glairidine et la boue d'Alun renferment une combinaison d'iode, tandis que la glairine et l'eau d'Alun elle-même n'en contiennent pas.

Sur les parois de la grotte des eaux de Soufre, se voit une efflorescence saline en petites masses, formées de petites aiguilles blanches, qui est, d'après M. Berthier, un sulfate triple d'alumine de magnésie et de fer, formé par l'acide sulfurique provenant des vapeurs sulfureuses aux dépens du calcaire argileux et pyriteux de la grotte.

Les parties de la grotte, formées de pierre calcaire à peu près pure, sont recouvertes d'une croûte de sulfate de chaux *saccharoïde.*

2° L'*Eau d'Alun* ou *de Saint-Paul.* Chaude à 45°, carbonatée-calcaire [6], magnésienne [2] et ferrugineuse [1], sulfatée-sodique [3], magnésienne [3] calcaire [2] et alumineuse [4], chlorurée [3], phosphatée et fluorurée-calcaire [1], silicée [1], contenant des gaz oxygène [2], azote [5], carbonique [2], avec des traces de strontiane et de sulfate de fer (Bonjean). C'est une eau sulfureuse dégénérée, d'une pesanteur spécifique de 100,025.

Elle offre une teinte légèrement verdâtre, une odeur nulle et une saveur très-légèrement styptique. Sa température baisse promptement de 4 à 5° dans la saison des pluies, et remonte avec rapidité; très-abondante, mais moitié moins que la précédente.

Elle sort du même banc calcaire à une élévation de 30 pieds. Elle communique avec plusieurs soupiraux appelés par Cabius les *Puits d'Enfer,* qui semblent indiquer sa direction souterraine.

Dans ces vastes souterrains que se sont creusées les eaux, on trouve de nombreux filaments blanchâtres, de matière azotée, beaucoup plus abondante en sulfuraire qu'en glairine.

La voûte de ces grottes, dont l'une est appelée Grotte des Serpents, est tapissée de stalactites membraniformes, desquelles découlent des gouttes d'eau acidulée par l'acide sulfurique, résultant de l'action de l'air sur l'hydrogène sulfuré. M. Bonjean n'a pas retrouvé ces gouttes acidulées.

D'après l'abbé Paramelle, elle a la même origine que l'Eau de Soufre, mais coule beaucoup plus superficiellement. Elle laisse au fond d'un bain un dépôt gélatineux brun et vert, connu sous le nom de *boues d'Alun.*

La roche des cavernes de Saint-Paul n'est pas pyriteuse comme celle de la grotte des Eaux de Soufre. Elle est formée, d'après M. Bonjean, de silicate d'alumine, de carbonate de magnésie, de peroxyde de fer, de carbonate de chaux ; et le dépôt organique qu'on y trouve contient du soufre un cinquième de son poids, des sulfates de magnésie de fer, d'alumine de chaux, de carbonate de chaux et de l'oxyde de fer. Il démontre l'origine primitivement sulfureuse de l'eau d'alun.

3° La *Source-Fleury*. Chaude à 47°, a une composition tout à fait identique, sauf quelques légères différences dans les proportions à celle de la source de l Alun, dont elle paraît être une branche, naît dans le jardin du Dr Fleury, à mi-côteau au-dessus d'Aix, d'un volume variable, depuis un petit filet jusqu'à 140,000,000 lit. en vingt-quatre heures, et tarit quelquefois après de grandes sécheresses. La sulfuréité s'y montre quelquefois d'un manière temporaire, ce qui, d'après M. d'Espine père, serait dû au trop plein de l'eau de soufre ; elle ne serait qu'un filet détaché de l'eau d'Alun, à laquelle elle ressemble beaucoup. Sa pesanteur spécifique est de 100,020. Elle est peu employée.

4° La *Source-Chevillard*. Froide, 14°, sulfurée[2] et hydrosulfuriquée[2], chlorurée-magnésienne[2], carbonatée-calcaire[2] magnésienne [2] et ferrugineuse [1], sulfatée-calcaire[2], magnésienne[2] et sodique [3], silicée [1], glairineuse[1], contenant du gaz azote [1] et carbonique[1] (Bonjean); limpide, sent fortement l'œuf pourri, d'une densité de 100,021, ne produit pas de flocons glairineux, contient une substance bitumineuse, naît à dix minutes de la ville, non usitée et d'un faible volume.

5° *Une source ferrugineuse crénatée* est située à Saint-Simon, près d'Aix. M. Fontan y a constaté la présence de l acide apocrénique. M. Saint-Martin y a trouvé, pour un litre :

Acide carbonique..................	0,0033
Carbonate de chaux...............	0,0059
Idem de fer....................	0,0016
Sulfate de chaux..................	0,0012
Chlorure de calcium...............	0,0012
Total..............	0,0132

On va la boire en se promenant.

Établissement et mode balnéaire. — On y a trouvé de nombreux vestiges de thermes romains.

Deux établissements distincts administrent les eaux.

L'un, *Établissement royal* ou *grand Bâtiment*, dans lequel arrivent les deux sources, élégant et bien distribué, est adossé à la colline dans l'endroit même où jaillit l'eau de soufre. Indépendamment des vastes réservoirs, cours, salles d'attente, etc., trente-six pièces dont les dimensions varient avec l'espèce de bain auxquels elles sont destinées, composent la totalité de l'édifice qui forme quatre divisions : la division Centrale, la division des Princes, la division d'Enfer et les Thermes-Albertin.

Outre les bains et deux buvettes, il renferme quinze douches de toute pression, aux appareils multiples, à formes écossaises, mitigées, ascendantes, etc., avec ou sans bain, sept étuves avec ou sans douches; un vaporarium construit sur le modèle des bains d'Ischia, très-beau et alimenté par le trop plein des sources de Soufre et d'Alun ; on peut y prendre aussi des bains de vapeur par encaissement.

Une naumachie ou piscine destinée à la natation et aux bains tempérés à grande eau, une piscine pour les hommes, une piscine des dames destinée aux exercices hydrogymnastiques.

L'autre, *Thermes-Berthollet,* alimenté exclusivement par la source d'Alun, se compose :

1° D'un vaste cabinet voûté destiné aux douches locales et aux étuves gratuites;

2° D'un appartement divisé en plusieurs loges spécialement destinées aux douches locales de vapeur, et au besoin à des douches générales,

3° D'un grand bassin ou Bain-Royal, où l'on baigne les animaux domestiques. D'autres compartiments sont réservés aux pauvres.

Les eaux jaillissent à mi-côte, et peuvent être administrées à tous les degrés de pression depuis 1 pied jusqu'à 30.

Leur chaleur moyenne de 45° cent., qu'on peut aisément mitiger, les rend propres à remplir toutes les indications médicales.

Ce sont les eaux de la source Saint-Paul qu'on emploie principalement en boisson, car elles sont généralement plus chaudes, plus légères et moins désagréables, depuis 1 jusqu'à 10 et 12 verres; lorsqu'on les laisse refroidir, leur goût devient fade et nauséabond.

Les ajutages variés des douches permettent de les appliquer à toutes les parties du corps, et d'en modifier l'effet pour ainsi dire à l'infini: on en compte 12 ou 15 espèces.

Les bains tièdes y sont composés avec l'Eau d'Alun ou l'Eau de Soufre, pures ou mélangées, qu'on fait refroidir ou qu'on mitige avec de l'eau commune. Ces bains, du reste, se prennent le plus souvent à domicile, et chaque hôtel possède à cet effet un nombre de baignoires proportionné à ses logements; c'est là une mauvaise pratique.

La piscine ou bain à grande eau n'est qu'une variété du bain tiède; des appareils flotteurs en facilitent l'usage aux enfants et aux paralytiques.

Les bains de vapeur y sont très-bien administrés. Un local a été réservé aux Thermes-Albertins pour les bains de boues minérales.

CONDITIONS HYGIÉNIQUES. — La ville d'Aix est placée dans une des plus basses vallés de la Savoie, élevée au-dessus de la mer de 792 pieds, bordée du nord au sud par deux chaînes de montagnes, et située entre la Suisse, la France et l'Italie, à douze lieues de Genève, quatorze de Grenoble, quarante de Turin.

Le climat est très-doux et peu sujet aux variations atmosphériques; une brise légère tempère le soir les ardeurs de l'été, qui s'élèvent quelquefois jusqu'à 32 et 37° cent.

Le vent du nord-est y règne presque constamment, le vent du midi amène la pluie, celui du sud-ouest la tempête et l'orage.

L'élévation moyenne du baromètre est de 27 pouces 2 lignes; rarement elle s'abaisse de plus de 3 à 4 lignes dans les 24 heures.

Le sol est en général noir, pesant, assez compacte et très-fertile; on y voit des arbres fruitiers et des vignobles estimés.

L'eau potable est légère, limpide et agréable.

Il n'y règne aucune maladie endémique; on n'y voit ni goître, ni crétinisme, ni scrofules; les épizooties y sont fort rares; on ne se souvient pas d'y avoir vu d'épidémies pestilentielles; la phthisie et en général les maladies des organes respiratoires y sont peut-être moins fréquentes qu'en aucune autre vallée des Alpes. Au dire de M. d'Espine, on rencontre parmi les habitants beaucoup d'octogénaires.

Les habitants sont bienveillants et hospitaliers.

Plus de cinquante hôtels et maisons garnies, des tables d'hôte à toute heure, des pensions à tout prix, des voitures et des chevaux pour les courses, un Cercle des étrangers, des salons, des jardins, des cafés, des concerts, des bals, la chasse, la pêche, offrent au baigneur toutes les satisfactions désirables.

On peut, sans trop se gêner, passer un mois à Aix pour 200 francs.

Le gibier consiste en bécasses, perdrix, faisans, lièvres, etc.; le lac du Bourget offre le lavaret, poisson très-recherché.

La flore et la faune sont très-riches.

Le prix des bains est modique.

Toutes les montagnes environnantes sont de calcaire compacte; le côteau de Tresserve, qui s'élève au centre de la vallée, se compose de grès tendre ou *mollasse,* et appartient aux étages supérieurs de la formation tertiaire. La plupart des cailloux qu'on rencontre dans la plaine sont granitiques, et c'est dans ces cailloux, entassés à l'extrémité méridionale du bassin d'Aix, territoire de Sonnaz, que se trouve un banc de lignite de 2 mètres d'épaisseur, analogue aux lignites de la Tour-du-Pin, en Dauphiné. La formation et la descente de ces cailloux roulés remontent sans doute à la dernière époque des soulèvements auxquels les Alpes occidentales doivent leur configuration actuelle.

Nous citerons, parmi les jolies promenades des environs, le port de Puer, point de départ des excursions sur le lac et de celles à Haute-Combe; le hameau de Saint-Simon où se trouve une source ferrugineuse appelée *Fontaine d'Hygie;* le jardin Chevallay, la carrière des Romains, la colline de Tresserve, le coteau de Saint-Innocent, la cascade de Grésy, la côurse du Mont-du-Chat, le monastère de Haute-Combe, et plus loin Chambéri, la cascade du Bout-du-Monde, les Charmettes, la Grande-Chartreuse.

La saison commence au printemps et s'étend à une partie de l'automne.

EMPLOI THÉRAPEUTIQUE SPÉCIAL. — On n'emploie à Aix que deux sources thermales abondantes, l'une faiblement sulfurée, et l'autre très-peu et même pas du tout, mais saline-alumineuse ; on y fait plus d'hydrothérapie thermale qu'on n'y prend de bains sulfureux; mais nulle part, peut-être, on ne manie mieux les eaux, les douches et les vapeurs qu'à Aix. Les sels neutres ne sont pas en quantité suffisante pour produire un effet purgatif sensible.

En combinant différemment les divers éléments des sources, on a institué trois modes d'action généraux, qui remplissent les indications :

1° *De la médication excitante*, au moyen des douches, des étuves, des bains chauds ;

2° *De la médication déprimante*, par les affusions tièdes, les bains tempérés longtemps prolongés;

3° *De la médication perturbatrice*, au moyen de la douche écossaise, alternativement chaude ou froide, etc.

M. d'Espine a dressé le tableau suivant des malades observés de 1832à 1841.

MALADIES.	NOMBRE total.	Guéries.	Améliorées.	Stationnaires.	Empirées.
1° Rhumatismales......	390	104	231	47	8
2° Cutanées............	169	40	63	59	7
3° Lymphatiques.......	107	63	39	5	0
4° Chroniques des os...	92	38	42	12	0
5° Syphilitiques........	79	23	47	1	8
6° Paralytiques.........	56	13	39	3	1
7° Nerveuses...........	48	15	19	0	14
8° Anormales..........	73	17	34	16	6
Somme générale..	1,014	313	514	144	43

Joseph Daquin, MM. d'Espine (Joseph) et Constant, Francœur, Thiébaud, Bonvoisin, Socquet, Bonjean, Richard, etc., ont surtout fait connaître ces eaux.

BAINS DE BROUSSE (en Bithynie, Turquie d'Asie).

SOURCES.— Au nombre de 6, thermales; les unes sulfureuses, hydrosulfuriquées, les autres salino-alcalines, situées à quelque distance de Brousse, et d'une abondance extrême, jaillissent dans le vallon qui sépare l'Olympe du mont Kataïrli. Elles se trouvent toutes au pied du mont Kalabak, partie orientale du mont Olympe, à une élévation de 64 mètres jusqu'à 160 mètres environ au-dessus de la mer.

1° La *source des Kukurtlus,* très-chaude, 81°, hydro-sulfuriquée [3], chlorurée-sodique [6], bicarbonatée-calcaire [6], sulfatée-calcaire [6], et magnésienne [6], avec gaz carbonique [5] (Bernard).

Très-abondante, 119,520 litres par 24 heures, d'une odeur

hépatique prononcée, d'une saveur sulfureuse, mais piquante; d'une densité de 1,0111.

Elle sort avec force d'un terrain tertiaire calcaire, entre les deux établissements appelés Kukurtlus. L'un, le grand, en reçoit les deux tiers, et l'autre, plus petit, le reste.

Elle laisse des concrétions calcaires daus les conduits.

Limpide au sortir du sol, elle devient un peu trouble en se refroidissant; sa couleur est légèrement jaunâtre.

2° *Source supérieure de Bademli-Bagthsché*. Très-chaude et abondante, sort en deux jets.

3° *Source inférieure de Bademli-Bagtsché*. Très-chaude, offre aussi deux divisions.

Ces eaux sont limpides, un peu jaune pâle, d'un goût légèrement hépatique et salin, d'une odeur assez faible, d'une température de 80° cent., d'une densité de 1,0121.

Elles se mêlent ensemble et avec l'eau d'une source froide, et vont avec une température de 43° cent, dans les bains de Yéni-Kaplidja et de Kaïnardia.

Elles déposent des concrétions calcaires.

Cette eau est hydro-sulfuriquée [4], chlorurée-sodique [5], bicarbonatée-calcaire [6], et sodique [4], sulfatée-sodique [6] magnésienne [6] et alumineuse [5], silicée [*1], avec gaz carbonique [6].

4° Le *Gueuraysma* ou Source sacrée des yeux; chaude à 39°, hydro-sulfuriquée, chlorurée, carbonatée-sodique calcaire et magnésienne, sulfatée et ferrique.

Peu abondante, d'une odeur légèrement hépatique, d'une saveur tant soit peu astringente, d'une densité de 1,0106. Sur tout le pourtour de la source, les bords sont revêtus de lamelles de sels verdâtres formés de carbonates sodiques calcaires et magnésiens, de quelques sulfates, et de sulfate de protoxyde de fer qui les colore.

5° La *source de Tschèkirghé*, chaude, a 43° cent. à la source; saline acidule, contient pour un litre d'eau, d'après A. Bernard:

	Grammes.
Acide carbonique libre.............	0,0821
Bicarbonate de chaux..............	1,2890
Idem de soude...............	0,0521
Chlorure de sodium................	0,0016
Sulfate de soude....................	0,0020
Idem d'alumine.................	0,0206
Idem de chaux..................	0,0001
Idem de magnésie................	0,1022
Oxyde de fer......................	traces.

Limpide, sans odeur, à saveur, légèrement piquante. Au contact de l'air, il se forme, après quelque temps, une pellicule irisée à sa surface. Sa densité est de 1,0123.

Très-abondante; elle jaillit, à l'ouest du village de Tschèkirghé, dans une sorte de puits, et est conduite à cinq bains différents et à la Fontaine de la mosquée.

6° La *source de Kara-Moustapha,* chaude, 45°, offre une composition analogue à la précédente, mais plus faiblement minéralisée, et se rapprochant des eaux de Gastein. Elle n'a goût ni odeur particuliers.

Ces deux dernières sources jaillissent, l'une à la région la plus haute, l'autre à la région la plus basse, et ont le plus d'analogie, tandis que les quatre autres sources, qui occupent en élévation la région moyenne entre les deux précédentes, sont toutes très-chaudes et sulfureuses.

Établissements et mode balnéaire. — Les sources thermales alimentent près d'une vingtaine de bains publics et privés. Ces établissements se distinguent des autres bains ordinaires si répandus en Orient par leur belle construction.

On y remarque en général trois grandes divisions : 1° Une grande salle pourvue d'estrades séparées formant des espèces de lits élevés de deux pieds au-dessus du pavé; c'est le *Djamekian* ou vestiaire, où l'on fait sa toilette et ou l'on se repose.

2° De là on entre dans le *Soouklouk*, appartement qui amène, par une transition graduée de température, dans le *Hammam*, ou salle chaude du bain, où se trouvent les fontaines d'eau chaude de distance en distance contre le mur, et souvent des bassins ronds ou carrés.

Dans deux de ces bains, on trouve une quatrième division nommée *Boghoulouk* (*Sudatorium*), garnie simplement d'un banc, et précédée d'un petit appartement chaud.

Entré au Hammam, on s'assied à côté d'une fontaine, et les garçons de bains savonnent, massent et inondent le malade d'une eau toujours renouvelée.

Une fois séché et enveloppé de linges chauds, ils le conduisent dans le Soouklouk, d'où, après quelques instants de repos, il rentre dans le vestiarium.

Là, on s'étend sur un petit matelas, on vous offre la pipe et le café, et on reste ainsi jusqu'à ce que les pores, ouverts par la forte transpiration, se soient refermés, et qu'on puisse sortir sans danger.

Parmi tous ces établissements, un seul, le bain de Kaïnardja, est toujours ouvert aux femmes; les autres ne leur sont livrés qu'à certains jours fixes, qui sont pour elles des jours de fête.

Ces sortes de bains par ablutions y sont d'un très-bas prix; mais les bains ordinaires coûtent assez cher.

Parmi les établissements, on distingue :

1° Le *Buyuk-Kuckurtlu*, ou *Grand-bain sulfureux*, très-ancien, assez vaste, mais sans goût. Son djamékian est vaste, orné au milieu d'une fontaine d'eau froide. Dans le soouklouk, la chaleur de l'air est de 25 à 32° cent. C'est là que les malades qui font usage de bains sulfureux placent leurs baignoires. Le Hammam, dont la température varie de 32 à 38° cent., est mesquin et garni de cinq à six fontaines pour les ablutions. De là on peut passer au Boghoulouk (sudatorium, bain à vapeur), rempli de vapeurs sulfureuses condensées, dont la chaleur est de 42 à 48°; aussi suffit-il d'y rester deux ou trois minutes pour être baigné de sueur.

2° Le *Kutschuk-Kukurtlu*, ou *Petit-bain sulfureux*, possède aussi un sudatorium avec son antichambre et son hammam est assez joli.

Ces deux établissements sont alimentés par la grande source chaude des Kukurtlu, à côté de laquelle se trouve une source froide qui va servir à tempérer l'eau sulfureuse.

Celle-ci parcourt, dans un conduit pratiqué dans la muraille, le Boghoulouk, où elle répand une portion de sa chaleur et du gaz hydrogène sulfuré, puis se mêle à la froide et va dans le hammam.

Ils manquent de baignoires et de douches, et la boisson est peu usitée.

Les dames sont obligées de faire transporter l'eau de cette source dans leurs habitations.

3° Le *bain de Yeni-Kuplidja* ou *de Rustempacha*, est remarquable par son luxe, sa propreté et sa grandeur, la chaleur et l'abondance de ses eaux. Ce monument d'utilité publique se compose de trois salles immenses et de plusieurs chambres qu'on loue aux malades.

Le hammam très-beau, possède au milieu une piscine circulaire et six fontaines dont la température s'élève de 42 à 44° cent. A côté se trouve une petite étuve.

4° Le *bain de Kaïnardja*, très-petit, exclusivement destiné aux femmes, alimenté par la même source que le précédent. Ces deux bains sont alimentés par les sources de Bademli-Baghtsché.

5° L'*eau Cucurayasma* est employée en bains d'yeux, lotions et petites douches locales.

6° Nous ne ferons qu'indiquer les bains de *Boïgusel, Vani, Tschékirghé, Yeni-Han* et d'*Eski-Kaptidja*, alimentés par la source saline acidule de Tschékirghé, qui y arrive privée de sa saveur piquante.

7° Ainsi que les bains de *Kara-Moustapha*, très-fréquentés, auxquels se rend la source du même nom, mieux aménagée que les autres.

CONDITIONS HYGIÉNIQUES. — Les eaux de Brousse sont presqu'aux portes de Constantinople. La belle plaine de Brousse, sillonnée par la rivière de Niloufar, est couverte de la plus riche végétation. Les souvenirs historiques y abondent et rappellent Mithridate, Annibal, les empereurs d'Orient, Tamerlan, les Sultans, etc.

Les habitations de Brousse, sont en bois, chétives et peu en harmonie avec l'aisance générale des habitants ; les mosquées et les tombeaux y sont remarquables, ainsi que le château qui s'élève au milieu de la ville sur un rocher très-escarpé.

Les promenades de la *forêt des Châtaigners*, de *Téfëritsch,* de *Gueukdéré* (la vallée céleste), de *Tschamlidja* (le bois de sapins), de *Karanfili* (la place riche en œillets), de *Bounarbaski ;* Les belles vues de Kadi-Kiosk et de Adjemi-Kiosk, de Inkayaet, Tschogaric, la grotte de Souinn, le lac d'Apollonia, l'Olympe de Mysie, les fraîches rivières de Saralan, de Niloufar, de Kirk-Bounar, etc., alimentées par la fonte des neiges éternelles, etc., rendent au voyageur et au baigneur ce séjour charmant.

Le climat est très-beau, l'hiver peu rigoureux, l'été offre encore des fièvres intermittentes dues surtout aux champs de riz; le printemps est la saison la plus favorable. Les Orientaux font trop peu d'exercices et de promenades. La nourriture y est variée ; les rivières voisines donnent d'excellentes truites. Ces thermes sont très-fréquentés.

EMPLOI THÉRAPEUTIQUE SPÉCIAL. — Les eaux calcaires, carbonatées, hydrosulfuriques des Kukurtlus agissent surtout par leur température élevée ; car la plus grande partie du gaz sulfuré s'évente par leur mauvais aménagement. On les emploie avec succès :

Dans les rhumatismes vagues et fixes;

Dans les maladies dartreuses externes et internes;

Dans les phlegmasies viscérales chroniques.

L'eau de Bademli-Bachtsché convient mieux pour les dyspepsies et les catarhes bronchiques et urinaires; elle contient plus de sels sodiques et alumineux.

L'Eau-Gueuraysasma a un grand renom pour les inflammations chroniques des yeux.

La source de Tschékirghé, qui a quelque analogie avec les eaux de Tœplitz, en Bohème, est utile dans les affections nerveuses et les irritations chroniques des glandes, et surtout de l'utérus et de ses annexes.

L'eau de Kara-Moustapha convient aux affections goutteuses, aux individus faibles, épuisés, convalescents.

Auteur, C. Bernard.

QUATRIÈME GROUPE.

EAUX SULFUREUSES ADVENTIVES.

Nous croyons utile, pour compléter le tableau des stations sulfureuses, de présenter, à côté des eaux sulfureuses constantes de diverses espèces, la description de quelques sources sulfurées fortuitement, par accident, et n'offrant l'élément hépatique que dans certaines conditions et d'une façon accessoire et très-instable. Dans ces eaux salines thermales sulfurées adventives, nous trouvons :

LOECHE ou LOUESCHE (en Valais, Suisse).

Sources nombreuses. — Elles sortent de terre par une vingtaine de filets qui, à l'exception de quelques-uns qu'on utilise, vont se perdre dans la Dala.

1° La *source de Saint-Laurent,* chaude, 51°, sulfatée-calcaire [1] magnésienne ^{6}, sodique ^{4}, potassique ^{3}, et strontianée ^{1}, carbonatée-ferrique ^{*1}, calcaire ^{*1} et magnésienne ^{1}, silicée ^{3} avec gaz carbonique ^{1}, oxygène ^{1}, azote ^{2} et traces d'iode, d'alumine, de phosphates et de nitrate (Morin, 1844). Dans d'autres conditions, sur des bouteilles transportées, sur les gaz recueillis, M. Morell, O. Henri Dublanc, ont trouvé en outre de l'hydrogène sulfuré.

Source principale, fournit près de 2,000,000 de litres d'eau par jour;

Surgit sur la place du village, et alimente le bain des Messieurs et quelques autres.

2° Le *Goldbrunlein* ou *source d'Or,* peu éloignée de la précédente, chaude, au nord du village. Elle contiendrait un peu plus de fer que les autres.

3° La *source du Pied,* chaude, est usitée pour les bains partiels des extrémités inférieures. Située au nord est du village, elle passe pour efficace contre les maux de jambes, et offre sur ses bords, plus abondamment que les autres, un cryptogame, l'*ulva thermalis.*

4° L'*eau Kotzgulle,* à température plus basse, passe pour favoriser le vomissement.

Il y a encore quelques autres sources chaudes peu usitées, celle des Lépreux, celle du Bain de Guérison.

Toutes ces eaux ne diffèrent guère que par la température, entre 38 et 51° cent. Elles ne contiennent pas normalement d'éléments sulfureux; les analyses de Fellenberg, Bruner, Morin, etc., le prouvent. Elles renferment dix-huit parties sur vingt et une de sels calcaires.

Mon maître et ami M. Lenoir, chirurgien des hôpitaux de Paris, s'est assuré qu'elles n'étaient pas sulfurées, et les dépôts qu'elles laissent sur leur passage, apportés par lui, ont été trouvés, par M. Fontan, composés en grande partie d'oxyde de fer, d'un peu de manganèse, de chaux, de traces de magnésie, d'alumine; elles ont une saveur peu prononcée, une odeur légère qui est par moments hépatique. Vues en masses, elles sont très-légèrement opalines.

Elles ne sont pas onctueuses au toucher. Les pièces d'argent y prennent une coloration jaune qu'on attribue à l'oxyde de fer; elles ont une réaction légèrement acide.

Établissements et mode balnéaire. — Il y a plusieurs bains qui presque tous sont des piscines où les malades se baignent ensemble vêtus de longues robes de toile, par-dessus lesquelles on place un collet d'étoffe de laine. On distingue :

Le *bain des Messieurs*, le plus fréquenté, divisé en quatre carrés, dont chacun peut contenir vingt personnes.

Le *bain Neuf*.

Le *bain des Gentilshommes*.

Le *bain des Zurichois*.

Le *bain des Pauvres*, etc.

Un robinet s'ouvre dans chaque piscine et sert à l'alimenter; un courant d'eau circule sans cesse dans une gouttière pour fournir aux lotions sur la face, les yeux, etc.

Les baigneurs ont chacun une petite planche qui flotte devant eux, et sert à poser les objets dont ils ont besoin; des bancs servent à s'asseoir.

Il n'y a que quelques carrés particuliers pour les malades qui répugnent à se baigner en commun ; l'absence de baignoires est presque complète.

Le bain constitue la partie principale de la cure.

La *cure* de Loëche comprend, en général :

1° La *baignée* et ses accessoires; lotions, injections, applications. On débute par un bain de demi-heure à une heure, et on augmente tous les jours d'une heure jusqu'à la haute baignée qui se compose, en général, de quatre à cinq heures le matin, et de une à deux heures l'après midi. La *poussée* survient du cinquième au treizième jour. On continue la haute baignée jusqu'à ce que cette éruption tende à diminuer, alors on *débaigne* en diminuant peu à peu la durée du bain. Au bout de trois à cinq semaines, la cure est terminée, et on recommande au malade de ne faire aucun autre traitement pendant quelques semaines, pour laisser à la cure son influence ultérieure et curative.

La température des carrés est uniforme, et varie, par causes fortuites, entre 33° et 37° centigr. Il serait à désirer qu'elles eussent des températures différentes mieux appropriées aux âges et aux diverses conditions morbides.

2° La *boisson*, peu employée. L'eau, même à la dose de un à deux verres, détermine du malaise gastrique ou une indigestion; refroidie, elle est mieux tolérée.

3° Les *douches*, dont l'usage est restreint. Les mieux disposées sont à l'hôtel des *Alpes*; il n'y a que des douches à piston et leurs variétés. Elles s'administrent dans un petit carré attenant à la piscine commune, et à une température de 44 à 45°; ce qui fait trouver froide l'eau des piscines.

4° Les ventouses, qui sont fréquemment appliquées vers la fin de la cure. Elles agissent favorablement par la déplétion sanguine et la dérivation périphérique qu'elles activent.

La durée du traitement est de trois à quatre semaines.

Conditions hygiéniques. — Le village des bains de Louesche est situé dans une vallée, à l'extrémité septentrionale du haut Valais, à deux lieues et demi du bourg de Louesche, à vingt lieues de Berne, à une élévation de 4,350 pieds.

Cette vallée est limitée de toutes parts par de hautes montagnes, si ce n'est vers le midi, où elle s'ouvre pour laisser passer le torrent Dala, qu'alimentent leurs neiges. Ces montagnes sont formées de carbonate de chaux, dans lequel on trouve du quartz et du feldspath, et qui alterne avec des bancs d'argile schisteuse.

Vers le sommet de la Gemmi, on rencontre des pyrites de fer.

Air vif, pur et léger; température variable. Le soir et la nuit, il y a une rosée abondante; souvent jusqu'à neuf et dix heures du matin le village est plongé dans un brouillard épais, et il n'est pas rare de voir, en juillet et août, tomber de la neige sur les monts voisins. Les orages y sont fréquents et font parfois de grands dégâts. On y trouve en général peu de commodité; la plupart des maisons sont mal bâties, mal disposées. La nourriture estbonne et variée.

Les voitures peuvent pénétrer maintenant dans la vallée, où l'on n'arrivait qu'à dos de mulet ou en chaise à porteurs.

Il n'y a pas d'affections endémiques; on n'y trouve ni crétins ni goîtreux. Les environs offrent des sites et des promenades.

La saison dure depuis juin jusqu'en septembre, et voit s'y rendre 4 à 500 malades.

EMPLOI THÉRAPEUTIQUE SPÉCIAL.—Ces eaux, salines, sulfatées et calcaires, doivent à la décomposition des sulfates, par les matières organiques qui abondent dans les eaux des piscines, leurs légères propriétés sulfureuses, au mode balnéaire et à l'élévation du lieu, leur action si efficace.

Ces eaux ont une vieille réputation dans le traitement des affections cutanées, des maladies scrofuleuses, et des engorgements des viscères abdominaux, et de l'utérus en particulier. Elles sont nuisibles aux pléthoriques, aux goutteux, aux phthisiques, aux individus délicats et atteints de névralgies.

Anteurs : Fabrice de Hilden, Rouelle, Naterer, Morell, Payen, Foissac, Patissier, Lambossy, etc., ont étudié ces eaux.

MÉDICATION THERMALE SULFUREUSE

APPLIQUÉE.

> Tous les éloges que l'on prodigue aux eaux minérales sont vains et dangereux, tant qu'on ne spécifie pas nettement les cas de leur application.
>
> (PATISSIER.)

Il nous reste à montrer les eaux à l'œuvre dans la pratique thermale; à établir pour chaque groupe pathologique, ou pour chaque maladie, leur *importance* thérapeutique, leurs *indications*, leurs *contre-indications*.

La tâche paraît immense au premier abord; il semblerait que l'on dût parcourir tout le cadre nosologique pour indiquer, à propos de chaque maladie, les applications de la médication thermale. Mais tel ne saurait être notre but actuel. La clinique des eaux a son cercle tracé par l'expérience des temps; ses attributions thérapeutiques sont restreintes aux maladies chroniques, et plus spécialement à quelques groupes, à quelques espèces.

L'on a pu voir, dans l'exposé statistique des maladies traitées aux bains d'Ax pendant dix-neuf années, quelle est la nature et la fréquence des états morbides chroniques que l'on traite communément aux eaux sulfureuses. C'est ce cadre tout préparé qui délimite naturellement nos études sur l'emploi médicinal des eaux hépatiques; il comprend toutes les maladies d'*indication* qu'on voit aux eaux sulfureuses, plus quelques maladies de *circonstance*, exceptionnelles, dont il serait superflu de s'occuper.

1° Montrer la marche que nous avons suivie, et les faits acquis dans quelques considérations préliminaires;

2° Faire l'exposé général des indications et des contre-indications, des inconvénients, des insuccès, des eaux sulfureuses;

3° Exposer rapidement les données pathologiques importantes à connaître pour les applications rationnelles, et l'intelligence des effets médicateurs des sources;

4° Étudier selon quel mode s'opère la guérison ou l'amélioration des divers états morbides;

5° Fixer les règles du traitement et le degré de valeur et de prévalence des sources principales, dans chaque spécialité pathologique;

Tels sont les points principaux dont l'étude complétera le plan et le but de ces recherches.

CHAPITRE PREMIER.

CONSIDÉRATIONS PRÉLIMINAIRES.

L'analyse chimique, quelque parfaite qu'on la suppose, ne suffit pas toujours pour indiquer toutes les propriétés salutaires des eaux minérales.

Leur valeur réelle ne peut être bien jugée en définitive que par de longues et patientes observations, qui constatent d'une manière plus positive leur manière d'agir sur l'économie animale et d'opérer les guérisons.

C'est en réunissant ces deux ordres de faits que l'on peut espérer arriver à quelques notions précises.

Pour apprécier le véritable effet des eaux minérales sulfureuses, il faut les voir, et dans tous les détails de leurs applications, et dans tous leurs modes d'action, et dans l'ensemble de leurs influences directes ou indirectes, essentielles ou accessoires.

On sait les éminents services que les eaux sulfureuses rendent depuis longtemps à la médecine pour le traitement d'un grand nombre de maladies chroniques. Après avoir fait connaître la nature de leurs matériaux, il nous reste à fournir la preuve de leurs bons effets, à évaluer avec plus de précision les *différences*, afin de les mieux approprier à la diversité des indications; et enfin pour en étendre analogiquement les applications.

L'efficacité de ces eaux est incontestablement subordonnée à leur température, à la qualité, à l'assortiment, aux proportions des matériaux actifs qu'elles entraînent, à leurs modes d'application et à quelques circonstances accessoires.

Si tous ces éléments d'action viennent à varier, à se modifier, nul doute que le résultat ne change aussi.

C'est la variété et l'étendue des ressources du traitement hydrothermal sulfureuse qui explique, et la diversité des modes de guérisons, et les différences des aptitudes médicinales de ces eaux; et la multiplicité des indications qu'elles peuvent remplir.

C'est en tenant compte de tous ces éléments, les uns communs à toutes les eaux (mode balnéaire, etc.); les autres *spéciaux* à chacune (température, conditions hygiéniques); les derniers *spécifiques* (soufre, etc.), qu'il nous paraît possible de classer les effets de ces eaux, d'apprécier les médications que l'on peut réaliser avec elles, et de résoudre méthodiquement le problème, én général si mal posé, du traitement minéral.

Il importe surtout de s'attacher à distinguer l'action *directe, primitive, physiologique* d'avec ce qui appartient à l'action *secondaire, réfléchie* ou *curative,* comme l'a fort bien indiqué Anglada. Dans cette appréciation analytique, l'objet capital doit être de bien saisir ce qui est phénomène *principal*, et ce qui n'est que phénomène *subordonné*, tout en évitant de trop restreindre ou de trop multiplier les actions fondamentales.

Le titre même de cet ouvrage, et la manière dont nous avons posé l'étude de la question, montrent assez l'esprit qui a présidé à ce travail.

S'il suffisait d'un grand nombre de faits pour fonder la science des eaux minérales, celle-ci devrait être depuis longtemps faite et connue; car les livres et les notices fourmillent de cas isolés, d'observations multipliées.

Nous dirions presque de cet assemblage innombrable d'observations, ce qu'Ésope disait du plat de langues qu'il servait à ses maîtres : « Elles sont bonnes ou mauvaises, suivant le langage qu'on leur prête. »

Une interprétation rationnelle et doctrinale peut seule jeter un peu de clarté dans ce chaos, dans cette mêlée confuse, et restituer aux choses observées leur valeur, leur signification véritables.

Après la minutieuse analyse, il faut qu'une vue synthétique, abstraite, plane de haut sur l'ensemble des matériaux accumulés, les embrasse, les groupe, les classe, et leur assigne leur place précise dans une large systématisation thérapeutique.

C'est une grande école que la clinique thermale, la tradition médicale s'y continue intacte à travers les vicissitudes des systèmes et des doctrines, écloses un jour, mortes le lendemain; fidèle à la tradition des vieux maîtres, et tout en tirant honneur et profit des progrès imprimés à la notion anatomo-physiologique des maladies par l'organicisme qui domine l'esprit médical actuel de l'enseignement de Paris, nous faisons en thérapeutique une large part aux doctrines humorales et au vitalisme bien défini.

Ce *vitalisme* se résume pour nous dans cette force inhérente à l'organisation humaine qui crée, forme, conserve les appareils organiques, associe, harmonise leurs fonctions pour un but commun et final, la vie, avec tous ses modes et ses manifestations multiples. Telle que nous la concevons, cette force se manifeste surtout dans le fonctionnement et l'équilibre des systèmes sanguins, nerveux et viscéraux; dans ces réactions par lesquelles l'organisme essaie de se soustraire à l'action des agents extérieurs; dans l'évolution régulière du groupement et du développement des organes; dans les synergies fonctionnelles; dans la marche imprimée aux maladies; dans tous les actes de la spontanéité humaine.

S'il y a, et c'est incontestable, des lésions morbides limitées à un organe, à un appareil, il nous paraît manifeste que le plus souvent l'ensemble de l'organisme, ou tout au moins d'un ou de plusieurs systèmes, est intéressé dans l'état pathologique. Les aptitudes héréditaires et diathésiques donnent raison des maladies chroniques, et les associations morbides de leurs variétés, de leurs formes, à tort multipliées.

Telle est en quelques mots notre devise médicale, et l'étude de l'hydrothérapie thermale n'a fait qu'enraciner plus profondément en nous ces convictions.

C'est plus qu'un vaste champ d'instruction, c'est un grand théâtre où l'on peut juger aux résultats et au dénouement les suites des doctrines et leurs fruits. Rien ne serait à coup sûr plus curieux qu'un parallèle fait entre les maladies chroniques, médicales et chirurgicales, traitées dans les hôpitaux de Paris, et les mêmes affections soumises au traitement hydro thermal.

Avec les matériaux que nous avons recueillis dans ces hospices pendant de longues années, nous avons ébauché ce tableau comparé, que nous publierons un jour plus complet et plus expressif. La triste conclusion qui en est pour nous ressortie, c'est que bien des mutilations seraient évitées, bien des maladies chroniques ne se traîneraient plus en longueur jusqu'à la mort, si l'assistance publique pouvait entretenir des relations sanitaires avec les stations thermales les plùs importantes.

Il y a là un point d'organisation du service de santé civil qu'il serait utile de réaliser. Je ne puis ici qu'indiquer cette lacune, qu'il serait, je crois, bien facile de remplir.

Bien que la plupart des eaux sulfureuses exercent dans presque tous les cas énumérés un mode commun d'efficacité qui permet de les utiliser les unes ou les autres, il n'est pas moins vrai cependant qu'elles agissent assez diversement, suivant les circonstances, et qu'elles se prêtent à des indication distinctes qui décident du choix des sources.

La variété des températures, les formes et le degré de prédominance des matériaux alcalins, sulfureux ou salins, l'adjonction de nouveaux agents, la méthode balnéaire suivie, peuvent rendre compte de ces différences.

Cette spécialité d'action de certaines sources, leur convenance plus parfaite au traitement de certaines affections, est un fait incontestable. C'est le sentiment de C. Camus, d'Anglada, de Fontan et de tous les médecins qui ont suivi de près la pratique des eaux sulfurées.

C'est ainsi que Barèges a une efficacité supérieure dans les vieilles blessures et les maladies des os;

Moligt, Luchon et Ax, dans les affections herpétiques et les rhumatismes;

Les Eaux-Bonnes et Cauterets, dans les inflammations pulmonaires chroniques, et même dans la phthisie peu avancée;

La Preste, dans les inflammations catarrhales des voies urinaires;

Que Saint-Sauveur convient mieux aux accidens névralgiques;

Challes, aux dermatoses ulcéreuses, aux scrofules, à la syphilis tertiaire;

Uriage, aux dermatoses non sécrétantes, aux scrofules;

Enghien, aux bronchites, aux dyspnées nerveuses, etc.

De même, dans chaque station thermale, il est des sources qui s'adaptent mieux que leurs voisines au traitement de certaines formes morbides; la pratique thermale le démontre tous les jours, et le médecin qui méconnaît ces propriétés électives peut nuire beaucoup aux malades et discréditer des eaux efficaces, mais mal appliquées.

Ce sont autant de points que nous parviendrons, je l'espère, à établir clairement.

Quelles sont les maladies que l'on traite aux eaux thermales sulfureuses?

Pour éviter des redites inutiles, nous renvoyons à la description médicale de la station d'Ax, pour y démontrer d'une façon plus précise et plus appliquée, quelles sont et les maladies qui constituent le fonds général de la clinique thermale hydrosulfureuse, et les ressources variées dont elle peut disposer.

En rapprochant de ce tableau l'exposé général des maladies dans lesquelles les eaux de Luchon ont paru les mieux indiquées à M. Fontan, on aura une idée générale des affections qui appellent ou repoussent la médication hydrosulfureuse.

Ainsi les maladies auxquelles les eaux de Luchon conviennent le mieux sont, d'après M. Fontan :

1° Les affections cutanées, et, parmi celles-ci : les eczéma chroniques, rebelles, locaux ou généraux, les impétigo, les lichens, même l'éléphantiasis des Grecs, ou lèpre tuberculeuse, au 1er et au 2e degré;

2° Les blépharites herpétiques opiniâtres;

3° Les blépharites et ophtalmies scrofuleuses,

Les ganglionites, avec ou sans ulcération,

Les caries scrofuleuses des doigts ou des orteils, du carpe ou du tarse;

4° Les nécroses du cubitus ou du péroné, du radius ou du tibia;

5° Les affections syphilitiques au 2e et 3e degré ou les eaux agissent comme auxiliaires efficaces du traitement mercuriel ou ioduré;

6° Les cystites chroniques, suites d'affections blennorrhagiques;

7° Les bronchites chroniques liées aux affections herpétiques;

8° Les affections rhumatismales chroniques, avec engorgement des tissus blancs qui entourent les articulations; et, après avoir résolu s'il en existe, les hydropisies au moyen des médicamens spéciaux (teinture de colchique, vésicatoires, etc.);

Les fausses ankyloses et les rétractions musculaires qui en résultent;

9° Les tumeurs abdominales mésentériques; il en a vu se résoudre dont les dimensions étaient de plusieurs décimètres de long sur plus d'un décimètre d'épaisseur.

10° Les entérites chroniques, avec diarrhée rebelle, non tuberculeuses;

11° Des vomissements rebelles, durant depuis plusieurs années, sans lésions organiques appréciables;

12° Des métrites, avec subinflammation et engorgement chroniques, après que la cautérisation avait fait disparaître les ulcérations s'il en existait; car, avant la guérison des ulcérations, les eaux sont trop irritantes. Plusieurs femmes stériles sont devenues enceintes après le traitement.

13° Des névralgie rebelles, surtout faciales et sciatiques, pouvant se rattacher à quelque affection syphilitique, rhumatismale ou herpétique ;

Les émissions sanguines locales, les bains émollients, ont souvent concouru à la guérison.

Joignons à ce tableau :

Les affections paralytiques traitées avec succès à Aix en Savoie, à Aix-la-Chapelle ;

La phthisie pulmonaire, améliorée à Enghien, guérie ou arrêtée assez souvent aux Eaux-Bonnes, à Cauterets et à Labassère ;

La pellagre, si heureusement modifiée et guérie par l'eau de Labassère ;

La syphilis tertiaire, traitée avec succès par l'eau de Challes ;

Les névroses et les affections nerveuses, calmées par les eaux tempérées de Saint-Sauveur, des Eaux-Chaudes et d'Ax ;

Les maladies des voies urinaires, les rhumatismes goutteux, si favorablement traitées à La Preste, aux sulfureuses très-faibles et dégénérées ;

Et l'ensemble des applications des sources sulfureuses sera complet.

Ce ne saurait être seulement avec des séries aussi longues que fastidieuses d'observations que je puis songer à établir la valeur thérapeutique, les indications et les contre-indications des eaux thermales sulfureuses.

Un pareil travail ne serait qu'un indigeste et volumineux dossier de plus ajouté à bien d'autres. Il m'a bien fallu, pour arriver à quelques résultats précis et nettement formulés, compulser, comparer des milliers de faits ; mes recherches seules sur les eaux d'Ax portent sur plus de 17,000 malades ; toutes les observations recueillies par plus de cent médecins aux diverses sources sulfureuses ont passé sous mes yeux. J'épargnerai au lecteur une si fatigante énumération de cas particuliers, me contentant de résumer, dans des réflexions générales, quelques cas pris aux diverses sources et quelques tableaux statistiques, l'ensemble de ces matériaux, la somme complète de toutes les valeurs de faits analogues.

L'esprit de tous ces faits parlera seul, avec l'interprétation naturelle qui en découle et les déductions, la coordination systématiques qui ressortent de leur ensemble.

J'ai été assez heureux pour pouvoir contrôler souvent les observations des médecins des eaux par les résultats plus certains encore tirés de la pratique de plusieurs médecins des grandes villes du Midi et de Paris, qui envoient tous les ans bon nombre de leurs malades aux eaux sulfureuses ; et je dois remercier ici cordialement les amis dévoués que m'a légués mon père et mes excellents maîtres des hôpitaux de Paris de tous les bons et utiles renseignements que je dois à leur bienveillance.

CHAPITRE II.

INDICATIONS ET CONTRE-INDICATIONS GÉNÉRALES DE LA MÉDICATION THERMALE SULFUREUSE DANS LES MALADIES.

> La véritable cause de cette alternative de vogue et d'oubli des eaux est cette mésusance et indiscrétion à se porter aux remèdes des eaux témérairement et mal à propos.
>
> (Jean BANC.)

ART. Ier. — INDICATIONS GÉNÉRALES.

Si la thérapeutique est la science des médications, la connaissance des modes médicateurs des eaux, tels que nous les avons indiqués, suffira le plus souvent à réaliser, par leur emploi simple ou combiné, une ou plusieurs médications excitante, hypercrinique, irritante, tonique, sédative, altérante, perturbatrice, selon que l'indication se présentera.

Tout en montrant cet emploi dans quelques exemples, j'aurai à insister sur quelques détails d'application générale importants à signaler.

Les indications se déduisent et du médicament et du malade : le premier est connu ; il reste à étudier le malade et les rapports entre les états morbides et les médications à réaliser. La puissance curative des eaux, comme celle de tout autre agent, est subordonnée à la justesse de leur application.

Nous avons vu que dans la plupart des maladies chroniques, il existait un état général asthénique des fonctions, un ralentissement des actes organiques, un abaissement du chiffre des globules, et une augmentation de la partie aqueuse séreuse du sang.

Aussi est-il facile *a priori* de concevoir comment le mode tonique et reconstitutif, uni au mode excitant de l'action thermale sulfureuse, pourra être utile dans ces maladies.

L'on trouve dans presque tous les auteurs l'indication du mode excitant, qui est le grand cheval de bataille des thermographes.

Les malades doivent être avertis, dit M. L. Marchand, que leur maladie ne guérit le plus souvent qu'en passant de l'état chronique à l'état aigu, et que ce changement est signalé par une augmentation, un retour des douleurs ou des éruptions dont ils viennent chercher la guérison.

Et c'est à maintenir l'excitation dans des limites convenables, à la doser suivant la nature, le degré de la lésion morbide, le tempérament du malade, que consiste le talent du médecin.

S'il n'y avait que cela, ce ne serait vraiment ni long ni difficile, et les maladies seraient, ce me semble, singulièrement simplifiées. Mais, malheureusement pour la théorie, les maladies, et surtout les maladies chroniques, ne sont pas des modifications de quantités, des affaires de plus ou de moins, ce sont des modifications de qualités, des altérations, des perversions organiques avec production d'éléments nouveaux, sur lesquelles les données physiologiques seules peuvent bien peu.

Les eaux, dit M. Patissier, agissent *surtout* en imprimant aux maladies chroniques un état légèrement aigu, qui réveille les organes engourdis, augmente les sécrétions et favorise des crises salutaires.

Cette excitation, lorsqu'elle est lente et modérée, soulage, guérit des maladies opiniâtres ; mais, trop forte, elle les exaspère, ranime les inflammations latentes et hâte les progrès des dégénérescences organiques.

Le mode excitant des sources sulfureuses a une portée plus soutenue, une action beaucoup plus vive que l'excitation produite par d'autres eaux.

C'est ainsi que M. Lebret, en généralisant les effets obtenus aux eaux thermales et faiblement salines de Néris, signale, pendant les cinq premiers jours du traitement, un peu d'excitatiou, du malaise, de la fatigue, auxquels succédait un sentiment de calme, de bien-être jusqu'au quinzième jour, où les accidents de lassitude réapparaissaient de nouveau pour clore la saison au vingtième jour, et ces accidents, il les attribue avec raison à l'accablement, à l'épuisement occasionné par une diaphorèse abondante et soutenue; car le mode hypercrinique et sudorifique est à peu près le seul que l'on recherche et que l'on puisse obtenir avec ces eaux.

Les phénomènes ont une toute autre marche aux eaux sulfureuses; l'excitation, une fois bien établie, est franche, continue, soutenue, et persiste longtemps après le départ des eaux... Des exacerbations, des poussées consécutives se font sentir. A Néris, on ne voit rien de tout cela, si ce n'est parfois « un léger exanthème d'apparence papuleuse, très-passager, peu caractérisé et particulier aux femmes à peau fine, et dû fort probablement à une faible irritation révulsive » (Lebret).

Les faits comparés de ce genre se retrouvent dans la plupart des autres eaux, et montrent bien toute l'importance de l'aggrégat minéralisateur dans chacune d'elles, car c'est lui seul qui fait ainsi varier les effets.

C'est surtout à la clinique thermale qu'il est permis de suivre et d'étudier d'une manière large et complète la nature et la marche des maladies chroniques. L'on y constate tous les jours l'existence de quelque diathèse latente, dartreuse, rhumatismale, goutteuse, syphilitique, scrofuleuse, qui les produit ou les entretient.

Si l'excitation minérothermale met en saillie, fait apparaître leurs manifestations caractéristiques, accuse leur expression encore indécise, substitue l'état actif à l'état virtuel, le mode altérant propre aux eaux sulfureuses guérit ensuite quelques-unes d'entre elles, dartre, rhumatisme, scrofule, seul ou associé à d'autres altérants, comme le mercure, l'iode dans les scrofules opiniâtres et la syphilis.

Et, dans tous ces cas, l'action puissante des eaux est d'autant plus manifeste que la plupart des malades ont été soumis à des traitements parfois très énergiques. Ce n'est, en effet, très souvent que la vue du peu de succès des médications ordinaires, et le désir de se donner un peu de répit, qui déterminent les médecins à envoyer leurs malades aux stations thermales.

Dans une maladie chronique localisée, il y a, outre le fond morbide général diathésique qui tend à modifier plus ou moins l'ensemble de l'organisme, une influence directe de l'altération fonctionnelle de l'organe souffrant sur les autres fonctions, et cela en dehors des sympathies nerveuses générales. Cette influence s'explique par la solidarité des fonctions qui relie un organe à un autre. Nu. n'a mieux que M. C. Bernard démontré, et démontré expérimentalement, d'une façon palpable, cette solidarité fonctionnelle, s'opérant, se transmettant par des actions nerveuses reflexes. Il est évident, pour quiconque a suivi les expériences si curieuses, si habilement conçues de M. Bernard, que le foie fabrique du sucre avec les matériaux que lui apporte la veine porte. Ce sucre est destiné à fournir un aliment à la combustion respiratoire, et le poumon le détruit au fur et à mesure qu'il est formé par le foie, et celui-ci n'en produit qu'en proportion des besoins de la respiration. Voici quel est, dans ce cas particulier, la série des actes physiologiques : 1° Impression de l'air inspiré sur les poumons; 2° transmission de cette impression par le pneumogastrique jusqu'à sa naissance à la moelle allongée, d'où, par la moelle épinière et par les branches qu'elle envoie aux ganglions du grand sympathique au plexus solaire, elle est apportée au foie, qui est mis ainsi en relation sécrétoire avec le poumon.

Si l'on intercepte la communication, si l'on coupe le pneumogastrique, la transmission solidaire ne se fait plus, le foie ne sécrète plus de sucre; de même si l'on détruit l'action pulmonaire.

L'on sait que pour obtenir des foies gras chez les canards, on les gorge, et on les condamne au repos. Les matières grasses n'étant plus éliminées en suffisante quantité par la combustion respiratoire, e foie s'engorge et s'engraisse.

Le foie a aussi une relation fonctionnelle avec la sécrétion urinaire, et l'impression que fait sur son innervation l'apport des matériaux de la nutrition se transmet aux reins par une action reflexe analogue.

Il est connu qu'un corps sapide porté sur la langue excite les glandes salivaires. C'est toujours par une action reflexe que l'impression est transmise par le nerf lingual, et est rapportée du centre nerveux aux ganglions sous-maxillaires et à la glande qui sécrète. Si on coupe le nerf lingual, l'impression sapide n'a plus d'effet sur la sécrétion salivaire, à moins que l'on ne remplace son action stimulante en pinçant le bout supérieur du nerf coupé; la sécrétion salivaire se fait de nouveau, sous cette influence, transmise à la glande par la même action reflexe. Rien, au contraire, ne se produit si l'on irrite le bout inférieur qui tient à la langue.

Le cœur semble tenir toutes les autres fonctions sous sa dépendance. Le point où sont concentrées, où passent toutes ces transmissions nerveuses qui relient les grandes fonctions du cœur, du poumon, du foie, est le point d'origine des pneumogastriques; aussi, dès qu'on détruit ce point qui est si limité, comme l'a démontré M. Flourens, toute solidarité fonctionnelle est détruite, la chaîne des grandes fonctions vitales est rompue, la mort est subite. C'est une chose bien curieuse que de voir tous les phénomènes de la vie anéantis par la section d'un point à peine gros comme une tête d'épingle.

Ces faits si curieux peuvent expliquer bon nombre de ces troubles fonctionnels que l'on voit résulter d'une maladie qui paraissait toute locale : les toux, les dyspnées pulmonaires liées à une maladie du foie; les troubles des sécrétions du foie dans les affections du poumon; le sucre trouvé dans les urines dans le cas de gêne de la respiration; la gravité des lésions organiques du cœur, etc.

Je ne puis qu'indiquer ici rapidement ces faits qui sont jusqu'à présent plus du ressort de la physiologie hygique et pathologique

que de la thérapeutique. Toutefois ils mettent en lumière ce point important, c'est qu'en modifiant les fonctions d'un organe, la peau, les poumons, les reins, on peut agir sur celles du foie, des organes nutritifs, et qu'il ne faut pas négliger le traitement local, même alors que l'on a affaire à une maladie généralisée, diathésique; et que même il faut le modifier suivant l'organe affecté.

Par les modes toniques et excitants, les eaux combattent directement l'affaiblissement des fonctions générales et de la sanguification, si fréquent dans la plupart des maladies chroniques, de telle sorte, qu'alors même qu'elles ne peuvent pas détruire la cause organique ou la diathèse, elles peuvent remédier à une partie des accidents, faire disparaître les symptômes les plus fâcheux, ce qui est déjà beaucoup.

C'est cette condition, commune à un grand nombre de malades, qui a pu faire croire que les eaux étaient bonnes à tant de cas différents, qu'elles étaient bonnes à tout. Il y a, dans cela, un peu de vrai, à côté d'une fâcheuse exagération.

Aussi, dans un grand nombre de cas, l'indication des eaux minérales se déduira plutôt de l'état des conditions générales de l'organisme que de la considération de l'organe malade, et même de la spécialité de la maladie.

Dans ces circonstances, le médecin dirigera la médication suivant ces conditions elles-mêmes; la considération des parties dont il importe de relever l'action, chez l'un, ce sera la faiblesse de la peau; chez l'autre, l'atonie des voies digestives, l'impuissance génitale, la diminution de la chaleur animale, l'anéantissement musculaire, etc.

L'impressionnabilité du malade, ou d'un appareil, la marche des accidents, la nature des résultats obtenus, lui serviront de guide dans l'emploi de tel ou tel mode de traitement.

La cause d'entretien d'une maladie chronique est presque toujours une exagération physiologique d'un tempérament, ou une affection diathésique héréditaire ou acquise; et, sans recourir au vice psorique des homéopathes, l'on constate tous les jours l'influence de ce genre des scrofules, de la syphilis, des dartres, du scorbut, de la chlorose.

Les eaux sulfureuses sont surtout indiquées dans les maladies chroniques qui paraissent liées à la rétrocession d'un principe rhumatismal, goutteux, dartreux, ou à la suppression d'un flux habituel.

La guérison sera d'autant plus certaine que, pendant le traitement ou à sa suite, il se manifestera une crise par les sueurs ou les selles, que les flux supprimés se rétabliront, et que des poussées critiques se montreront vers la peau.

Une suite fâcheuse des tendances anatomopathologiques exagérées, c'est que l'habitude de voir sans cesse des destructions éloigne l'idée de pouvoir les prévenir et les guérir, et conduit au scepticisme thérapeutique. Les ressources du traitement thermal rendent plus confiants, et on s'y place plus au point de vue d'un diagnostic médicateur que d'un diagnostic de localisation organique.

L'on joint volontiers l'emploi des tisanes amères, de chicorée, de bardane, de saponaire, de douce-amère, aux eaux, dans les affections cutanées chroniques; et celles de feuilles de noyer, de quinquina, dans les scrofules.

Autant que possible, il faut s'abstenir de drogues. Les médecins qui savent utiliser les eaux sous toutes leurs formes leur associent rarement des agents pharmaceutiques.

Il serait à désirer qu'il y eût auprès de chaque source un dépôt d'eaux minérales différentes. Il se présente beaucoup de cas où on pourrait les associer avantageusement à celles de la station thermale sulfureuse.

Ainsi M. R. Parise cite le cas d'un malade atteint de coliques néphrétiques, qui se trouva fort bien de couper l'eau d'Enghien avec celle de Vichy. Il joignait tout bonnement à la première le principe alcalin qui lui manque, et que possèdent les eaux des Pyrénées.

Dans certains cas d'anémie, de chlorose, M. P. Bouland a eu beaucoup à se louer de l'adjonction des eaux ferro-manganésiennes de Cransac aux eaux sulfureuses.

Toutefois il ne faut rien exagérer, et il est des maladies où l'on est obligé de recourir aux médicaments : ainsi de la syphilis, de quelques formes rebelles de scrofules.

Quand on juge convenable de recourir au mode excitant des eaux sulfureuses, et c'est, il faut le dire, le cas le plus commun, il importe avant tout d'apprécier les circonstances dans les quelles il est bon de stimuler le système nerveux, d'exciter le système sanguin, de provoquer la fièvre angioténique.

« Exciter un organisme, disent MM. Trousseau et Pidoux, n'est pas chose difficile.

« Mais il est bien peu de maladies qui ne consistent que dans une *asthénie* franche, simple et n'offrant pas d'autre objet à la médication. De pareils états sont plutôt des suites de maladies que des maladies proprement dites, et la classe des débilités se borne aux convalescences, aux effets des pertes excessives, des fatigues prolongées, des privations, etc. Et ces états réduits à eux-mêmes, qu'ils soient locaux ou généraux, limités à un organe, à un appareil, ou étendus à tout l'organisme, n'ont rien de spécifiques.

« Aussi est-ce là le triomphe de la médication excitante.

« Mais les excitants purs eux-mêmes n'ont qu'un emploi fort limité. Une syncope, un collapsus momentané, une atonie digestive, passagère, seront aussitôt guéris que produits.

« Mais si l'on passe à des états asthéniques moins simples, dans les débilités consécutives à des pertes, dans les anémies, les excitants purs ne feraient qu'user et épuiser l'action nerveuse, si on ne leur joignait les toniques analeptiques soit alimentaires, soit martiaux, qui seuls peuvent réparer l'organisation ou restaurer les forces radicales.

« Sans l'influence des stimulants, le système nerveux profondément affaibli serait quelquefois impuissant à réagir sur ces matériaux assimilables, propres à l'entretien et à l'exercice des fonctions débilitées, matériaux à l'élaboration desquels il doit concourir.

« Ainsi ces toniques analeptiques, pénétrés par exemple d'un certain degré de chaleur, portent avec eux le stimulant général, calorique qui s'adresse à l'incitabilité générale, et la substance spécifique (matière alibile) qui s'adresse à la fonction spéciale, la digestion. L'un est pour ainsi dire le *condiment* et le passeport de l'autre, et met le système nerveux au niveau des besoins de la fonction.

« Tous les excitants ou les sédatifs de la matière médicale, autres que le calorique ou le froid, jouissent de quelques propriétés spécifiques plus ou moins marquées qui compliquent, en quelque sorte, les propriétés excitantes et sédatives qu'elles peuvent avoir. Or, cette spécificité d'action leur vient de leur nature, c'est-à-dire de leur composition intime, spéciale qui n'est identique chez aucun.

« Dans l'organisme animal aussi, indépendamment de la force et de la faiblesse du chaud et du froid, du plus et du moins, il y a de nombreuses spécificités organiques et fonctionnelles, en rapport avec le but et la fin de chaque mouvement organique, et non pas avec le mouvement lui-même, lequel, considéré physiquement et indépendamment de la fonction ou de la fin à l'accomplissement de laquelle il concourt, n'a par lui-même rien de spécique.

« La pierre d'achoppement des solidistes ou des dychotomistes anciens et modernes a toujours été la spécificité. »

Lorsqu'à la débilité se joint un état diathésique sanguin ou nerveux, il faut se méfier des excitants ordinaires, il faut déférer avec réserve aux indications de leur emploi, sans quoi on stimule au hasard, dans les ténèbres.

C'est dans les maladies chroniques surtout que l'on aurait de cruelles déceptions, si l'on s'imaginait qu'il ne faut qu'exciter une fièvre plus ou moins légère, et que la maladie s'en ira ainsi, et cependant on ne trouve guère que cela dans tous les écrits théoriques sur les eaux thermales.

Si, à côté de l'excitation thermale, on n'avait pas un *modificateur spécial* ou *spécifique,* on nuirait beaucoup plus qu'on ne serait utile

C'est ainsi que les eaux alcalines ont, à côté de l'action excitante générale, une action spéciale sur les fonctions digestives et l'appareil respiratoire.

C'est ainsi que dans les maladies liées à la prédominance de la constitution lymphatique, il y a un élément de débilité, mais aussi un vice de l'organisation à la nature duquel est subordonné l'élément asthénie. L'emploi des seuls remèdes excitants ne fait qu'irriter ces organisations-là; elle y allume une fièvre plus consomptive que critique, surtout pour peu qu'il y ait de l'irritabilité nerveuse, de l'éréthisme. Alors les excitants exagèrent encore la désharmonie fâcheuse qui existe entre le tempérament lymphatique et le système nerveux.

On trouve plus facilement un excitant du système nerveux qu'un modificateur plastique. Il n'est pas peut-être de maladie où l'indication de l'excitation pure physiologique parût mieux indiqué que dans la constitution scrofuleuse; et cependant les partisans les plus fanatiques de l'excitation quand même préfèrent, dans ces cas, les amers excitants, les antiscorbutiques, l'iode, le soufre, l'exercice: obtenir par des sudorifiques actifs une diaphorèse inutile, c'est nuire

S'il y a du côté de la maladie indication d'exciter, il y a indication bien plus puissante encore d'introduire un agent spécial, et de l'approprier plutôt à la nature de la cause morbide qu'au désordre local qui en est dérivé.

C'est là ce qui fait la valeur des eaux minérales, et de chacune d'elles. C'est qu'elles ne sont pas de simples agents d'excitation, mais bien des modificateurs directs du sang, des nerfs et des organes, et chacune à sa manière, suivant sa composition chimique.

L'on nous pardonnera d'avoir si longuement insisté sur ces données de thérapeutique générale, si nous sommes parvenu à renverser cette doctrine si généralement acceptée, aussi fausse qu'insuffisante de l'excitation qui semble dominer aujourd'hui toute la théorie hydro thermale.

Les *maladies chroniques* diffèrent des pyrexies et des phlegmasies simples bien plus, par leur nature, leur étiologie que par leur durée ou leur type, qui ne sont que des phénomènes de second ordre.

C'est dans cet ordre d'idées que Sydenham disait : *Morbos acutos qui Deum habent autorem, sicut chronici ipsos nos.*

Transmises par l'hérédité, ou acquises par un mauvais usage des choses hygièniques, elles viennent de nous, font partie de nous, de notre constitution, y prennent droit de domicile; elles ne sont jamais épidémiques, ont une singulière tendance à la reproduction de leur lésions particulières, à des époques plus ou moins éloignées; frappent plus spécialement certains organees suivant la nature de leurs éléments morbides; mais tiennent à l'organisme entier, et peuvent atteindre la plupart des tissus vivants.

Elles sont individuelles, constitutionnelles, personnelles selon l'énergique expression de M. Pidoux.

Elles peuvent prendre le caractère d'acuité, mais n'en restent pas moins distinctes alors par leur marche, leur développement, leurs suites : des phlegmasies et des fièvres.

Une attaque de rhumatisme aigu ou un violent accès de goutte ne sauraient faire confondre le rhumathisme et la goutte avec les maladies aiguës, pas plus qu'une fluxion scrofuleuse, une éruption intense, écrémateuse, ne doit faire appeler les scrofules et les dartres des affections aiguës.

C'est là ce qui fait que toutes ces maladies sont toutes du ressort des modificateurs médicamenteux et hygiéniques, thermaux, bien que l'état d'acuité qu'elles revêtent puissent interdire momentanément leur emploi dans les formes aiguës de ces maladies.

Je pourrais citer des cas nombreux d'emploi des eaux sulfureuses dans les rhumatismes articulaires généraux, subaiguës ou même aiguës, et avec des succès heureux, et de même le traitement des dermatoses aiguës a pu être utilement tenté quelquefois; mais je me hâte de le dire, ces cas sont exceptionnels, et quelque encourageants qu'ils paraissent ils ne doivent pas faire perdre de vue que la chronicité, l'état asthénique de ces maladies est la première condition favorable de leur traitement par les eaux sulfureuses.

La forme aiguë des maladies chroniques doit être modifiée et l'état d'acuité doit avoir disparu avant toute application du traitement thermal.

Il est d'autres maladies chroniques dont les productions morbides sont inassimilables, insolubles, et dont la digestion organique, oul'élimination ne peuvent se faire.

L'organisme s'épuise dans une réaction fébrile continue ou exacerbante ; contre ces causes délétères et altérantes, qu'il est impuissant à résoudre; sueurs profuses, diarrhées, excitation incessante, rien n'y fait. Le tubercule reste enraciné aux tissus, la pyohémie altère le sang ; le cancer détruit les organes et les ganglions voisins, le diabète transforme en sucre la substance organique; la syphilis ravage les tissus, etc. Cette fièvre réactionnelle impuissante, c'est la fièvre hectique. A ces maladies, liées à une fièvre hectique de cette nature, l'excitation minérale est en général funeste, épuise rapidement les forces dans une lutte impossible, amène des crises inutiles et fâcheuses, et aggrave l'état morbide.

Mais supposons un instant que l'ont ait une eau minérale mercurielle (comme la fontaine de Hong-Chang, en Chine), ou, ce que l'on fait partout, qu'on joigne à l'eau minérale un sel mercuriel, la fièvre cesse d'être hectique, les productions de la syphilis disparaissent, les crises hypercriniques semblent débarrasser plus rapidement l'organisme d'un élément toxique, et, au lieu d'une fiévre de consomption, l'on a une stimulation des fonctions générales, qui mène à une reconstitution définitive.

Ce que le mercure, joint à l'excitation sulfuréo-minérale, fait dans ce cas, les eaux sulfureuses le font seules dans l'ectisie dartreuse, scrofuleuse, rhumatismale, parce qu'elles ont, comme le mercure, un mode altérant spécial ou spécifique dans ces affections chroniques.

Et, jusqu'à ce qu'on ait trouvé un modificateur altérant spécifique du cancer, des productions fibro plastiques des tubercules, de la goutte elle-même, etc., il ne faudra songer que dans des cas bien rares à employer à leur cure les eaux thermales sulfureuses. Je reviendrai plus tard sur ces cas exceptionnels.

Ainsi la fièvre hectique liée à des maladies curables par ces eaux est une indication de leur emploi, mais doit faire craindre qu'il soit déjà trop tard pour vivifier un corps qui se consume et meurt lentement tous les jours; liée à des maladies incurables, elle doit être une contre-indication formelle de leur emploi.

Voici du reste, d'après Hunter, les principaux caractères de la fièvre hectique. Débilité, pouls petit, fréquent et dur; décoloration de la peau, perte de l'appétit, souvent refus de tous les aliments par l'estomac, amaigrissement, grande tendance aux transpirations, sueurs spontanées au lit, fréquemment une diarrhée constitutionnelle, urines claires.

L'inanition offre des phénomènes qui ont beaucoup d'analogie avec ceux de la fièvre hectique; l'organisme use sa force contre lui-même, puise en acsions qui tendent tout entières à la dissolution.

Il ne suffit pas de dire : cette eau guérit le rhumatisme ou les dartres; il faut encore considérer à quelle phase, à quel degré, à quelles formes de ces maladies; elles conviennent savoir si le rhumatisme est à l'état aigu ou chronique, s'il affecte une ou plusieurs articulations, un muscle, un nerf, s'il est fixe ou erratique, si l'on a à craindre une métastase sur un viscère, si la maladie est simple ou compliquée, etc.

Ce sont ces considérations qui font varier très-souvent l'action de telle eau, réputée très-efficace, ce sont-elles qui doivent surtout décider, dans le groupe des eaux sulfureuses, du choix des sources; car chacune a un degré de thermalité et de minéralisation qui s'adapte mieux que tout autre à telle forme, à tel degré de la même maladie; et cela n'a rien d'étonnant quand on réfléchit aux différences de dose, d'association, de forme, que l'on doit tous les jours dans la pratique faire subir à un médicament, quelque simple qu'il soit, suivant les seules conditions individuelles. L'opium, le mercure, le quinquina, le tartre stibié, etc., etc., en sont des exemples journaliers.

Il en est de même pour les affections dites chirurgicales et pour toutes les maladies que l'on traite aux eaux.

Les eaux sulfureuses ne rétablissent jamais plus facilement le cours des règles que dans le cas d'atonie simple ou compliquée de l'utérus.

Dans les maladies chroniques de la poitrine, l'emploi des eaux sera d'autant mieux indiqué qu'il n'existera pas de phénomènes d'irritation trop vive, qu'il n'y a point de fièvre hectique; dans ces cas, on préférerait les eaux hydrosulfuriquées.

L'on se trouvera bien de commencer par de très-faibles doses et de s'en tenir là souvent.

M. Darralde prescrit les Eaux-Bonnes à la dose d'un quart de verre additionné de lait ou de tisane de mauve, dans les maladies de poitrine.

M. Bouland, à Enghien, prend les mêmes précautions; et si leur exemple était partout suivi, les malades pourraient guérir plus lentement, mais on ne serait pas exposé à bien des accidents fâcheux qui aggravent la maladie et obligent à suspendre le traitement.

Les eaux sulfureuses sont surtout applicables aux névropathies, où la mobilité nerveuse dépend de l'atonie des autres systèmes, car toujours la sensibilité augmente à mesure que le principe des forces diminue.

L'eau minérale sulfureuse a, d'une manière générale, un double rôle dans une maladie diathésique. Elle modifie, altère ou neutralise, à sa manière, la cause morbide (dartres, scrofules, intoxication saturnine, etc.); et en second lieu elle rétablit au type normal un appareil ou une fonction affaiblie ou lésée par celle-ci; dans un cas, prédominera le mode altérant, dans l'autre elle agira surtout par le mode physiologique, excitant, tonique, etc. C'est ainsi que l'on éteint par le mercure ou l'iode une diathèse syphilitique, mais les désordres qu'elle a produits restent, que ce soient des tissus cicatriciels, des exostoses éburnées, des perforations de la voute palatine. De même on pourra modifier un état rhumatismal; mais l'ankylose produite, l'engorgement articulaire et les autres désordres consécutifs devront être attaqués souvent par un autre mode, par un traitement local, qui pourra même être impuissant quand les désordres ont été trop considérables, que deux os sont soudés, etc.

Il ne faut pas confondre ces deux effets, et ne pas demander aux eaux plus qu'elles ne peuvent, pas plus qu'on n'ira demander à l'iode de résoudre une éburnation osseuse organisée, ou de reproduire un lambeau de peau ou de muqueuse détruite par la syphilis.

Les eaux sulfureuses réveillent ou manifestent par le fait de leur excitation primitive toutes les affections par diathèse; c'est une sorte d'interrogation faite à l'économie dans les cas douteux.

Il est des maladies qu'il est imprudent de chercher à guérir par des traitements énergiques; il est des états morbides qu'il faut respecter, car ils semblent une garantie contre des accidents plus graves que pourrait occasionner leur suppression. Les attaques de goutte régulière, les hémorrhoïdes actives sont de ce nombre.

D'autres affections ne doivent être attaquées qu'avec une extrême circonspection. L'on ne ferme jamais impunément trop vite un vieil ulcère, pas plus qu'une fluxion dartreuse, sans exposer des organes internes à recevoir le contrecoup de la perturbation humorale.

Il convient alors de combattre avant tout le principe morbide, et c'est par l'usage interne des eaux, continué avec persévérance, que l'on évite de pareils accidents.

C'est, observe M. Patissier, dans ces états de langueur, d'épuisement, de douleurs lentes ou aigües, qui effleurent tous les organes sans constituer une maladie distincte; c'est, dans ces cas morbides, obscurs, fruits d'une civilisation raffinée et s'aggravant par les remèdes, que les eaux sont avantageuses en provoquant dans l'organisation une réaction favorable.

Alors que l'emploi des eaux sulfureuses est bien indiqué par la nature de la maladie, les indications tirées des tempéraments, des âges, des sexes, des habitudes morbides, des constitutions, etc., peuvent apporter des modifications dans l'emploi de telles ou telles sources.

Les tempéraments exagérés sont le premier pas vers la maladie, ils influent sur sa génération, sa forme, sa marche. Avec toutes les données précises que nous avons posées sur les propriétés et les modes d'action de chaque groupe d'eaux sulfureuses, et le signalement de chaque source, rien n'est plus simple que d'en faire l'application à un de ces divers cas,

C'est ainsi que les tempéraments sanguins devront user des eaux sulfureuses très-faibles et tempérées, et ne pourront arriver à des eaux d'une sulfuréité moyenne et un peu chaude que par une graduation ménagée, à laquelle on devra souvent associer les émissions sanguines. Les sources faibles d'Ax, de la Preste, d'Arles, des Eaux-Chaudes, etc., seront plus utiles dans ces conditions.

Les tempéraments lymphatico-sanguins devront user des mêmes précautions, mais on pourra chez eux débuter par des eaux faibles, et arriver facilement aux eaux fortes, et on n'aura guère d'accidents à redouter ou à réprimer.

Les eaux faibles et sulfurées moyennes de Molitg, Escaldas, Bonnes, Le Vernet, Ax, Gréoulx, Enghien, etc., leur seront applicables.

Les tempéraments lymphatiques affrontent de prime-abord les sulfureuses moyennes et chaudes, et les sources les plus thermales et les plus fortes leur sont applicables; on peut le plus souvent déployer sur eux toute la puissance des modificateurs hydro-balnéaires; Barèges, Luchon, Cadéac, Molitg, Bain-Fort et Viguerie, d'Ax, Uriage, etc., leur vont bien.

Les tempéraments nerveux doivent être ménagés plus encore peut-être que les sanguins; l'emploi des sulfureuses dégénérées, des sulfureuses très-faibles, et des eaux hydro-sulfuriquées à thermalité tempérée leur conviennent surtout. Saint-Sauveur, les Eaux-Chaudes;

quelques sources d'Ax, du Vernet, Allevard, Saint-Gervais, Aix en Savoie conviennent surtout dans ces conditions.

Dans les cas où il faut procéder avec ménagements et par tâtonnements, l'on fera bien de commencer par de faibles doses de boisson, qu'on élevera peu à peu, et auxquels on joindra ensuite l'usage des bains.

Les âges changent le rapport de l'organisme avec le monde extérieur, parce qu'ils changent le rapport physiologique des appareils entre eux. Les mouvements vitaux paraissent se concentrer dans la tête au premier tiers de la vie, dans la poitrine au deuxième tiers, dans l'abdomen au stade de décroissance. Ainsi, depuis la naissance à la jeunesse, il y a exubérance de la nutrition, prépondérance de l'appareil vasculaire, à sang rouge, activité de l'hématose et des sécrétions, maximum de plasticité; les tissus sont abreuvés de sucs, l'appareil lymphatique surtout chilifère, centre de cette fluxion nutritive, est très-développé.

A la période d'état, les changements organiques s'accomplissent avec lenteur, les fonctions ont plus de régularité et de consistance.

Au déclin de la vie, il y a des mutations inverses, défaut d'activité du système artériel, distension veineuse, affaiblissement des sens et du mouvement nutritif. Chaque âge a aussi ses maladies propres et ses indications.

L'on prescrira aux enfants et aux vieillards les bains doux, aux adolescents et aux hommes faits, les eaux moyennes et fortes.

La première enfance est assujettie à des dépurations cutanées qu'il faut respecter, favoriser, solliciter même; le travail de la dentition et la disposition aux convulsions, aux fluxions qui l'accompagne si souvent doit rendre réservés dans l'emploi des bains.

Pour les sexes, le tempérament nerveux, qui fait en général le fond de l'organisation féminine, demande les sulfureuses dégénérées, les bains les plus faibles au début.

Les idiosyncrasies dues à la prépondérance de certains organes appellent plus facilement sur eux l'action minérale. C'est ainsi que l'on voit certains individus avoir une diaphorèse, ou des purgations plus faciles que d'autres; il est important d'écarter des organes doués d'une activité exubérante toute cause d'irritation.

Pour les constitutions, il en est de même. J'ai fait ressortir ailleurs la tolérance singulière pour un traitement énergique que donnait à beaucoup d'habitants des montagnes, aguerris aux privations et aux fatigues, leur forte constitution. On sait que la constitution est le fond de la nature individuelle, dont le tempérament est la forme plus ou moins durable, et qu'elle résume tous les éléments organiques et fonctionnels, qu'elle est la formule générale de chaque organisation. Il faut donc tenir grand compte de l'individualité de chaque malade, et traiter à la fois et le malade et la maladie.

Il est d'observation générale que les personnes en bonne santé supportent moins bien l'action minérale que la plupart des malades à l'état desquels elles sont appropriées, et la tolérance semble souvent diminuer à mesure que l'organisme rentre dans son type normal.

Je rappellerai que le plus souvent l'amélioration ou la guérison définitive des affections chroniques sont l'œuvre de l'action consécutive des eaux, et qu'il ne faut pas chercher dans un emploi trop prolongé des sources actives et dans leurs effets immédiats à obtenir une sorte de guérison forcée; de graves accidents peuvent en résulter.

Il n'est pas, malheureusement, facile aux inspecteurs de suivre toujours ces effets consécutifs des eaux, de sorte que leurs tableaux présentent souvent sur ce point une lacune obligée.

Je ne puis donner ici que l'esquisse des indications de cette sorte, et le tact, l'habitude pratique du médecin feront le reste.

J'insisterai seulement sur un point, c'est que dans l'indécision, il vaut mieux diriger le malade sur les grandes stations, où les sources sont les plus variées en thermalité et en minéralisation, car on pourra toujours y servir le malade suivant ses besoins. Luchon, Ax, Amélie-les-Bains, Le Vernet, Cauterets, réalisent surtout ces conditions.

Enfin, dans ces cas si nombreux où les longs déplacements sont impossibles par des raisons de fortune, d'affaires, de maladies ou tout autre motif, l'on devra chercher parmi les sulfureuses les plus voisines quelles sont celles qui pourront le mieux remplir ces diverses indications. Le tableau de la distribution géographique, et la thermographie de chaque section rendront le choix facile.

L'on observe aux eaux beaucoup de cas incurables, et cependant on ne saurait faire un reproche aux médecins d'envoyer ces malades aux stations thermales. Ce n'est pas chez tous routine, manie ou confiance aveugle.

Mais quand on ne peut pas guérir, il faut soulager, et quand on ne peut soulager, il faut consoler, il faut donner l'espoir et se faire complice de la foi des malades dans ce remède lointain, que promet le pays des cures merveilleuses. C'est au médecin des eaux à faire prendre alors le traitement thermal avec une telle prudence qu'il ne puisse pas nuire, et le patient atteint ainsi sans désespoir sa dernière heure.

Toutefois il est fâcheux qu'on envoie chaque année aux sources thermales, non-seulement des malades véritablement incurables, mais des individus qui viennent y succomber sans avoir bu seulement un verre d'eau minérale; ce sont en général des phtisiques au dernier degré, chez qui les fatigues et l'agitation du voyage épuisent le peu de forces qui leur restaient.

Indications spéciales à certaines formes morbides.

Après avoir établi les indications générales des eaux sulfureuses, il reste encore à faire connaître quelques autres indications particulières à certaines sources et à certaines maladies.

Il est certain que, dans une même station, des sources qui paraissent avoir des caractères peu différents sont plus ou moins avantageuses dans le traitement d'une même maladie; cela devient plus frappant quand on passe d'une station dans une autre.

Que ces dissemblances d'action, assez limitée du reste, tiennent à quelques autres principes, que l'analyse si peu avancée encore de certaines eaux n'a pu signaler, ou à un ensemble de conditions hydro-balnéaires et hygiéniques un peu différent, ou a des faits pareils à ceux du polymorphisme et de l'isomérie en chimie, ou bien encore tiennent à un phénomène analogue à celui que présentent des vins provenant de terroirs voisins ayant mêmes caractères apparents, mais différant singulièrement par la finesse du bouquet, par l'impression sur les organes digestifs, elles existent, et il faut en tenir compte, dussions-nous n'avoir pour toute explication de quelques-uns de ses effets que ces mots de Guyton de Morveaux : « Moins d'un millième de substance ajoutée ou soustraite dans une composition y produit des changements de propriétés notables. » Ces indications sont un peu empiriques, mais elles paraissent déduites d'une longue pratique thermale, et il nous suffira de les signaler.

Ax a une vieille réputation pour les rhumatismes, les scrofules et les dartres.

Barèges a une supériorité bien établie pour les maladies des os et les vieilles plaies.

Luchon a, suivant M. Fontan, une action spéciale dans l'herpétisme sous ses diverses manifestations éruptives, catarrhale, nevralgique, hémorrhoïdale, etc., et dans les affections syphilitiques anciennes.

Bagnoles (dans l'Orne) a une influence toute spéciale dans les gastralgies. Ainsi l'inspecteur, M. Ledemé, affirme, dans un rapport fait à l'Académie de médecine, que la vertu la mieux constatée des eaux de Bagnoles, la plus certaine, la plus efficace, réside dans la propriété qu'elles ont de guérir ou de soulager considérablement ces états particuliers et apyrétiques de l'estomac, appelés gastralgies. En effet, dit-il, toutes les fois qu'un malade présente un trouble des fonctions digestives, consistant en un défaut d'appétit, lenteur des digestions, inertie des intestins, borborygme, constipation ou quelquefois diarrhée passagère, langueur et abattement, sans soif et sans fièvre, que cet état, déjà ancien et traité sans succès, reconnaît pour causes des affections morales, qu'il est indépendant des lésions organiques, quelle que soit d'ailleurs la série si bizarre des symptômes secondaires, on peut être assuré que le malade sera guéri ou considérablement soulagé. Cette propriété est évidente et est certainement indépendante des circonstances accessoires des eaux. Du reste, cette source, faiblement saline, donne un dégagement abondant d'azote mêlé à une faible quantité d'hydrogène sulfuré.

Gréoulx aurait une vertu antilaiteuse toute particulière contre les dépôts, les hydropisies, les rhumatismes laiteux, d'après M. Robert.

Uriage s'adapte mieux au traitement des dermatoses non sécrétantes, et des scrofules.

Les Eaux-Chaudes sont surtout stomacales, dit Bordeu, et conviennent aux dyspepsies et aux catarrhes utéro-vaginaux. La source de l'Esquirette y est surtout employée contre les névroses et les névralgies.

Saint-Sauveur convient spécialement aux gastro-entéralgies, aux états nerveux, aux catarrhes utérins.

Molitg est depuis longtemps synonyme de dartres ; les ulcères cutanées y guérissent vite.

La Preste modifie heureusement les maladies des voies urinaires.

A Cauterets, la Raillère et César ont un certain renom pour les affections pulmonaires, catarrhales et tuberculeuses.

Labassère a donné de beaux succès dans la pellagre.

Les Eaux-Bonnes ont une action remarquable contre les bronchites et les phthisies apyrétiques.

Challes (en Savoie) convient d'une manière toute spéciale dans les scrofules et les syphilis tertiaires. On ne prend ces eaux qu'en boisson.

Schinznach aux dartres squameuses, humides, aux névroses pulmonaires.

Allevart calme les douleurs de diverses natures, les dartres subaiguës.

Aix (en Savoie) traite avec succès les affections rhumatismales et paralytiques, et principalement les tuméfactions blanches et molles des articulations.

Enghien, les angines folliculeuses et les bronchites, et améliore souvent la phthisie commençante et les dyspnées nerveuses.

Aix-la-Chapelle convient surtout aux rhumatismes chroniques, aux engorgements articulaires chroniques, à certaines formes de goutte rhumatismale, aux paralysies. Ses eaux sont sulfurées-sodiques.

Certaines stations se recommandent par quelque disposition particulière :

Ainsi Le Vernet, pour le séjour d'hiver et pour les chambres sulfuraires;

Amélie-les-Bains, pour des raisons analogues;

Allevart, pour les bains de petit-lait qu'on joint au traitement ordinaire, et dont se trouvent bien des affections nerveuses, des inflammations subaiguës du bas-ventre.

Aix (en Savoie), par son système d'hydrothérapie balnéaire varié;

Luchon, par ses sources richement minéralisées et les agréments de sa station ;

Ax, par l'abondance, la variété et la haute thermalité de ses eaux.

Art. II. — Contre-indications générales des eaux sulfureuses.

> La connaissance du mal que peut faire un remède est peut-être plus essentielle que celle du bien qu'il peut produire.

La médication hydrologique a aussi ses limites, ses mécomptes et ses déceptions comme tout agent de la matière médicale. Trop souvent, a-t-on dit, le pays des eaux minérales est le pays des miracles.

Il n'en est pas malheureusèment toujours ainsi, et c'est notre devoir de signaler les revers, les accidents, les insuccès des eaux.

Les contre-indications proviennent de sources variées, le tempérament, la nature des maladies, leurs formes, leurs complications, certaines conditions indviduelles. Ainsi les tempéraments sanguins et nerveux, les constitutions pléthoriques, irritables, disposées aux mouvements fluxionnaires, doivent les éviter ou n'en user qu'avec une grande réserve.

La période d'acuité, d'irritation des maladies, un état d'éréthisme morbide, trop facile à s'éveiller, demandent les mêmes ménagements.

Les excès et l'habitude des boissons alcooliques paraissent nuire beaucoup à l'effet des eaux, qui aggravent alors souvent des maux où elles sont d'ordinaire favorables.

Il faut surtout surveiller les effets de l'excitation thermo-minérale aux approches de l'époque critique chez les femmes, de crainte de produire des congestions irrégulières et dangereuses.

Il ne faut pas attendre pour y recourir que les maladies aient produit des ravages considérables, que la constitutton soit complétement détériorée; les eaux deviennent alors souvent plus nuisibles qu'utiles, et accélèrent le terme fatal où épuisent leur action contre des infirmités incurables.

La vive stimulation de l'appareil sanguin, qui est un des attributs familiers des eaux sulfurées et croît en proportion de la sulfuréité et de la thermalité, les conditions individuelles restant les mêmes, est une contre-indication formelle de l'emploi de ces eaux.

1° Dans les maladies aiguës, où la réaction fébrile doit le plus souvent être modérée plutôt qu'avivée; et les dispositions hémorrhagiques, l'hémoptysie, l'hématémèse, chez les individus sanguins, scorbutiques ou atteints d'affections organiques; non-seulement les eaux sulfurées augmentent cette disposition, mais elles la produisent même chez ceux qui ne l'ont pas.

2° Dans les maladies organiques de l'appareil circulatoire (hytrophie du cœur, lésions valvulaires, anévrismes); toutefois les bains salins hydro-sulfuriqués d'Enghien et d'Uriage, à température ordinaire, sont applicables aux malades atteints de lésions organiques du cœur; il en serait de même, je pense, de ceux d'Allevard. Ces bains produisent une sédation de la circulation, comme le prouvent leur action physiologique et les observations de M. Bouland;

3° Dans les paralysies qui dépendent d'une apoplexie ou d'un travail de ramollissement;

Dans les lésions phlegmasiques de la moelle épinière (paraplégies, myélites, ramollissements);

Dans les lésions de l'encéphale;

4° Dans la disposition aux congestions sanguines actives, cérébrales, pulmonaires, que présentent l'épilepsie, l'hystérie sténique; la pléthore sanguine;

5° Dans certaines névroses aiguës, les délires chroniques, l'épilepsie, etc.;

6° Dans les névralgies symptomatiques d'une lésion organique, ou liées à l'hystérie, à une vive sensibilité nerveuse.

(Toutefois les eaux hydro-sulfuriquées, les vapeurs tièdes imprégnées de gaz sulfhydrique, les bains faibles et tempérés, pourront encore être applicables dans quelques cas.)

7° Dans le scorbut, ces eaux ne font qu'augmenter l'altération du sang et favoriser la cachexie hémorrhagique qui s'y rattache.

J'ai vu, dans la pratique de mon grand-père, à Ax, deux cas de stomatite scorbutique avec ulcérations saignantes de la bouche provoquée chez des militaires par l'usage prolongé des eaux.

8° Dans les phlegmasies chroniques accompagnées de fièvre; métrites aiguës, gastro-entérites, arthrites;

9° Dans la fièvre hectique provenant de suppurations internes;

10° Dans la goutte aiguë;

11° Dans la phthisie pulmonaire avancée ou liée à un état inflammatoire bronchique ou pneumonique ;

12° Dans les maladies organiques de certains viscères, cirrhose, néphrite albumineuse ;

13° Dans les dégénérescences et les désorganisations cancéreuses ;

14° Dans l'asthme qui coexiste avec une altération organique du cœur et des gros vaisseaux ;

(Il y a ici une exception à faire pour les eaux hydro-sulfuriquées et les sulfureuses très-faibles.)

15° Dans les maladies accompagnées d'une irritation un peu vive ou d'un excès d'irritabilité, vésanie et névropathies fébriles, leucorrhée, dysménorrhée irritatives.

Toutes les fois qu'on peut constater une vive irritation, une altération profonde, une dégénérescence cancéreuse dans le tissu d'un organe, il faut se hâter de congédier le malade, car son état s'aggraverait par l'usage des eaux.

Il faut s'abstenir des boissons sulfureuses, surtout des salino-sulfureuses, toutes les fois que les organes digestifs présentent les signes d'une irritation assez prononcée.

Broussais avait, dans la proposition 370 de la *Doctrine physiologique*, résumé ainsi cette action dans des termes généraux qui s'appliquent surtout aux eaux sulfureuses :

« Les eaux minérales irritent vivement le cœur et tout l'appareil sanguin, augmentent la disposition hémorrhagique, la produisent même, et déterminent souvent l'anévrysme du cœur, les apoplexies et les paralysies. » Ce dernier terme est exagéré.

Sous l'influence de l'excitation thermo-minérale, il arrive assez souvent une amélioration apparente de l'état général, une sorte de mieux trompeur qui est bientôt suivi d'accidents plus graves du côté de l'organe malade. Cela s'observe surtout dans certains cas de phthisie, de phlegmasies chroniques du foie, des intestins ; le travail pathologique, qui continue sourdement, en reçoit de nouveaux éléments et un surcroît d'activité, et l'excitation, qui paraissait d'abord avoir réparti à tous les appareils une énergie fonctionnelle plus grande, ne fait que nuire à l'organe déjà irrité, dans lequel les phénomènes de fluxion augmentent encore, en vertu de l'axiome : *Ubi stimulus, ubi fluxus.*

Un inconvénient grave de l'emploi abusif et continu des excitants est de jeter l'économie dans cet état particulier que Brown appelait *asthénie,* par un épuisement direct produit par des sécrétions excessives, et par une fatigue, une usure réelle du dynamisme nerveux. On ne maintient pas impunément pendant quelque temps un système entier au-dessus du type physiologique ; la somme des forces dévolues à chaque organisme par sa constitution est limitée, et c'est abréger la vie que de tendre trop souvent et trop longtemps le ressort des fonctions générales : c'est une prodigalité dont on se repent tôt ou tard.

La marche des maladies s'en ressent elle-même, et l'on voit des affections chroniques qui se terminaient de loin en loin par quelques crises régulières ne plus suivre ce cours normal et salutaire, et porter leur action désorganisatrice, à défaut d'élimination habituelle, sur un appareil, un organe important, qui ne peuvent plus réagir contre ses atteintes. Il me suffira de citer les exemples bien connus de la conversion de gouttes régulières en gouttes anormales, sous l'influence exagérée et mal dirigée d'excitations répétées par l'usage prolongé des purgatifs, par celui des eaux de Vichy.

Ces cas se présentent assez fréquemment aux eaux sulfureuses, dont l'action à la fois stimulante et tonique leur réimprime leur allure normale.

Chaque médicament offre, dans son rapport avec l'organisme vivant, un point de saturation qu'on ne peut trangresser sans danger pour le malade ; ce degré est difficile à déterminer, et l'habitude des effets du médicament l'indique seule au praticien.

Il arrive un moment où le malade est saturé d'eau minérale, où la boisson, prise avec répugnance, fatigue l'estomac, occasionne de la sécheresse et de la chaleur à la peau, détermine une grande faiblesse musculaire unie à une agitation insolite. Il faut alors en discontinuer l'usage, si l'on ne veut s'exposer à de graves accidents.

Il survient alors une véritable saturation sulfureuse, tout comme il y a une saturation mercurielle, alcaline, qui rend compte du défaut de tolérance ultérieure pour ce médicament. Cette saturation, ou mieux peut-être cette satiété médicamenteuse, me paraît se rattacher au phénomène connu de l'accumulation d'effets et de doses; c'est ce point où le remède emprunte à ce fait une action en quelque sorte toxique, où les modifications déjà imprimées à l'organisme sont telles, qu'une nouvelle dose va troubler les actes fonctionnels et les pervertir d'une manière fâcheuse.

Ce point de surcharge médicamenteuse varie beaucoup, et suivant le remède et suivant la constitution. L'on voit des personnes être prises de stomatite mercurielle, de diarrhée, de fluxion œdémateuse, sous l'influence de doses minimes de calomel; tandis que d'autres prolongent un mois, deux mois, le traitement mercuriel, sans salivation marquée. De même l'on a remarqué, à Vichy, des baigneurs qui s'alcalisaient très-difficilement, qui pissaient même le sang, à défaut d'urines alcalines; et d'autres, dont un ou deux verres alcalisaient les sécrétions.

Il en est de même pour la saturation sulfurée minérale.

Souvent les mêmes personnes qui reviennent aux bains par reconnaissance ne peuvent supporter les mêmes eaux qui leur avaient été si utiles les années précédentes.

J'ai éprouvé moi-même cette action, d'une manière bien manifeste. Après avoir pris pendant trois années les bains d'Ax, et les plus forts, en les supportant à merveille, je ne puis plus les prendre actuellement sans éprouver des troubles fâcheux, et de lymphatique, mon tempérament est devenu lymphatico-sanguin.

Du reste, les influences d'âge, de tempérament, de régime, influent beaucoup sur ce phénomène.

C'est ainsi que j'ai essayé en vain d'alcaliser par les sulfures alcalins les humeurs de lapins soumis à la diète : dans ce cas, ces animaux, qui se nourrissent de leur propre substance à la manière des carnivores, ont toutes leurs sécrétions et le sang d'une acidité marquée, que ne suffirait pas à neutraliser le sulfure ou le carbonate alcalins; mais si on les remet au régime végétal, immédiatement le sang et les sécrétions redeviennent alcalins.

Des faits analogues se passent chez l'homme, et donnent la clef de bien des cas qui paraissent au premier abord exceptionnels; cela résulte du moins de l'ensemble de mes expériences.

M. Bouland rapporte le fait d'une malade qui but pendant trois mois de l'eau d'Enghien à dose assez élevée. La tolérance cesse après ce temps, et un demi-verre suffit ensuite pour déterminer la fièvre.

Il est bon de signaler aux dames un petit inconvénient qui pourrait résulter pour elles de l'emploi du blanc de fard, qui est un sous-nitrate de bismuth. Elles s'exposent, par une combinaison du soufre au bismuth, à voir leur peau noircir. J'ai été témoin d'un cas semblable; et je me rappelle avoir entendu rapporter par M. Orfila, à son cours, un accident pareil. On enlève assez facilement du reste la couleur noire par des frictions avec une éponge imbibée d'acide azotique très-étendu, et il se forme peu à peu du sulfate de bismuth blanc.

Les éruptions qui proviennent pendant la durée du traitement thermal ne doivent pas le plus souvent être regardées comme des accidents défavorables.

L'excitation si vive du système sanguin propre aux eaux sulfureuses oblige souvent à recourir aux émissions sanguines pour réprimer quelques troubles congestionnels.

Pour peu que les sujets fussent un peu pléthoriques ou sujets à des congestions vers la tête ou les poumons, mon père les associait presque toujours au traitement thermal par les bains d'Ax. Les ventouses, les pédiluves, la diète, se joignent avec succès aux saignées dans ces cas.

M. Duplan, chirurgien en chef de l'hôpital militaire de Barèges, constate dans un rapport à l'Académie que les émissions sanguines, surtout les générales, favorisent l'action thérapeutique des bains, et assurent des effets consécutifs favorables; pratiquées du quinzième au vingtième jour de la cure, elles sont avantageuses, particulièrement dans les affections rhumatiques, pour prévenir une congestion vers le cerveau, les poumons ou le cœur (Rapport de M. Patissier pour 1849 et 50).

L'on est surpris, en parcourant les observations des médecins des hôpitaux civils ou militaires placés près des eaux, du grand nombre de militaires obligés de suspendre le traitement minéral par suite d'accidents inflammatoires de la poitrine et de l'abdomen; et, d'un autre côté, les excès de l'excitation minérale sont presque sans dangers sur des tempéraments endurcis dans les travaux pénibles des champs, sur un système nerveux restreint dans son activité par une vie monotone, bornée et insipide. Cela s'observe surtout chez les rudes habitants des montagnes, dont la tolérance est telle, qu'il faut, comme dit Montesquieu, les *écorcher pour les chatouiller*. Impunément ils prennent deux bains par jour et se gorgent de boissons.

Quand les eaux ne *passent* pas, selon l'expression ordinaire, que l'estomac les digère mal, et qu'il y a des pesanteurs gastriques, de l'empâtement de la bouche, du malaise, il faut en suspendre l'usage pour le reprendre ensuite mais à plus petites doses, en les coupant avec une boisson douce.

On doit suspendre le bain pendant la crise *menstruelle*, on peut néanmoins prendre l'eau en boisson.

Il ne faut pas s'effrayer outre mesure des accidents légers, des troubles généraux ou des exacerbations douloureuses que provoque la première impression du traitement thermal. La tolérance ne tarde pas à se faire; cependant, si la tête est lourde, la peau sèche, le pouls agité, les urines rouges et difficiles, il faut surveiller l'action des eaux, qui sont mal administrées ou ne conviennent pas. Il faut savoir aussi que les eaux sulfureuses peuvent rappeler des écoulements uréthraux, surtout quand ils ont laissé un peu d'irritation.[1]

M. Martin Carrère en cite quelques cas observés par lui à Barèges, et les malades manifestaient un étonnement d'autant plus grand, que leur dernière uréthrite, bien guérie d'ailleurs en apparence, remontait à dix mois et un an; et, que depuis lors, ils ne s'étaient pas exposés a en contracter de nouvelles.

La durée et l'énergie du traitement est surtout une affaire de tact médical, elle est subordonnée aux conditions d'âge, de tempérament, d'espèce morbide, à la marche de la maladie, aux effets antérieurs déjà obtenus, aux symptômes éprouvés. L'on se trouve bien en général de commencer par des eaux faibles pour préparer graduellement l'organisme à des eaux plus fortes: c'est la méthode suivie dans les stations à sources variées. Il ne faut pas se laisser arrêter ou effrayer par les exacerbations des phénomènes morbides, par les légers accidents d'agitation, d'insomnie, de malaise qui tiennent au développement de l'excitation minéro-thermale. La tolérance s'établit assez vite d'ordinaire, et l'augmentation des forces, le bien être, l'apaisement des accidents, font cesser les premières craintes.

Du reste, il est bon de suspendre de temps à autre, un jour ou deux, le traitement thermal. Cette méthode dispose les organes à une tolérance plus grande et permet d'augmenter ultérieurement les doses. Éviter la surcharge de l'organisme, la saturation ou plutôt la satiété minérale; s'arrêter aux premiers accidents un peu caractéristique de cet état, tels que l'inappétence, les troubles congestionnels, le brisement général alors qu'ils succèdent à un traitement assez prolongé : telle est l'indication la plus générale qu'il soit permis de donner. Si l'on juge un plus long usage des eaux nécessaire, on peut reprendre plus tard les bains après un repos de huit; quinze jours ou même deux mois. L'on comprend, du reste, que ces phénomènes varient beaucoup, selon les diverses sources et le mode balnéaire.

Nous avons dit que l'action excitante des eaux fortement sulfurées devait rendre plus attentif à surveiller le moindre signe d'irritation trop vive, sous peine d'accidents graves. Il arrive même fort souvent qu'après leur emploi la tolérance ne se soit pas bien rétablie, et que les phénomènes de sur-stimulation, d'aggravation des symptômes morbides, persistent encore quelque temps ; mais lorsque, de retour chez soi, tout cet orage s'apaise peu à peu, le calme et le bien-être que l'on éprouve n'en sont que plus vivement ressentis.

L'on cite même des cas où, à l'excitation minérale trop vive et trop prolongée, succède une sédation qui peut aller jusqu'à un affaissement fonctionnel, soit de l'estomac, soit du système musculaire, considérable; cela s'observe surtout aux eaux salines irritantes sulfurées (Uriage, Louesche).

Contre-indications spéciales à quelques eaux.

Les eaux de Barèges, dit M. Gasc, sont d'un faible secours dans les affections catarrhales du poumon, de l'oreille, etc.; elles leur sont même parfois contraires.

Les jeunes gens, les enfants qui ne sont pas malades et dont la constitution est nerveuse et irritable, doivent surtout s'abstenir de ces eaux.

Dans les rhumatismes articulaires, il ne faut recourir aux eaux de Barèges qu'avec la plus grande précaution et à l'époque la plus éloignée possible de l'état aigu.

Les eaux de Luchon offrent dans leur emploi des traits analogues.

Saint-Sauveur ne convient pas aux vieux rhumatismes articulaires, et a une action assez faible sur les affections dartreuses.

Ax a une action fâcheuse dans la phthisie confirmée, et ne convienpas aux maladies nerveuses pures.

Les Eaux-Bonnes traitent fort peu de rhumatismes et de dermatoses.

Enghien ne convient à aucune forme de la goutte.

Aix, en Savoie, n'a qu'une médiocre utilité dans les maladies catharrhales et les affections pulmonaires en général.

Cambo convient peu aux rhumatismes chroniques ou aux dartres.

En général, les eaux froides ou tempérées sont d'une valeur nulle ou très-limitée dans les affections rhumatismales.

Celles qui vu leur peu d'abondance (Eaux-Bonnes, Labassère, Challes, etc.) ne peuvent être administrées sous d'autres formes qu'en boisson n'ont qu'un emploi circonscrit à quelques maladies internes; les rhumatismes, les maladies articulaires, les suites de lésions chirurgicales, un grand nombre de dermatoses, etc., ne sauraient recourir à leur usage.

Observations relatives aux contre-indications, aux accidents, aux insuccès des eaux sulfureuses.

Quelques courtes observations mettront mieux ces différents faits en saillie; j'en prends quelques-unes au hasard sur le nombre qui en est considérable, et cela à chaque station thermale, car toutes ont leurs revers et leurs accidents.

1. Irritation gastro-hépatique (eaux de Barèges); mieux trompeur, attaque d'apoplexie.—Un homme bilieux, sujet à un vertige habituel, se plaisait beaucoup à boire les eaux de Barèges. Sa table était somptueuse, et il mangeait beaucoup pour apaiser certaine inquiétude de l'estomac qu'il nommait *chaleur.* Après s'être bien trouvé d'abord de leur usage, il mourut au bout de trois mois, d'une attaque d'apoplexie. (Bordeu.)

2. Paralysie apoplectique (eaux de Barèges). Mort. — Un homme se rend à Barèges pour une affection paralytique survenue à la suite d'une attaque d'apoplexie. Il est imprudemment mis à l'usage des eaux; la fièvre se déclare, la sueur ruisselle, la céphalalgie a lieu. On diminue la température de l'eau; la fièvre persévère, et, au quatrième bain, le malade meurt apoplectique, ayant un côté de la figure pâle et l'autre rouge. (Id.)

3. Hémiplégie chez un sujet nervoso-sanguin, aggravée par quelques bains et douches de Barèges qui déterminèrent une pesanteur considérable et un assoupissement inquiétant. Transporté à Bagnières-de-Bigorres, il y guérit par l'usage des eaux faiblement salines de Salut, et puis des eaux purgatives de Lasserre. (Extr. d'une obs. de Ganderax.)

4. Hydrocéphale aiguë (eaux de Luchon). Mort. — Un enfant blond, âgé de dix-huit mois, à tête grosse, fit une chute sur cette partie; quelques jours après, il eut des vomissements et fut assoupi de temps en temps. Il prit huit ou dix bains de Luchon; on fut obligé de les suspendre, les accidents devenant de plus en plus fâcheux, et il ne tarda pas à mourir. (L. Marchand.)

5. Phthisie avec hémoptysies, douleur aiguë de poitrine, et pouls dur et fréquent, chez un jeune homme de vingt-cinq ans (eaux de Cauterets). — Un verre de la Raillère coupée avec de l'eau d'orge exaspéra la toux : douleur plus vive, fièvre plus forte; le soir, crachats sanguinolents; dans la nuit, hémoptysie d'un sang écumeux et vif. Les loochs, le petit-lait, avec les sirops de gomme, le soulagèrent. On aventura un second verre de la Raillère coupée avec l'eau de violettes, l'excitation fut sensible; un troisième causa des accidents plus malheureux. Le malade se retira, et mourut. (Camus.)

6. Asthme nerveux, depuis vingt ans, chez un créole de quarante-cinq ans, petit, sec, bilioso-nerveux. Accès n'ayant rien de suffocant ni d'habituellement pituiteux, calmé par l'opium, dont il consomme jusqu'à un gros par jour. Les accès se sont éloignés et modérés; mais ses traits sont relâchés, la peau huileuse et livide, la mémoire affaiblie, son air hébêté. Entraîné par occasion aux eaux sulfureuses adventives de Barbotan; il voulut en user, fut violemment excité, et l'asthme reparut dans ses accès les plus longs et les plus forts. (L. Marchand.)

7. Gastro-entérite chronique, chez un Basque de cinquante ans affaibli par l'usage abusif du purgatif Leroy, et sujet à des coliques et des vomissements. Réduit au marasme, il essaya les eaux de la Raillère et de Maouhourat, à Cauterets, mais obtint si peu de soulagement qu'il quitta Cauterets presque découragé. (Labat).

8. Un sergent-major était atteint de douleurs rhumatismales, d'un catharre pulmonaire, et d'hémorrhoïdes. Envoyé aux eaux d'Arles, il essaya, à diverses reprises, de prendre les bains sans pouvoir les supporter; la boisson n'obtint non plus aucun succès, quoique coupée avec le lait. Chaque tentative était suivie d'hémoptysie; il fallut y renoncer. (Obs. 98 d'Anglada.)

9. Une femme était en proie à une fièvre intermittente; tout semblait annoncer que celle-ci était entretenue par quelque foyer d'irritation organique. Elle prit néanmoins les eaux de Manjolet, à Arles. En deux jours, la fièvre prit la marche continue; il survint des redoublements terribles qui amenèrent promptement la mort. (Obs. 101 d'Anglada.)

10. Époque critique; palpitations légères par les émotions de l'âme, chez une dame d'une santé robuste. Elle prit, sans aucun motif bien précis, quelques bains à Molitg, et cinq jours après avoir quitté les eaux, qu'elle avait bien sup-

portées, elle fut prise d'un rhumatisme universel des plus douloureux, et d'une affection des gros vaisseaux s'accompagnant de palpitations violentes. Le rhumatisme céda aux moyens appropriés; mais l'affection du système artériel devint une lésion organique redoutable qui, peu d'années après, l'emporta. (Obs. 102 d'Anglada.)

11. Lésion organique de l'estomac; aggravation des accidents par les eaux d'Escaldas, qui contribuèrent à accélérer la mort (obs. 103 d'Anglada).

12. Fièvre intermittente guérie depuis peu de jours seulement. — Arrivée aux eaux d'Uriage avec une santé délabrée et l'estomac irrité; ingestion imprudente, contre l'avis du médecin, de 25 verres de boisson minérale. Le lendemain, au 15e verre, le malade s'évanouit, tomba sur le sol, et fut transporté chez lui sans mouvement et presque sans vie. (V. Gerdy.)

13. M. V. Gerdy signale des troubles graves des organes digestifs survenus par l'usage prolongé ou abusif de l'eau d'Uriage: «Il suffit parfois, dit-il, que l'on en ait fait usage d'une manière continue pendant quelques semaines pour voir survenir des irritations de l'estomac, surtout si c'est une seconde ou une troisième année que l'on emploie cette médication.

«Mais ce n'est pas, ajoute-t-il, le plus souvent durant le traitement même que les accidents de quelque importance se manifestent; sous l'influence de l'excitation produite, il n'est pas rare que l'estomac résiste à la fatigue de ces purgations répétées et ne témoigne aucun malaise, puis bientôt après la cessation du traitement, et lorsqu'il n'est plus soutenu en quelque sorte par cette force étrangère, il tombe dans un état d'irritation et de délabrement difficile à faire disparaître.

«Dans certaines circonstances spéciales, on peut voir survenir aussi des accidents particuliers. L'eau d'Uriage, bue immédiatement avant le repas, peut quelquefois provoquer une indigestion; parfois également, des personnes qui avaient bu de l'eau minérale immédiatement avant de se mettre au bain, en ont été plus ou moins fortement indisposées, soit pendant la durée même du bain, soit après le bain.

«Cette eau ne doit pas être employée à l'intérieur toutes les fois que les organes digestifs présentent les signes d'une irritation assez prononcée; il est des cas où, nuisible au début du traitement, elle produit de bons effets après un certain nombre de bains. Elle est très-souvent mal supportée par les individus d'un tempérament nerveux bien caractérisé.» (V. Gerdy, *Études sur Uriage*, p. 151.)

14. Une dame d'un tempérament nerveux, après trois bains pris à Luchon, éprouva deux accès de fièvre terribles. Sa fille, âgée de dix ans, traitée par les

mêmes eaux pour une dartre située au pourtour des yeux, ne guérit pas. Elle était très-irritable. (L. Marchand.)

15. Cancer du pylore; vomissement des aliments réduits en bouillie et noirs comme du marc de café, soif vive et lèvres brûlantes. Essai de boisson de quelques gorgées d'eau du Clot, coupée avec du lait. Le malade croit se trouver mieux, et veut continuer en augmentant la dose; mais le mal s'aggrave, et, trois jours après le malade part, et meurt en route le lendemain. (Eaux-Chaudes, obs. 21 de J. Lafore.)

16. Cancer de l'estomac. Eaux-Chaudes, 3 à 4 demi-bains; une petite quantité d'eau coupée. Les accidents s'aggravent; application de sangsues. Départ; mort, dans des douleurs atroces, quatre mois après. (Lafore, obs. 22.)

17. Eau d'Enghien, bue à haute dose. Épanchement pleurétique; plusieurs points de pneumonie, dont la guérison fut difficile et incomplète (obs. 33 de P. Bouland; eaux d'Enghien).

18. Eau d'Enghien, bue à haute dose pendant trois mois. La tolérance cesse après ce temps, et un demi-verre détermine la fièvre. (P. Bouland, obs. 34.)

19. Douleurs vagues dans la poitrine, rhumes fréquents, quelques hémoptysies. Eau d'Enghien à haute dose; hémoptysies rappelées. Mort rapide. (Id., obs. 22.)

20. Bains de Barèges, conseillés pour une affection rhumatismale. Au sixième jour, le malade éprouve le long du canal un prurit et une chaleur insolites, avec sensation de brûlure dans la miction. Il continue les bains, et trois jours après son linge est souillé de muco-pus. Il n'avait fait aucun excès récent, mais il avait été atteint, dix mois avant, d'une blennorrhagie qui avait cédé facilement au cubèbe et aux injections astringentes. La suppression des bains, les boissons mucilagineuses, suffirent pour faire cesser au bout de trois jours cet écoulement, que les eaux ne firent plus reparaître.

Le tissu phlogosé n'était pas probablement revenu à l'état normal, et ce fut sur lui que retentit plus spécialement l'irritation. (Carrère, thèse sur Barèges, obs. 10.)

21. Bains d'Ax. Un jeune abbé de seize ans, délicat de tempérament, prit pendant un mois, sans interruption, les eaux nos 4 et 5 du Teich, auxquelles il joignit un bain fort tous les matins et une douche chaque soir. Au trentième jour, il se manifesta un état de malaise, de pesanteur, d'inquiétude, avec des démangeaisons vives à la peau; la tête était embarrassée, douloureuse, le pouls dur, tendu, la peau chaude, la respiration gênée. Il survint une hémorrhagie nasale des plus abondantes que l'on eut grand peine à arrêter, et qui jugea ces accidents. (G. Astrié, eaux d'Ax, obs. inéd.).

22. Bains d'Ax. Éruption eczémateuse du pied et de la jambe droite, chez un sujet de trente-deux ans, d'un tempérament bilioso-nerveux. L'apparition de la dartre avait fait disparaître des migraines habituelles que soulageait seul parfois l'usage du café. Traitements longs, variés, et infructueux, avant son arrivée à Ax. Après 60 bains et 4 verres d'eau du Bain-Fort par jour, des signes de saturation minérale apparaissent. Malgré les avis du médecin, et ne se voyant pas encore guéri, le malade voulait faire deux saisons d'un seul coup, et continuer les bains, lorsqu'il fut pris, pendant le bain, d'une syncope, d'accidents nerveux, qui lui laissèrent une névralgie sciatique avec laquelle il partit, et qui nécessita l'application de 150 sangsues à diverses reprises, et des calmants pendant un temps assez long. (G. Astrié, obs. inéd.)

23. Un homme de quarante ans, pris de coliques vives, inflammatoires, fut boire, d'après son inspiration, plusieurs verres du Bain-Fort. La phlegmasie intestinale s'aggrava, et une péritonite des plus intenses vint s'y joindre, qui le mit à deux doigts de sa perte. Elle passa à l'état chronique, à force de temps et de soin, et alors les mêmes eaux qui lui avaient été si nuisibles le rétablirent. (Idem.)

24. Un cocher âgé de trente ans, atteint d'une phthisie tuberculeuse, essaya de boire nos eaux, coupées avec du lait. Malgré tous les ménagements, il ne tarda pas à cracher le sang à pleine bouche. Je le crus perdu, et j'eus toutes les peines du monde à arrêter cette redoutable hémorrhagie, qui ne cessait que pour reparaître avec plus d'abondance. Je m'estimai fort heureux de le mettre à même de partir. (Idem.)

25. Hypertrophie du cœur; arthrite traumatique. — Les trois premiers bains de piscine pris à Barèges déterminent l'explosion de symptômes alarmants. Des émissions sanguines, le repos et la diète, purent seuls y mettre fin; mais il y eut impossibilité de continuer le traitement à Barèges. (Carrère, thèse sur Barèges.)

26. Paraplégie survenue graduellement chez un soldat de vingt-cinq ans, par une douleur vague dans le membre pelvien droit, avec fourmillement et faiblesse pour la marche; puis à la paralysie de la motilité, se joignit celle de la sensibilité. Après un long traitement à l'hôpital de Brest, pendant lequel la paralysie s'étendit au bras gauche, le mal restant stationnaire, et le malade pouvant alors marcher, quoique avec difficulté, il visita Barèges. Après le troisième bain, il fut pris de céphalalgie intense avec pouls très-fréquent, douleur lombaire, perte de la sensibilité et du mouvement dans le membre pelvien gauche, jusque-là épargné. Depuis, malgré un traitement antiphlogistique, la paraplégie ne fit que progresser, s'étendit du rectum à la vessie; il est vrai que la paralysie du bras

avait à peu près totalement disparu. Six mois après, ce malade, atteint de plaies de position au sacrum, au trochanter, était dans le marasme et un état désespéré. (Carrère, obs. 9, id.)

27. Convulsions violentes causées, chez une petite fille de quatre ans qui jouissait d'une bonne santé, après trois bains de Barèges, conseillés comme soin de propreté. (Gasc, mémoire).

28. Un gendarme qui avait eu plusieurs attaques de rhumatisme goutteux fut pris, après le quinzième bain d'eau de Barèges, de douleurs atroces dans les articulations, douleurs qui ne cédèrent, à la longue, qu'aux adoucissants, au repos, à la chaleur du lit (id.).

29. «J'ai été menacé moi-même, dit M. Gasc, d'une attaque nouvelle d'un rhumatisme articulaire auquel j'avais été en proie auparavant pour avoir voulu essayer les eaux de Barèges, dans la vue de bien apprécier leur action. Après le cinquième ou le sixième bain, il me survint au pouce de la main gauche une douleur très-vive, qui cessa en abandonnant promptement l'usage des eaux.» (Barèges, Gasc.)

30. Grand malaise épigastrique, avec dureté au-dessus de l'ombilic, douloureuse à la pression, chez un homme de cinquante-six ans. Exténué par les vomissements et la diarrhée, les eaux de Bagnols accrurent la diarrhée et déterminèrent des selles sanguinolentes. (Bagnols, Chevalier, 169e obs.)

31. Arthrite chez une enfant de douze ans, traitée par les bains les plus chauds et les douches de Barèges; amélioration notable. L'année suivante, Bordeu voulut forcer la dose des bains et des douches; ils donnèrent une si forte secousse, qu'il survint une fièvre bilieuse. Elle guérit de cette maladie, mais il ne fut plus possible de la remettre à l'usage des eaux: la sensibilité s'était accrue au point que chaque douche avec le bain lui donnaient un mouvement de fièvre. (Barèges, Brieude.)

CHAPITRE III.

APPLICATION DE LA MÉDICATION THERMALE SULFUREUSE AUX DIVERSES ESPÈCES MORBIDES.

1° MALADIES DARTREUSES.

Aucune classe n'est plus confuse en pathologie que celle comprise sous le nom de dermatoses, de maladies cutanées. Sans entrer ici dans des discussions théoriques, je me contenterai d'exposer les faits et l'ensemble doctrinal, tels qu'ils me paraissent ressortir de la clinique hydrothermale.

Les eaux sulfureuses sont reconnues comme souveraines dans cette diathèse dartreuse ou herpétique, presque toujours héréditaire, dont la lésion humorale étiologique paraît se rattacher à une vicieuse élaboration des matériaux nutritifs, soit dans le système chilifère et lymphatique, soit dans les viscères préposés aux fonctions digestives, dans un très-grand nombre de cas; ou à une altération de l'appareil dépurateur cutané lui-même dans d'autres cas.

L'élimination nécessaire des produits impropres à l'assimilation organique qui en résultent tend le plus souvent à se faire par une sorte d'émonction supplétive, anormale, de la surface cutanée, et parfois des muqueuses.

Les gourmes alternatives des enfants, se portant tantôt sur la surface cutanée, tantôt sur la muqueuse digestive ou bronchique, donnent une idée assez exacte de ce mécanisme.

On sait combien sont exubérants dans l'enfance et le système lymphatique et les fonctions nutritives et plastiques.

On peut presque à volonté produire des dartres chez les chiens en leur donnant un régime surabondant et les condamnant au repos et à l'inertie des fonctions cutanées.

On connaît l'influence considérable du régime et des alcooliques sur le développement et la marche des maladies cutanées. L'étiologie de cette cachexie dartreuse et scorbutique, qu'on désigne sous le nom de pellagre, offre des preuves analogues.

Les dartres affectent des formes très-diverses, selon que la fluxion supplétive de dépuration se fait sur un ou plusieurs des appareils excréteursdu dermeou a lieu par exhalation sous-épidermique directe.

La texture différente de la peau, le développement variable de ses organes excréteurs selon les âges, les dispositions individuelles, la nature elle-même des produits morbides altérés, les complications d'autres états pathologiques, me semblent rendre compte des différentes formes qu'offrent, suivant les âges, les tempéraments, les individus et les associations morbides, les affections dartreuess.

L'irritation continuelle, par cause extérieure de la peau, peut donner lieu à des éruptions locales, qui, par leur forme, leur position, leur allure, leur étiologie, doivent être distinguées des dartres proprement dites. C'est ainsi que les irritations dermiques des épiciers, des blanchisseuses, pas plus que les phlegmasies pustuleuses produites par les frictions stibiées, ou bulleuses produites par l'ammoniaque ou un vésicatoire, ne sont des maladies dartreuses.

Toutefois, l'on conçoit que les causes d'action de cette nature prolongées, en altérant le mode fonctionnel d'une partie assez étendue de la peau, nuisent à la dépuration humorale qui repose sur cet appareil et finissent par amener dans le sang la prédominance de matériaux hétérogènes à la constitution normale et un véritable état diathésique. Les maladies pédiculaires de la peau, les vieilles gales, ont des effets de cette nature.

C'est toujours dans une altération des fonctions de la nutrition et de celles de la dépuration cutanée qu'il faut chercher la source de la diathèse dartreuse.

La transmission héréditaire a une large place dans l'étiologie herpétique.

Le premier lait, et les premières dispositions hygiéniques qui entourent l'enfant président bien souvent au développement du vice dartreux.

La principale cause qui a fait rejeter l'existence des dartres comme affection constitutionnelle, c'est que, toute remplie de l'étude des formes anatomiques et de la localisation organique, l'école de Paris a étudié les maladies de la peau, comme si cette membrane seule était malade, et a confondu sous la même dénomination les congestions de la peau, les fièvres éruptives, les sudamina du rhumatisme et de la fièvre miliaire, l'érysipèle, la lymphite érysipélateuse, les syphilides, le purpura, la pellagre, l'éléphantiasis et des squammes, des pupules, des vésicules, etc.... Avec un peu de bonne volonté on aurait pu y faire rentrer les taches rosées de la fièvre typhoïde, les dégénérescences cancéreuses, tuberculeuses, etc. de la peau.

Si l'on n'avait que ces classifications organiques en tête, le traitement thermal deviendrait bien embarrassant et bien difficile, car rien n'est aussi polymorphe que les accidents cutanés.

Toutes les maladies de la peau ne sont pas des dartres, et le vice dartreux ne produit pas que des dermatoses, bien qu'à dire vrai elles soient sa manifestation, son expression symptomatique la plus fréquente.

Il en est de la diathèse herpétique comme de la diathèse syphilitique, elle a ses formes spéciales, son évolution, ses mutations de formes, son inhérence à la constitution.

On connaît la marche et les lésions de la syphilis pure se développant sur un homme sain, n'ayant aucun autre levain constitutionnel et non influencée par un traitement. Elle amène sur la peau des lésions sèches, rubéoliques, papuleuses, papulo-squameuses, tuberculeuses; plus tard, des produits plastiques, gommeux, dans le tissu cellulaire de la peau et des organes, et dans le système osseux et musculaire et fibreux.

Frappe-t-elle un sujet scrofuleux, dartreux ou scorbutique, les lésions de la syphilis revêtent des formes nouvelles, mixtes, mélangées ou combinées aux produits pathologiques des scrofules, des dartres, etc.

Alors se montrent ces lésions désorganisatrices graves, ces fâcheuses influences qui rendent le chancre serpigineux, l'éruption cutanée humide, purulente, ectymateuse, livide, saignante; les altérations des os, au lieu d'être des périostites et des ostéites plastiques, nécrosiques, et de porter sur le tissu compacte, deviennent carieuses, purulentes, et frappent les tissus spongieux, etc. Ce sont ces associations diathésiques qui font la gravité de ces affections, et ce n'est guère que dans ces cas, qui rendent le traitement difficile et souvent infructueux, que l'on voit la mort en être la conséquence directe.

Il n'est pas aussi facile de déterminer quelles sont les lésions qui appartiennent à la diathèse herpétique pure, en dehors de toute autre influence pathologique, surtout avec la confusion incessante de toutes les dermatoses faites par les auteurs.

Toutefois il est des lésions qui la caractérisent, comme la plaque muqueuse est le cachet de la syphilis secondaire. Ce sont les eczéma avec toutes leurs variétés.

Une grande division importante des dartres consiste à les séparer

En *dartres sécrétantes*,
En *dartres sèches*,
En *affections dartreuses internes*,
En *dartres psoriques*, etc.,
En *dartres compliquées*.

A. 1° Les *dartres sécrétantes* appartiennent presque toujours au premier ordre étiologique, la viciation des sucs nutritifs. Elles comprennent les dermatoses *vésiculeuses, pustuleuses, folliculeuses, crustacées* et *ulcéreuses*.

2° Les *eczéma* avec leurs variétés, rubrum, simple, impétigineux, chronique, écailleux, et les *impetigo* figurata, sparsa, larvalis, érysipélateux, ulcéreux, sont les affections les plus communément traitées aux eaux sulfureuses.

Les eaux sulfureuses sont d'autant plus efficaces dans ces cas, que les dartres sont plus dépourvues de tout travail inflammatoire, de toute irritation locale. Ce n'est qu'après avoir abattu tout phénomène aigu qu'on doit leur appliquer le modificateur sulfureux. Il est très-utile de combattre l'excès d'irritation locale par des bains émollients, des fomentations émollientes, la suspension du traitement, etc.

C'est sur les dartres chroniques, sans exacerbations irritatives, et chez des sujets lymphatiques, que les eaux sulfureuses donnent les plus beaux résultats.

Il est irrationnel et dangereux de chercher à guérir une dartre sécrétante un peu étendue par les seuls moyens topiques. On enferme le loup dans la bergerie, voilà tout, et l'on s'expose à une fluxion plus intense sur une autre partie de la peau, sur une muqueuse ou sur un organe.

Il faut, dans une dartre, traiter presque toujours trois choses : 1° l'état humoral par un altérant spécial, le soufre ; 2° la lésion cutanée ou muqueuse, laquelle cède à un modificateur substitutif irritant, qui est aux eaux le sulfure et les sels, mais qui peut être le nitrate d'argent, le sublimé, l'alun, etc. ; 3° les désordres apportés dans la texture de l'appareil dermique par une fluxion anormale et de longue durée ; qu'il soit épaissi, aminci, détruit, changé en tissu inodulaire, rugueux, sec, dépoli, écailleux. L'imbibition et la stimulation hydrobalnéaire rétablissent ou facilitent beaucoup le rétablissement de ses fonctions.

Les eaux sulfureuses offrent donc à ce triple point de vue le seul moyen vraiment efficace contre ces dispositions vicieuses de l'organisme, qui font le désespoir des malades et des médecins.

Les dartres n'ont pas, en général, une influence bien fâcheuse sur la santé générale. La dartre étant elle-même le moyen dépurateur, et un dépurateur suffisant, le plus souvent, du vice humoral; mais trop étendues, elles peuvent amener l'épuisement. Quand on a fait disparaître d'une façon inopportune, qu'on a arrêté de force et éteint sur place la fluxion herpétique, des accidents généraux, un trouble des fonctions digestives et nerveuses, surviennent au bout d'un certain temps, qui compromettent sérieusement la santé, et l'on est heureux de pouvoir, grâce à l'excitation minéro-thermale, déterminer la fluxion spécifique sur la peau, et faire reparaître la dartre, pour la guérir ensuite après un travail d'exphorèse critique.

Si l'on suppose que les mêmes troubles existent, que la pléthore humorale soit manifeste, mais que la fluxion dartreuse ne se soit pas encore clairement établie, les eaux auront le même effet, elles hâteront d'abord sa détermination critique; elles sauront démasquer, comme on dit, une maladie cachée.

Lorsque le vice d'artreux s'est enté sur un sujet scrofuleux, scorbutique ou syphilitique, il emprunte à cette association morbide une gravité tout autre. Les lupus, les esthiomènes ulcéreux, serpigineux, les ecthyma cachectiques, les hypertrophies monstrueuses, les destructions tuberculeuses du derme, entraînent avec ce travail désorganisateur de la peau et du tissu cellulaire une altération profonde de l'économie, et souvent la consomption et le marasme.

Dans ces cas, d'autres modificateurs généraux et topiques doivent venir s'adjoindre aux eaux sulfureuses (amers, anti scorbutiques, mercure, iode, topiques, caustiques, astringents, etc.).

Dans beaucoup de cas de ce genre, il est préférable d'accorder la préférence au traitement direct de l'affection herpétique ou psorique; en général, c'est la plus facile à maîtriser; on améliore en même temps les fonctions nutritives et celles de la peau; et l'on rend, par cette décomposition des éléments morbides, leur curation respective plus facile. Le traitement combiné sera très-efficace dans ces affections, qui sont les plus difficiles de la pratique médicale, et ces eaux rendent ici de véritables services.

Dans certains cas, lorsque les éruptions dartreuses sont survenues après un long dérangement des fonctions digestives, les eaux leur impriment un caractère d'acuité et augmentent leur intensité. C'est l'effet de l'excitation physiologique thermale, il agit dans le même sens qu'alors qu'il provoquait l'éruption elle-même, et complète l'exphorèse dépurative insuffisante; puis on voit la santé générale s'améliorer, les éruptions devenir de plus en plus rares et se flétrir.

Plusieurs autres manières d'agir des eaux minérales se présentent.

Très-souvent, et cela s'observe surtout aux eaux sulfurées sodiques, la tolérance s'établit facilement. Les dartreux paraissent avoir pour ces eaux une tolérance particulière. Puis au 20e ou 40e bain, une exacerbation des accidents locaux se montre, la lésion herpétique s'étend, jette une quantité considérable de liquide séro-purulent; la fluxion est douloureuse; toute la poussée consécutive, critique, semble se porter sur elle. On modère ou on suspend le traitement, et les choses reviennent à l'état premier; les bains sont repris, provoquent une nouvelle exaspération du mal, le malade part mécontent et désespéré; le calme revient, la dartre s'anime, une ou deux fois, puis guérit.

Dans d'autres cas, l'amélioration et la disparition de la dartre coïncident, vers la même époque, avec l'apparition de sueurs abondantes visqueuses, de flux diarrhéique, d'un retour d'hémorrhoïdes, ou d'un écoulement menstruel plus abondant. Cette dépuration supplétive suffit, la fluxion dartreuse à peine avivée se dissipe.

D'autres fois, et ceci s'observe surtout aux eaux salino-sulfureuses de Schinsmach, d'Uriage, d'Enghien, etc. Après les premiers bains, l'éruption dartreuse est irritée, augmente, puis la tolérance irritative s'établit jusqu'à ce qu'une nouvelle exaspération secondaire survienne après un usage prolongé des eaux; ou bien l'irritation se maintient à un certain degré jusqu'à la fin du traitement. Les malades, ne voyantpas l'amélioration désirée se produire, quittent les eaux dont les effets consécutifs amènent la guérison.

Dans un dernier mode, l'on voit les malades supporter, sans aucun trouble appréciable des fonctions, les eaux minérales et leurs éruptions, prendre meilleur aspect, se délimiter, se flétrir et s'éteindre sans mouvement d'excitation ou de crises appréciable. On dirait une eau bouillante à qui l'on retire peu à peu en l'éloignant le calorique qui la mettait en ébullition.

Les maladies dartreuses sont essentiellement chroniques par leur nature.

Il faut que les malades soient prévenus que le traitement est long en général, et qu'il est besoin parfois de deux et trois saisons consécutives pour débarrasser l'économie de ces dispositions morbides qui font partie de la constitution.

Rien n'est plus nuisible au succès définitif que les traitements incomplets qui ne font qu'user l'influence du remède en pure perte, et nécessiter plus tard un usage plus prolongé de l'agent curateur.

Il n'est pas de maladies plus exposées aux récidives, il ne leur faut souvent que l'influence des saisons pour s'amortir ou se réveiller.

Les guérisons trop promptes doivent inspirer de la défiance. L'irritation tégumentaire peut avoir disparu, mais le vice intérieur qui la reproduit peut persister encore.

Il est utile de recourir aux eaux, de temps à autre, pour assurer et maintenir l'heureuse modification qu'elles ont produite.

Les constitutions atmosphériques apportent souvent quelques différences dans les résultats obtenus. Froides et pluvieuses, elles nuisent aux bons effets des eaux.

« Les affections dartreuses, dit Anglada, peuvent rester latentes dans l'économie sans aucune manifestation à la peau, et amener ainsi des phénomènes morbides très-variés, dont la vraie nature et le traitement ne sont déterminables qu'autant que leur subordination à une cause herpétique est suffisamment établie. »

Ce principe, admis par la plupart des médecins des eaux, est fécond en applications thérapeutiques, et donne une extension remarquable à l'emploi de nos eaux.

Mon père attachait une grande importance à ce point de pratique, et lorsque dans une série d'accidents morbides variés du système nerveux, ou des muqueuses digestive ou respiratoire, il pouvait remonter à des antécédents héréditaires, de parenté, ou récents de vice dartreux manifeste, il jugeait opportune l'administration de nos eaux, alors que la forme des troubles nerveux, considérés en eux-mêmes, paraissait indiquer de préférence l'action calmante des eaux voisines d'Ussat, et l'expérience lui donnait souvent raison.

M. Fontan recherche aussi avec beaucoup de soin l'étiologie dartreuse, et sous le nom général d'herpétisme, il comprend, outre les éruptions cutanées, des gastralgies, des névralgies, des catarrhes, la constipation, les hémorrhoïdes et les varices, qui paraissent se lier à des antécédents herpétiques, ou à des dartres actuellement existantes.

M. P. Bouland a démontré la relation qui unit l'angine granulée à la diathèse herpétique.

Les troubles généraux qui accompagnent familièrement la diathèse dartreuse n'ont rien de bien caractérisé en eux-mêmes, et reproduisent ordinairement ceux de la phlétore humorale. Ce sont des phénomènes congestionnels vers la tête ou d'autres organes, des lassitudes spontanées, des sueurs inexplicables, des alternatives de diarrhée ou de constipation, des pesanteur d'estomac, des digestions laborieuses, des fluxions hémorrhoïdales, du prurit anal ou vulvaire, des expectorations muqueuses abondantes, pour peu que les fonctions de la peau soient ralenties et que les malades quittent la flanelle; des embarras gastriques répétés, avec bouche mauvaise et pâteuse au matin, flux salivaire abondant, palpitations, distensions veineuses, urines souvent troubles, chargées d'urée et d'acide urique se décomposant promptement, etc.

Quelquefois l'affection dartreuse se lie à une affection rhumatismale, de telle sorte que des douleurs vagues et des engorgements articulaires se déclarent à la suite de la rétropulsion des dartres, ou s'effacent alors qu'une éruption dartreuse se montre à l'extérieur.

Lorry avait même été amené par quelques faits à faire ressortir que la goutte elle-même se ralliait parfois à une cause herpétique, et cédait uniquement au traitement qui dissipait celle-ci. Il cite un vieillard qui avait été affligé d'une goutte héréditaire ; la goutte disparut, et il fut atteint aussitôt de dartres phagédéniques, qui coulèrent longuement avec prurit intense, et jetèrent le malade dans le marasme. Un traitement approprié dissipa cette éruption dartreuse, la goutte ne reparut plus, et le sujet fut délivré de l'une et l'autre infirmité le reste de sa vie. (Lorry, *Tractatus de morbis cutaneis*, p. 303.)

Il faut se méfier, dit Bordeu, des remèdes qui diminuent promptement les dartres ou les font disparaître. Ces trop prompts changements menacent les viscères de quelque accident funeste.

Il faut ne traiter qu'avec réserve les gourmes des enfants ; et, chez les vieillards, M. Rayer a pu dire avec raison que les inflammations chroniques de la peau, indépendantes des causes externes, doivent être souvent respectées, quelquefois modérées, rarement guéries.

Les principales modifications du traitement thermal, appliqué aux diverses formes de ces affections, sont les bains mitigés avec de l'eau de son, une décoction d'amidon, des douches plus ou moins chaudes et prolongées ; la boisson pure ou coupée avec une décoction amère, ou rendue purgative par quelque sel neutre ; les émissions sanguines, les cataplasmes de fécule, les lotions minérales, les applications de barégine, les étuves, les douches de vapeur locale, les bains émollients, etc.

Il s'en faut bien, remarque avec raison M. V. Gerdy, qu'il soit aussi souvent nécessaire qu'on pourrait le croire *a priori* de mitiger l'eau minérale pour atténuer ses propriétés. On voit des personnes affectées de dartres très-aiguës (eczéma aigu) éprouver plus d'irritation et de démangeaisons après avoir pris des bains d'eau douce ou des bains mitigés, qu'après des bains d'eau minérale pure. Le meilleur moyen, même dans certains cas, pour calmer l'insupportable prurit qui accompagne cette maladie, ce sont des lotions fréquentes avec l'eau minérale, et des applications de compresses imbibées de cette eau.

Il n'existe aucune relation qu'il soit possible de saisir entre la localisation anatomique d'une dartre et sa curabilité ; la clinique thermale n'en fournit aucune preuve.

La durée du traitement varie beaucoup suivant l'ancienneté des maladies, les dispositions individuelles des malades, la forme, la chronicité, l'intensité des éruptions, et des autres accidents.

Les dartres humides réclament un traitement de vingt-cinq à cinquante jours en général ; il faut souvent le renouveler la saison suivante.

La guérison de ces maladies, comme l'observe fort bien M. Bouland, ne dépend pas tant de l'intensité de l'excitation minérale que de sa continuité.

J'ajouterai que cela est encore plus vrai du traitement général que du traitement local, et que la guérison définitive revient au mode altérant du soufre, et non à l'excitation thermale localisée, qui n'a prise que sur la lésion circonscrite de la peau.

Les bains tempérés seront préférés en général dans le traitement des dartres.

Quand la maladie est superficielle et disséminée sur de larges surfaces, on se trouvera bien de l'action des étuves.

Les bains de piscine prolongés conviennent mieux dans les formes les plus chroniques et les plus invétérées.

Les douches sont souvent associées aux bains et aux étuves. Leur action, plus directe et plus circonscrite, modifie plus profondément l'altération locale, facilite le retour de la peau à l'état normal.

L'usage interne de l'eau doit être combiné avec les modes précédents, à dose altérante, ou, dans certains cas, à dose purgative.

M. Chevalier cite un cas où l'eau de Bagnols, en boisson seule, fit cesser un état de souffrance grave qu'avait produit la répercussion d'une maladie externe.

2° Les *dartres folliculeuses* sont en général très-rebelles, et particulièrement l'acné, la *variété rosacea* ou coupe-rose, et la *mentagre* ou *sycosis.*

La fluxion dartreuse, limitée à l'extrémité de nez ou aux lèvres, est souvent opiniâtre, amène un développement variqueux des petits vaisseaux, une hypertrophie des follicules sébacés, avec hypersécrétion de ces organes, qui résiste à tous les moyens; quand la maladie est récente et n'a pas trop altéré le tissu dermique, on peut espérer une guérison assez prompte.

L'*acné simplex* si commun chez les jeunes gens, au front, à la poitrine, au dos, est parfois assez tenace, et tend facilement à se reproduire à la suite d'un écart de régime, d'excès vénériens, etc. Une ou deux saisons suffisent ordinairement à le dissiper; mais, s'il est étendu et ancien, et si le malade ne s'observe pas, une troisième et même une quatrième saison deviennent nécessaires.

La *mentagre* est aussi assez difficile à guérir; la présence des poils de la barbe entretient la fluxion dartreuse.

Il faut d'ordinaire deux saisons de trente à cinquante jours pour la guérir; son siége sur la lèvre supérieure, au-dessous de la cloison nasale, la rend plus tenace.

L'*impetigo*, avec ses nuances larvalis, sparsa, etc., s'offre souvent au traitement minéro-thermal, seul, ou plus fréquemment mélangé à de l'acné, à de l'eczéma.

Les enfants en présentent le plus d'exemples. Peu grave en général, cette affection peut, par son développement considérable et le trouble qui en résulte dans les fonctions, réclamer dans certains cas un traitement énergique.

On observe surtout les formes pustuleuses des dartres chez les sujets très-lymphatiques et scrofuleux. Le caractère dartreux est modifié puissamment dans ses formes et sa marche par ces complications ou ces associations morbides.

Les amers, les antiscorbutiques, unis aux bains sulfureux, modifient très-heureusement la plupart de ces cas.

Les *teignes porrigineuses* (*porrigo favosa*) sont souvent traitées avec de bons résultats par les eaux minérales ; mais je dois déclarer que bon nombre d'observations de teignes guéries aux eaux se rapportent, par les caractères descriptifs, à l'eczéma impétigineux du cuir chevelu, au pityriasis de la tête ou teigne amiantacée.

B. Les *dartres sèches* appartiennent plutôt au deuxième ordre étiologique, à une altération fonctionnelle de la peau avec vice dartreux ; elles comprennent les dermatoses papuleuses, érythémateuses, squameuses, pigmentaires ; ce sont le pityriasis, le prurigo, le psoriasis, le lichen, l'érythème, l'icthyose, avec toutes leurs variétés.

Les dartres sécrétantes peuvent, à un moment donné, devenir sèches, mais elles conservent la faculté de retourner à leur premier état sous l'influence d'une fluxion nouvelle.

Les dartres sèches présentent en général des conditions analogues aux précédentes, mais avec des phénomènes moins actifs ; elles se lient très-souvent à un état de sécheresse, d'aridité remarquable du tégument, et parfois elles paraissent plutôt des dégénérations, des altérations profondes du tissu cutané, que des phlegmasies dartreuses.

L'étendue et l'état de la surface sur laquelle on agit sont des considérations qu'il ne faut pas perdre de vue dans le mode d'administration des eaux. Sur une surface sèche ou peu étendue, on peut appliquer impunément des eaux très-actives ; il n'en est plus ainsi pour les surfaces dénudées.

1° Le *prurigo* se complique fréquemment d'éruptions vésiculeuses, furonculeuses, pustuleuses, et accompagne presque toujours la maladie pédiculaire ; il se guérit assez facilement dans la jeunesse où les fonctions sont actives, mais chez les vieillards il devient très-rebelle.

Le prurigo de l'anus et des organes génitaux est assez opiniâtre en général, et le devient bien davantage si on le laisse prendre racine dans les organes.

2° Les *lichens simplex, urticatus, circumscriptus, agrius,* s'offrent rarement comme lésion unique; ils compliquent souvent les dartres sécrétantes, et peuvent alterner avec elles. Ils demandent un traitement en général assez prolongé.

3° Le *pityriasis verticolor* et le *pityriasis capitis* s'observent fréquemment aux eaux. Il est souvent occasionné par un traitement mercuriel prolongé, et j'ai dans mes notes recueillies à l'hôpital des Vénériens, du Midi et de Lourcine, six cas d'accidents de cette nature, qui, pris pour de nouvelles manifestations syphilitiques, étaient traités par des doses croissantes de mercure qui ne faisaient qu'étendre l'altération cutanée. La cessation du traitement et quelques bains sulfureux suffisent d'ordinaire pour guérir cette variété de pityriasis. Une saison fait en général disparaître les divers pityriasis.

Le pityriasis cause parfois des démangeaisons incommodes, et lorsqu'il siége au cuir chevelu, il amène souvent la chute des cheveux, et est plus difficile à guérir, surtout s'il est ancien.

S'il a son siége sur le tronc et les membres, il suffit souvent d'un traitement de quinze ou vingt jours, parfois répété deux années consécutives, pour le guérir. Dans les parties pileuses, il offre un caractère plus tenace.

4° Les *fluxions érythémateuses* liées à des émotions vives, à des troubles des fonctions digestives ou de la menstruation, surviennent assez communément, avec une sorte de périodicité, chez certains individus dartreux; les joues, la lèvre supérieure, la base du nez, les mains, en sont souvent le siége. On dirait parfois des érysipèles circonscrits, et par leur répétition à la même place, elles finissent par amener là une sorte de congestion érysipélateuse chronique, avec gonflement œdémateux des tissus et hypertrophie des parties; on voit ainsi des lèvres, des nez, acquérir un volume énorme.

Les sulfureux, en boisson, bains et douches locales, guérissent ou améliorent notablement ces fluxions dartreuses.

5° Le *psoriasis,* surtout l'*inveterata,* est en général long à guérir sour l'influence du traitement thermal, et souvent il résiste à l'action des bains sulfureux. Les variétés *guttata, diffusa,* cèdent plus facilement que la lèpre *vulgaire.*

C'est dans ces cas qu'il est important d'obtenir une poussée, une surexcitation vive qui puisse modifier l'état de la peau; car l'inflammation est le plus sûr moyen pour changer la nature des tissus altérés.

L'association des onctions avec la pommade au goudron, ou encore avec l'iodidrargyrate de chlorure mercureux (sel de Boutigny), favorise singulièrement la guérison; la solution de Pearson rend parfois de grands services dans ces affections, si opiniâtres, si sujettes à récidiver.

6° L'*icthyose* congénitale cède dans quelques cas à l'action de l'usage prolongé des bains et des douches sulfureux.

L'Icthyose acquise est en général heureusement et assez vite modifiée.

C. Les *dartres compliquées, ulcéreuses,* les esthiomènes, les lupus tuberculeux ou ulcéreux fruits de l'association herpéto-scrofuleuse, sont, on le sait, des lésions désorganisatrices fort graves, détruisant les tissus du visage, du nez, de la vulve, etc., et laissant même après leur guérison des traces affreuses de leur passage.

Dans les cas récents, où les tissus ne sont pas profondément altérés, les eaux sulfureuses suffisent le plus souvent à la guérison; elles l'amènent dans les cas plus graves, mais fort lentement, et par un traitement persévérant et prolongé.

On arrive à des résultats plus rapides et plus importants en leur associant l'usage d'un moyen mis en honneur par M. Émery, de l'hôpital Saint-Louis, l'huile de foie de morue à haute dose, et l'emploi de topiques actifs qui modifient profondément les tissus dégénérés, tels que le nitrate acide de mercure ou le chlorure acide de zinc, ou encore, pour les ulcérations trop étendues et douloureuses, le suc laiteux des euphorbes, exprimé de la plante fraîche sur les parties malades. Ces deux derniers moyens ont été employés avec succès par M. V. Gerdy à Uriague. Le suc d'euphorbe produit peu de douleur, quoiqu'il détermine une inflammation assez vive, et, dans beaucoup de cas, il modifie d'une manière fort avantageuse les ulcérations cutanées; mais quand il n'y a que des tubercules aplatis, indurés, qui d'ordinaire précèdent l'ulcération, le suc d'euphorbe n'est plus assez actif et devient insuffisant.

Les pommades avec l'iodure de soufre ont été employées dans les cas de lupus avec succès par M. Biett; les pâtes arsenicales, la pommade de deuto-iodure de mercure, sont souvent utiles dans les cas graves.

Le traitement est long en général, et il doit être continué quelque temps encore après la guérison, si l'on veut maintenir ses bons effets et se mettre à l'abri des récidives.

D. — Dartres internes.

Il faut rattacher aux affections dartreuses :

1° Les *phlegmasies dartreuses chroniques des paupières*, les blépharites dermatosiques qui sont le plus souvent exzémateuses ou folliculeuses. Communes chez les enfants, elles entraînent souvent la déviation des cils ou leur chute, le prolapsus des paupières, le trichiasis, l'ectropion, l'entropion, l'anchyloblépharon, la xérophthalmie.

2° Les *maladies herpétiques du pavillon*, du conduit auditif externe et des parties internes de l'oreille. L'eczéma, les squames, les altérations folliculaires, s'observent assez fréquemment dans l'oreille, et déterminent des surdités que guérissent souvent les eaux sulfureuses.

3° Les *inflammations croûteuses, ulcéreuses*, et l'*ozène dartreux* du nez et des fosses nazales, dont la guérison est d'habitude si difficile.

4° La *pharyngite* et la *laryngite granuleuse*, bien décrites par M. P. Bouland. Affection très-commune chez les chanteurs, les avocats, les orateurs, etc., et qui a pour caractère anatomo-pathlogique une hypertrophie des follicules mucipares.

Dans les divers cas que j'ai observés, j'ai été frappé de l'analogie d'aspect que présentaient des pharynx granuleux, superficiellement mamelonnées, avec des petits vaisseaux variqueux, courant entre les follicules hypertrophiés, et des stries glutineuses de mucus adhérent avec ces déformations du nez produites par l'acne rosacea.

Cette affection est, dit M. Boulaud, une manifestation de la diathèse herpétique. Le traitement doit être à la fois local et général.

Les eaux sulfureuses à base de chaux, l'arséniate de soude, sont les modificateurs généraux qui ont paru le mieux réussir.

La solution de nitrate d'argent est le topique qui favorise le plus promptement la résolution des engorgements folliculaires.

Quand l'affection résiste à ces divers moyens, elle est ordinairement incurable.

Les eaux sulfureuses ont paru agir, dans certains cas, comme moyen prophylactique, en déterminant des éruptions sur un point quelconque de la surface du corps.

5° *Certaines bronchites chroniquees*, comprises en général sous le nom de catarrhes pituiteux et de catarrhes secs.

Toux fatigante, oppression, râle sibilant, expectoration d'une matière visqueuse, de crachats globuleux, petits, à stries muqueuses, pelotonnées, d'un gris de perle, non aérés, demi-transparents, de consistance d'empois. Cette expectoration est en général peu abondante, et, dans certains cas, elle fait défaut. Elle est identique, dit M. Bouland, à celle qui s'observe dans les pharyngites ou laryngites granuleuses; cependant l'altération morbide offre quelques variétés.

Dans le catarrhe sec, d'après Laennec, le gonflement de la muqueuse bronchique, qui offre une couleur rouge, est surtout remarquable dans les petits rameaux qui en sont quelquefois obstrués; lorsqu'ils ne le sont pas, ils sont souvent bouchés par une matière très-visqueuse, de consistance d'empois, disposée en globules de la grosseur d'un grain de chènevis ou de millet. Cette affection, ajoute Laennec, se remarque surtout chez les dartreux, les goutteux, les hypochondriaques, et les sujets débilités par les excès.

Dans son mode d'action, ajoute M. Bouland, l'eau sulfureuse me paraît présenter deux périodes bien distinctes : pendant la première, la sécrétion est augmentée, ce qui fait diminuer la viscosité, rend l'expectoration plus facile, et calme la dyspnée, entretenue surtout par une obstruction des ramuscules bronchiques. Le malade a la conscience d'une amélioration. Pendant la deuxième période, la sécrétion se ralentit, les crachats sont à la fois moins abondants et moins visqueux, la toux diminue, ne se trouvant plus sollicitée par la présence des matières, les phénomènes nerveux se calment, et la muqueuse tend à revenir à son état normal.

On peut vérifier ces faits à toutes les eaux sulfureuses; et ces idées servent de guide à beaucoup de médecins des eaux dans leur application aux maladies de poitrine.

6° Des *stomatites* aphtheuses, papuleuses et érythémateuses, qu'il est commun d'observer chez les sujets dartreux.

Des *douleurs* et des rétrécissements passagers de l'œsophage.

Des *gastrites chroniques*, avec vomissements incoërcibles, douleurs vives au contact des aliments, pyrosis, tympanite stomacale, éjections glaireuses, etc.

Dans deux autopsies, j'ai pu m'assurer directement de la présence sur l'estomac de plaques disséminées, rouges, superficiellement érodées, avec légères saillies folliculeuses, irrégulières, circonscrites par un liséré peu distinct, formé par un léger boursouflement de la muqueuse. Ces deux malades avaient de l'acné rosacea de la face.

Administrées en bains d'abord, puis en boisson à petite dose, les eaux sulfureuses faibles et moyennes donnent souvent de merveilleux résultats dans des cas pareils.

Des *diarrhées chroniques* ou des *constipations rebelles,* qui sont évidemment liées à des dartres antérieures coïncidantes, ou avec lesquelles elles paraissent alterner.

Les eaux sulfureuses agissent parfaitement dans la plupart de ces cas.

7° Les *affections érythémateuses,* prurigineuses, du scrotum, de la vulve, de la marge de l'anus, si communes chez les dartreux ; les dernières amènent souvent les fissures, les contractures, et les fistules de l'orifice rectal.

8° Les *phlegmasies dartreuses* du vagin et de l'utérus, qui sont beaucoup plus fréquentes qu'on ne le pense généralement.

J'ai démontré, dans un mémoire sur les inflammations spécifiques du col utérin, présenté en 1850 au concours de l'internat, la variété et la réalité des lésions dartreuses du col de l'utérus, en me fondant sur près de trente observations recueillies à l'hôpital de Lourcine, spécialement destiné aux femmes malades. En comparant ces lésions avec celles de la peau et des paupières, et les distinguant par leurs caractères anatomo-pathologiques, leur marche, leur étiologie, et par leur traitement, des lésions syphilitiques, primitives et secondaires, des lésions blennorrhagiques et diphtéritiques du col, j'ai établi l'existence, sur le col utérin et sur le vagin, d'un état érythémateux, d'un état eczémateux, d'un état herpétoïde, d'un état acnoïde et aphtheux.

Ces états s'accompagnent souvent d'engorgement, d'hyperémie de l'utérus, et récidivent facilement. Leur traitement local réclame, pour peu qu'il y ait des phénomènes d'acuité, les calmants, les émollients, puis les cautérisations légères avec le crayon d'argent, le nitrate acide de mercure, la poudre d'alun, le tannin. Lorsque les ulcérations sont cicatrisées, les injections sulfureuses sont mieux supportées, et les boissons et les bains sulfureux complètent le traitement et assurent la guérison. Lorsque les injections sont mal supportées, on se trouve mieux de bains locaux, en maintenant le vagin entr'ouvert avec un speculum en bois ou en caoutchouc, ou, mieux, en faisant arriver un léger courant d'eau minérale dans le canal vulvo-utérin, le bassin étant soulevé pendant dix à trente minutes.

Les bains sulfureux faibles et tempérés conviennent mieux à ce genre d'affections.

9° Je mentionne, en finissant, les *blennorrhagies dartreuses,* intarissables, à répétition, reparaissant au moindre excès, au moindre écart de régime, coïncidant avec des éruptions herpétiques du prépuce, du gland, des bourses, limitées d'ordinaire à la fosse naviculaire, n'ayant aucune tendance à gagner le testicule, à tomber dans les bourses, comme on dit; etc.

J'ai vu, dans le service de M. Ricord et aux eaux, plusieurs cas de ce genre qui ne pouvaient laisser aucun doute dans l'esprit sur la nature dartreuse de l'écoulement blennorrhagique.

Des cystites du col, et des inflammations superficielles et circonscrites de la vessie elle-même, reconnaissent souvent une cause analogue.

10° Quelques troubles nerveux, des céphalalgies, des névralgies, des dyspnées, des palpitations, se relient souvent à la diathèse dartreuse, et disparaissent aux eaux, en même temps qu'une dartre se montre et guérit, ou en même temps qu'une affection herpétique coïncidante se modifie et disparaît.

Dans tous ces cas de dartres internes, le traitement sulfureux thermal a sur tous les autres moyens une supériorité incontestable; nul autre ne peut le remplacer ni lui être comparé.

Comme le mercure pour la syphilis secondaire, il est le modificateur spécifique des affections dartreuses sécrétantes, et son action s'étend, mais moins prompte, moins sûre, peut-être, sur les dartres sèches. Le cuivre signalé à Luchon, à Labassère, a peut-être un rôle utile dans quelques formes.

Il ne faut que modifier ou combattre avec réserve les éruptions de l'enfance, qui ont un caractère dépuratif, et sont, dans certaines organisations, nécessaires à la santé.

Les sulfureuses sodiques paraissent avoir une action en quelque sorte plus spéciale, plus profonde sur la diathèse herpétique.

Cellés qui, à une température modérée ou un peu chaude, joignent une dose moyenne ou forte de principe sulfuré, alcalin et barégineux (Molitg, Luchon, Ax, Vernet, etc.), jouissent d'une vertu prévalente dans leur traitement. Les eaux faibles et tempérées conviennent mieux aux dartres récentes, ou aux dartres vives, chez les sujets nerveux, irritables (La Preste, Vinça, Eaux-Chaudes).

Les salines sulfurées agissent plus lentement et un peu différemment. Toutefois l'action irritante de leurs principes salins convient mieux souvent comme moyen topique substitutif dans les formes aiguës et subaiguës de quelques dartres sécrétantes, eczémateuses. Leur action purgative est souvent mise à profit dans bon nombre de cas, et avec succès ; elle diminue la fluxion hypercrinique cutanée, et diminue, par ses évacuations, le travail de dépuration supplétive dont la dartre est le siége (Uriage, Gréoulx Cauvalat, etc.).

Les salines hydrosulfuriquées paraissent mieux s'accommoder des dartres superficielles prurigineuses, subaiguës, sécrétantes (Allevard, Bagnols-Brousse, Aix en Savoie, etc.).

Les sulfureuses dégénérées s'appliquent aux formes légères, aux tempéraments délicats et nerveux, etc.

Les sulfureuses adventives agissent surtout comme modificateur topique, par irritation substitutive. Elles n'atteignent pas le fond constitutionnel diathésique, ou le modifient à peine et momentanément. Les récidives, ou les transpositions métastatiques, sont plus fréquentes après leur emploi.

E. — Dermatoses psoriques. — Dermatoses faveuses.

1° Les recherches modernes ont singulièrement restreint le cercle des maladies galeuses que les médecins des derniers temps voyaient partout où des démangeaisons vives s'unissaient à quelque éruption déterminée.

Il y a deux choses dans la gale : un insecte parasitaire, l'acarus, avec les sillons sous-épidermiques ou intra-épidermiques qu'il trace et où il séjourne d'habitude ; et une éruption polymorphe, comme l'a établi M. Piogey, papuleuse, vésiculeuse, pustuleuse, etc., variable, suivant le fonds du sujet.

Il y a déjà, dans cette variété des lésions dermiques, un indice de vice dartreux, compliqué d'une maladie pédiculaire, qui l'exaspère. Avoir tué l'acarus par quelques frictions sulfuro-alcalines générales, par un bain sulfureux, en quelques heures, comme on le fait dans quelques services de l'hôpital Saint-Louis, comme le fait M. Bazin, ce n'est pas avoir toujours guéri la maladie de peau ; aussi a-t-on à combattre très-souvent des éruptions prurigineuses, papuleuses, éczémateuses, que l'on met sur le compte de l'irritation produite et laissée par les frictions, mais qui sont bel et bien des lésions dartreuses que l'on a débarrassées d'un insecte, dont une peau herpétique favorise le développement, et qui y établit volontiers domicile. C'est dans ces cas que l'on a pu faire remonter à de vieilles gales le développement d'une diathèse dartreuse.

Mais il paraît aujourd'hui bien démontré que l'acarus, transmis à une peau saine, et dont on a détruit rapidement les œufs et leurs auteurs, par un moyen insecticide quelconque (staphysaigre, tabac, sublimé corrosif, etc.), ne laisse aucune trace, aucune disposition morbide après lui.

C'est dans ces cas si communs où l'on a affaire à une maladie psorique et dartreuse, que l'usage des boissons et des bains sulfureux donne d'excellents résultats, car le sulfure alcalin tue l'acarus par son action tonique sur les espèces inférieures, et modifie et guérit en même temps l'élément dartreux.

Aussi voit-on affluer aux eaux les cas de vieilles gales, avec ou sans acarus ; la dartre persistant, débarrassée des acarus.

C'est en Corse et dans les établissements voisins de la frontière espagnole que l'on remarque le plus de maladies psoriques.

Les eaux sulfurées savonneuses, alcalines, doivent dans tous les cas être préférées à toute autre.

M. Hereau, qui a préconisé les lotions avec la soude ou la potasse, dans ce qu'il appelle les entomogénoses cutanées, avance que toutes les maladies dartreuses sont dues à des causes matérielles animées, des insectes, comme celui de la gale.

C'est l'action toxique-insecticide des alcalis qu'il faut, dit-il, rechercher dans leur traitement.

Ce n'est qu'une hypothèse gratuite dont la preuve reste à faire.

2° Les *dermatoses faveuses,* connues plus communément sous le nom de teigne faveuse, de porrigo favosa, constituent une affection de la peau, contagieuse, occupant spécialement le cuir chevelu, et caractérisée par le développement de végétaux parasites microscopiques, d'une espèce particulière (achorion, Schönleini), qui se réunissent pour former de petites masses d'apparence pustuleuse, d'une couleur jaune de soufre, appelées favus.

MM. Remack, Schonlei, Ch. Robin, ont fait connaître la nature spéciale de ce produit pathologique.

On les observe surtout chez les enfants de 7 à 12 ans. Quoique limitée d'ordinaire à la tête, elle peut se montrer sur presque toutes les parties du corps.

Quelquefois le favus est recouvert d'une exsudation purulente. La face libre du champignon est la plus large, dépasse en général le niveau de la peau, et offre un godet central. Il est traversé par un ou plusieurs poils.

Au-dessous, la peau est saignante, ulcérée; les ganglions voisins sont engorgés. Assez souvent la teigne s'accompagne d'une production considérable de poux et d'une odeur urineuse.

Cette affection rebelle et tenace s'accompagne parfois d'eczéma, d'empetigo, de pityriasis. Les récidives sont fréquentes.

Le *porrigo scutulata,* la teigne tondante a une certaine analogie avec le favus. Il forme des plaques arrondies sur le cuir chevelu, dans lesquelles la peau, inégale, rugueuse, offre les cheveux rompus à 2 ou 3 millimètres au-dessus de l'épiderme, en véritable tonsure. Elle est contagieuse, mais guérit toujours sans alopécie, et se distingue en outre du favus par la nature du champignon qui croît sous les plaques achorion Lebertii (Lebert, Ch. Robin); et par la présence d'un autre parasite végétal dans la racine des cheveux (Gruby).

Les mêmes considérations : que pour la gale, sont de tout point applicables à ces dermatoses parasitaires, que les eaux sulfureuses alcalines modifient en général heureusement.

F. — Affections lépreuses.

Ces affections ne sont plus de l'espèce dartreuse, mais ont quelque affinité avec les dartres. Elles sont propres à quelques pays chauds et peu connues en France. Elles constituent l'éléphantiasis des Grecs; le léontiasis, la lèpre tuberculeuse, la lèpre anesthésique de l'Inde, etc.

Les eaux sulfureuses sont le plus souvent impuissantes dans ces cas.

Toutefois M. V. Gerdy rapporte une observation de ce genre recueillie sur un officier de marine, qui avait longtemps habité le Sénégal, où il avait gagné cette maladie; le traitement thermal fait à Uriage avait sensiblement amélioré son état qui état des plus graves. Peut-être au début aurait-on quelques succès.

La plupart de ces idées, émises sur les effets de la diathèse dartreuse, n'étant pas en général acceptées, ou étant peu connues, je me crois obligé de fournir, à l'appui de ma manière de voir, quelques-uns de ces cas si communs aux eaux. Je choisirai sur une masse considérable de faits quelques observations ou quelques extraits d'observations qui pourront donner une idée de ces maladies et des eaux qui les guérissent.

1. Eczéma des deux jambes, des avant-bras, des oreilles, du cou, très-intense chez une dame de quarante-sept ans qui, trois ans avant, avait vu cesser ses règles; leur disparition avait été suivie de vapeurs et de transpirations assez abondantes. Ces vapeurs ayant disparu, il survint une irritation eczémateuse à la jambe droite, qui progressa ensuite. Une brûlure avait, à l'âge de sept ans, laissé chez elle une vaste cicatrice où survenaient souvent des excoriations pour la moindre cause. Un peu de constipation. Quarante-deux bains d'Uriage et la boisson purgative tous les deux jours la mirent en voie de guérison. L'irritation ensuite a continué de se calmer, et a disparu à peu près complétement deux mois après; il est resté seulement une petite dartre fluente derrière l'oreille, quelques démangeaisons, parfois quelques boutons de côté ou d'autre. Une nouvelle saison l'a complètement guérie. (V. Gerdy, eaux d'Uriage, obs. 7.)

2. Eczéma fluent des mains, des jambes, se portant à diverses parties, aux bras, à l'oreille, chez un homme de soixante et douze ans. Antécédents psoriques, usage d'un régime trop farineux. Accidents intercurrents divers, enflure œdémateuse aux jambes, avec malaise vague général. Traité pendant cinq ans par M. Laugier. Tout a échoué; les topiques guérissaient momentanément la peau, mais le principe interne persistait. Démangeaisons insupportables. Au bout d'un mois, après des alternatives et des essais de divers procédés balnéaires, amélioration, exacerbations un peu rares. Après 44 bains, 6 douches et 6 ou 7 purgations, mal très-limité. Pendant les deux premiers mois qui ont suivi le traitement, il a éprouvé, de loin en loin, quelques petits retours d'irritation, mais graduellement décroissants; puis, rien plus pendant l'hiver; au printemps seulement, il a reparu quelques rougeurs derrrière le cou, qu'un traitement de vingt-cinq jours, à Uriage, dissipa entièrement. (Id., obs. 5.)

3. Affections eczémateuses compliquant des troubles de la respiration, simples ou compliquées de lésions élémentaires diverses, pustuleuses, bulleuses, etc., liées à un trouble grave de la respiration. Asthmes, dyspnées, infiltrations œdémateuses. Sous l'influence du traitement thermal, presque toujours en même temps que la peau se guérit, on voit l'état de la poitrine s'améliorer notablement; quelquefois même, lorsque les sujets sont jeunes, les troubles de la respiration disparaissent complétement; mais à un âge avancé, on ne peut guère espérer un pareil résultat. (Id., obs. 19, 20, 21.)

4. Affections eczémateuses dégénérées, où la peau, depuis très-longtemps

malade et présentant un mélange d'eczéma et de lichen agrius, avait subi des altérations très-profondes, et se trouvait dans des conditions hygiéniques mauvaises. Il y a eu néanmoins une amélioration très-remarquable, et une guérison probable. (Id., obs. 22, 23, 24.)

5. Psoriasis général chez un homme de soixante-cinq ans qui, dans son enfance avait eu un eczéma impétigineux, puis des squames de furfures, de plaques farineuses avec démangeaisons. Il contracta la gale à l'armée, ce qui exaspéra l'affection cutanée préexistante. Dans sa jeunesse, il eut plusieurs fois d'assez fortes maladies, et alors la peau se débarrassait complétement pour se recouvrir bientôt après de nouvelles éruptions, etc. Il prit à Uriage 44 bains de deux heures, et plusieurs verres de boisson à dose purgative. Poussée vive après quelques jours de traitement, qui se calma graduellement après trois jours de souffrance, et la guérison suivit une marche assez rapide qui se continua après le départ. Recrudescence moins forte au printemps suivant. Nouvelle saison; la maladie se limite et ne fait plus de progrès. A la troisième et quatrième année, il ne peut plus supporter les eaux, qui amènent le dévoiement. Depuis, il a joui d'une bonne santé, et son affection dartreuse, limitée à des surfaces peu étendues, ne lui cause aucune gène. (Id., obs. 25.)

6. Psoriasis, pityriasis et plaques eczémateuses réunies, chez une dame de quarante-huit ans. Traitement de 35 bains, 5 douches chaudes, une vingtaine de purgations. L'éruption des membres avait conservé, dans sa marche, le caractère de l'eczéma, et avait en bonne partie disparu. A la seconde saison, le mal avait complétement disparu en plusieurs points; mais partout où il restait, il formait des plaques de psoriasis qui, au bout de vingt-six jours de traitement, s'était fort peu modifié, disparaissant dans quelques endroits pour revenir dans d'autres. Un mois plus tard, même état, et le psoriasis n'avait presque pas diminué depuis la cessation du traitement. (Id., obs. 30.)

7. Pityriasis sur le tronc et la tête, en plaques furfurantes larges, chez un homme de trente-trois ans, dont le frère a aussi des dartres. La maladie datait de trois ans, et n'avait jamais été accompagnée de fortes démangeaisons. Après 8 bains et des lotions, il n'y a plus nulle part ni squames ni rougeurs. Légère poussée érythémateuse. Après 15 bains et la boisson minérale prise tous les jours à la dose purgative, guérison complète (Id., obs. 32.)

8. Pityriasis et psoriasis avec douleurs de côté, puis irritation de la paume des mains qui se gerçaient sur les deux faces. Les mains guérissent et le genou droit devient très-douloureux, très-gonflé. Bientôt après, l'irritation des mains a disparu, et des plaques farineuses se sont montrées sur les genoux. Plus de douleurs de côté. Après 14 bains et 14 douches chaudes, et 4 purgations, il n'y avait

plus rien à la peau. Les douleurs du genou étaient à peu près nulles et la marche facile. (Gerdy, eaux d'Uriage, obs. 33.)

9. Acné et couperose de la face chez une dame qui, depuis quelques années, avait des céphalalgies, des chaleurs, des étourdissements. Essai infructueux de divers remèdes. Première saison de 30 bains et 6 à 8 purgations minérales; amélioration: retour des accidents au printemps. Deuxième et troisième saison qui débarrassent complétement la tête et de ses douleurs et de ses rougeurs. (Id., obs. 36.)

10. Sycosis de la lèvre supérieure, datant de treize ou quatorze ans, chez un homme de trente-cinq ans. Guérison par un traitement de soixante-dix jours, avec bains et douches faciales. Récidive. Cinq ans après, nouveau traitement qui améliore la lèvre sans la guérir. L'année suivante, il prend de nouveau 40 bains, 20 purgations, emploie des pomades résolutives, et part en voie de guérison. (Id., obs. 38.)

11. Eczéma impétigineux de la tête. Glandes au cou, blépharites, chez un sujet de sept ans, lymphatique, faible. Deux saisons d'Uriage le guérissent. (Id., obs. 42).

12. Éruption prurigineuse générale, datant de la première enfance, chez un enfant de douze ans. Trois saisons améliorent chaque année l'état de la peau très-altérée, et il ne lui reste que quelques démangeaisons. (Id., obs. 44.)

13. Fluxion dartreuse du nez, revenant sous forme érysipélateuse depuis la jeunesse, chez une dame de trente-huit ans; en outre, un peu d'irritation à l'intérieur; formation de croûtes. Deux saisons ramènent le nez à l'état et au volume normal. Les cinq enfants de cette dame offrent quelques accidents dartreux, de l'eczéma et des plaques furfuracées. (Id., obs. 48.)

14. Esthiomène rampant de la face et du cou chez un homme de vingt-quatre ans; il date de dix ans, a été traité pendant quinze mois à l'hôpital Saint-Louis par les moyens les plus variés, sous la direction de M. Cazenave. Il est sorti amélioré; mais il revenait toujours des tubercules cuivreux sur les surfaces malades. Traitement de plus de deux mois à Uriage. En 1844, 37 bains tièdes, 28 douches froides sur tout le corps, et une trentaine de purgations. Le mal s'est en bonne partie éteint, et depuis lors il n'est plus survenu de tubercules nouveaux. Une deuxième saison de 48 bains et 32 douches, avec 4 applications de pâte de chlorure de zinc sur certains points encore un peu tuberculeux, le renvoie guéri. (Id., obs. 49.)

15. Dartre croûteuse invétérée, générale, chez deux militaires; elle avait résisté longtemps à un traitement rationnel; 20 bains et plusieurs verres de l'eau sulfureuse d'Arles les guérirent. (Anglada, eaux d'Arles, 16e obs.)

16. Ulcère dartreux à la jambe gauche, datant de cinq ans. Guéri en une saison aux eaux de Vinça, il y reparut l'année suivante, mais par reconnaissance. (Anglada, Vinça, obs. 17.)

17. Eczéma étendu sur diverses parties du corps, chez un jeune homme de dix-huit ans. Cinquante bains pris à Moligt ne semblaient avoir exercé aucune influence curative lorsque, quelque temps après son retour dans ses foyers, la guérison survint graduellement. (Id., obs. 18.)

18. Dartre ulcéreuse du cou, de la poitrine et du dos, chez un prêtre de quarante-cinq ans. Traitements longs et infructueux. Les bains et la boisson de Molity le guérirent rapidement. (Id., obs. 19.)

19. Dartre crustacée flavescente des joues, chez une demoiselle de vingt-quatre ans. Traitements infructueux, entre autres, deux saisons aux bains de mer. Après huit jours d'usage des eaux de Mality, chute des efflorescences croûteuses. La guérison, très-avancée, se compléta à la deuxième saison. (Anglada, eaux de Molitg, obs. 21.)

20. Dartres furfuracées chez une dame de vingt-cinq ans. Emploi inutile des bains de mer et de quelques autres moyens. Vingt-cinq jours d'usage des eaux de la Preste, suffirent pour faire disparaître les dartres et maintenir la guérison. (Id., obs. 22.)

21. Dartre squameuse sèche occupant toutes les parties du corps, sauf la face, chez un homme de soixante ans. Saison de 40 bains, et boisson de la Reine. Amélioration au départ; se continue. Guérison complète apparente après la deuxième saison. Il voulut reprendre les eaux de Luchon ; au troisième bain, il fut pris de sueurs profuses et du retour de l'affection dartreuse. Il se retira et guérit. (Barrié, obs. 42 de L. Marchand.)

22. Éléphantiasis des extrémités inférieures. Saison de deux mois à Aix en Savoie. Au bout de quinze jours, jambes sensiblement désenflées; moiteur légère des parties malades, qui devint plus abondante, se soutint pendant plus de deux mois, et exhalait une odeur insupportable. Tous les symptômes disparurent (Daquin).

23. Eczéma chronique du bras. Hémorrhoïdes fluentes ralenties, chez un homme de soixante-quatre ans. L'eczéma est avivé dès le troisième bain; au douzième, chaleur et prurit, gonflement, rougeur vive, suintement considérable; on cesse les bains, puis on les reprend; nouvelle recrudescence, émissions sanguines. De retour chez lui, le malade guérit peu à peu, et le mal n'a plus reparu. (J. Laffore, Eaux chaudes, obs. 39.)

24. Eczéma chronique des deux jambes. Organes digestifs irrités. Bains gradués. La chaleur et le prurit diminuent dès le premier bain, le suintement de-

vient plus abondant, une forte diarrhée se déclare. Au dix-huitième bain l'eczéma est guéri. Il récidive après cinq mois, et après une autre récidive, la troisième saison le guérit définitivement. (J. Laffore, eaux chaudes, obs. 40.)

25. Acné rosacea de la face depuis deux ans, chez un homme de cinquante-quatre ans. Diarrhée après huit jours de traitement. Éruption disparue après quinze bains, des lotions et quatre verres de boisson par jour. Depuis dix ans elle n'a plus reparu; mais il y a quelque temps, des douleurs rhumatismales sont survenues, qui ont résisté à une saison des Eaux chaudes. (Id., obs. 41.)

26. Psoriasis général chez un gendarme de quarante ans, d'un tempérament bilioso-sanguin. Quatre-vingts bains de piscine le guérirent presque entièrement. Récidivequinze mois après. Deuxième saison, guérison. (Carrère, Barèges, obs. 1.)

27. Productions épidermiques cornées, chez un soldat de vingt-six ans. Traitements infructueux. Cinquante-cinq bains de piscine le guérirent. (Id., obs. 2.)

28. Eczéma rubrum, chez une dame très-irritable, de soixante ans, qui avait, dans sa jeunesse, quelques plaques de ptyriasis. Paroxysmes, prurit intolérable. Saison à Allevard. Recrudescence au 16e bain. La guérison survient quelques mois après son retour. (Chataing, eaux d'Allevard, obs. 3.)

29. Teigne granulée chez une fille de dix ans, datant de l'âge de six mois. Traitements infructueux. La teigne faveuse s'étendait au corps. Guérison après douze bains. Récidive. Deuxième saison, guérison définitive. (Id., obs. 4.)

30. Psoriasis guttata, datant de quatre ans, parsemé sur tout le corps, chez un homme de vingt-quatre ans. Deux saisons à Uriage et deux saisons à Allevard amendent et guérissent cette affection. (Id., obs. 4.)

31. Dartres ulcéreuses au dos, et squameuses aux bras et aux jambes. Traitements infructueux. Les bains de piscine et la boisson améliorèrent la maladie, et la guérirent à la deuxième saison. (Chevalier, eaux de Bagnols, obs. 192.)

32. Dartre, ulcère de l'avant-bras, et prurigo au scrotum et aux cuisses, traités en vain à Chaudes-Aigues. Guéris après deux saisons par les bains de piscine et la boisson. (Id., obs. 113.)

33. Eczéma chronique d'une jambe. Remèdes nombreux et inutiles. Boisson et douches prolongées de Bagnols. Guérison presque entière. Récidive au printemps. Deuxième saison, guérison définitive. (Id., obs. 116.)

34. Teigne affectant une famille entière du village d'Allene, qui trouva une guérison complète aux eaux de Bagnols. Les plus jeunes n'eurent besoin que d'une seule saison; il y en eut trois dont la maladie, après avoir disparu, se renouvela au printemps suivant. Une deuxième saison suffit à deux d'entre eux;

mais le troisième, qui était le plus gravement affecté de tous, n'obtint son entier rétablissement qu'au bout de quatre saisons. (Chevalier, eaux de Bagnols, obs. 100).

35. Teigne faveuse grave, rebelle à d'autres moyens énergiques, chez une dame de cinquante-huit ans. Guérison par l'emploi prolongé des eaux de Challes en Savoie. (Chegaray).

36. Eczéma chronique, datant de deux ans, très-rebelle et très-étendu, avec chute des cheveux, démangeaisons atroces. Emploi inutile de pommades variées, d'eaux sulfureuses artificielles, d'eau d'Enghien. Une saison à Luchon, avec bains sulfureux, pédiluves à la fin du bain, douches en arrosoir, boisson coupée avec le sirop de saponnaire, et bains émollients, et des cataplasmes de fécule quand l'irritation devenait trop vive, et purgatif salin tous les huit jours, le guérit complétement après six semaines. Les cheveux revinrent. (Fontan, eaux de Luchon.)

37. Eczéma chronique général, datant de cinq ans, chez une jeune enfant. Emploi inutile de toute sorte de moyens. Une saison de sept semaines à Luchon la guérit et rétablit toutes les fonctions délabrées; l'année suivante, la guérison s'est maintenue. (Id.)

M. Fontan possède plus de quarante cas analogues guéris en une ou deux saisons (*Bull. de l'Académie*, p. 715).

38. Eczéma chronique du cou, de la tête, des oreilles, chez un enfant de quatre ans. Emploi inutile de pommades et de bains ordinaires; une courte saison l'améliore, une seconde le guérit. (G. Astrié, eaux d'Ax.)

39. Ictyose survenue depuis cinq mois sur une jeune fille de douze ans. Guérie en une saison à Ax. (Id.)

40. Impetigo, tenace chez un homme de vingt ans, rebelle aux pommades, aux bains de vapeurs. Guéri en une saison à Ax. (Id.)

41. Dartre ulcéreuse, chez un jeune homme de seize ans, modifiée rapidement, et disparue à la première saison. Léger retour au printemps; guérison définitive à la seconde saison. (Id.)

Je possède beaucoup de faits semblables.

42. Dartre vive de la poitrine et fistule anale, suite d'une incision faite aux hémorrhoïdes, chez un Espagnol d'un tempérament chaud et irritable. Les bains firent disparaître la dartre, et les douches et les injections, la fistule. (Eaux de Saint-Sauveur, Fabas; obs. 62 de L. Marchand.)

43. Impetigo chronique chez une jeune personne de dix-huit ans, lymphatique, mal réglée; la cuisse gauche était recouverte d'une écorce rugueuse et épaisse. Traitements divers; amélioration passagère aux eaux d'Aix, en Savoie; l'iodure de potassium et les amers donnent peu de résultats; emploi de l'eau de

Challes en boisson, en lotions, et en bains plus tard. Guérison en un mois; elle s'est maintenue. (Eaux de Challes, Dr Chevallay.)

44. Mentagre et ulcérations syphilitiques de l'arrière-bouche. Traitements mercuriels prolongés; les lotions et la boisson d'eau de Challes guérirent la mentagre après un mois, et les ulcérations de la bouche après deux mois de leur usage. Depuis lors, bonne santé et embonpoint remarquable. (Eaux de Challes, Dr Carrère.)

45. Angine folliculeuse chez un ancien notaire, qui ne pouvait plus parler sans ressentir des douleurs très-vives au larynx et à l'arrière-bouche; symptômes généraux graves, crainte de phthisie. Traitement dérivatif, eau d'Enghien, silence absolu. Guérison complète après deux saisons. (P. Bouland, eaux d'Enghien, obs. 4.)

46. Pharyngite granuleuse chez une jeune chanteuse qui avait dû renoncer à son état. Guérison en buvant deux ou trois verres d'eau d'Enghien pendant trois mois, et se lotionnant plusieurs fois par jour. (Id., obs. 5.)

47. Pharyngite granuleuse, chaleur vive au larynx. Douches fraîches d'eau d'Enghien; guérison. (Id., 7e obs.)

48. Herpès aux pieds, varices aux jambes, lumbago. — Fait intéressant moins par la guérison de l'affection dartreuse que par le succès obtenu pour les varices aux jambes. (Eaux de Lavey; Lebert, obs. 1.)

49. Bronchite chronique, avec accès de suffocation, et quelques points emphysémateux; tempérament bilieux. Eau d'Enghien; disparition des signes stéthoscopiques. (Id., obs. 12.)

50. Blépharite depuis le bas âge, chez un enfant de sept ans et demi, revenant de temps en temps, mais persistant avec opiniâtreté depuis huit mois; chute des cils, bord ciliaire rouge, croûteux, en outre quelques plaques rouges furfuracées sur les joues et les tempes; bonne santé du reste. Saison de 26 bains, 5 purgations, lotions minérales. A son départ, les cils étaient presque tous repoussés, et le bord des paupières ne conservait qu'un peu de rougeur. (V. Gerdy, eaux d'Uriage, obs. 39.)

51. Céphalalgie, subordonnée à une affection herpétique, chez une dame de quarante-huit ans. Envoyée à Molitg, il se fit, après quelques jours, une éruption de quelques boutons, et les maux de tête diminuèrent et disparurent même, et la malade ne reparut aux eaux les trois années suivantes que pour se débarrasser d'une éruption herpétique qui s'était montrée sur les mains et les oreilles, ce à quoi elle parvint. (Anglada, eaux de Molitg, obs. 24.)

52. Épigastralgie de nature herpétique, chez un homme de trente-cinq ans, sujet à des efflorescences dartreuses. Rien n'avait pu le débarrasser de ses souf-

frances gastriques, dont la violence redoublait surtout en hiver; les eaux de Molitg ramenèrent à l'extérieur une éruption herpétique, et ces douleurs intolérables cessèrent. (Anglada, eaux de Molitg, obs. 25.)

53. Leucorrhée et catarrhe vésical, entretenu par une irritation herpétique, chez une dame de trente-deux ans, sujette à des dartres, qui avaient disparu sans que sa santé parût s'en ressentir. Amélioration dès les premiers bains pris à Molitg, en 1826, et l'embonpoint et la fraîcheur primitive se rétablissent; revenue, en 1827, aux eaux, elle présentait des éruptions herpétiques, dont celles-ci avaient provoqué la réapparition. (Id., obs. 26.)

54. Affection des poumons à caractère herpétique, chez un jeune homme de dix-huit ans, sujet à des éruptions, et qui fut pris après sa croissance de dyspnée, de toux tantôt sèche, tantôt expuitive. Deux saisons à Molitg firent apparaître de larges plaques dartreuses aux mains et sur la face, et toutes les craintes se dissipèrent. (Anglada, obs. 27.)

55. Phthisie attribuée à une métastase dartreuse. Guérison en deux saisons aux eaux de la Preste. (Id., eaux de la Preste, 28e obs.)

56. Douleurs rhumatoïdes et gonflement des genoux, chez un homme de quarante-quatre ans, qui avait contracté deux fois la gale, et porté longtemps sur la main une dartre pustuleuse. Traitements variés infructueux. Il se rendit à Molitg en 1825, marchant avec des béquilles. Après quelques bains, il se fit une explosion de pustules sur toute la peau; bientôt les engorgements articulaires diminuèrent avec les douleurs, et il partit débarrassé de tous ses accidents. (Anglada, eaux de Molitg, obs. 32.)

57. Dartres sèches, miliaires, prurigineuses, et deux gonorrhées; troubles généraux, consomption. L'usage de l'eau de la Preste, en boisson et en bains, à température modérée, ne tarda pas à provoquer une abondante éruption de boutons et un écoulement uréthral. Un mois de traitement avait suffi pour dissiper l'affection cutanée, ramener le sommeil et l'appétit. Une seconde saison fit tout disparaître, et le léger suintement gonorrhoïque, qui avait persisté, disparut lui-même. (Anglada, eaux de la Preste, obs. 34.)

58. Gastrite chronique, avec vomissements et douleurs d'estomac, consécutive à la disparition d'accidents dartreux. La réapparition de la maladie herpétique a été suivie de la guérison complète de la phlegmasie gastrique. (G. Astrié, eaux d'Ax, obs. inéd.)

59. Eczéma et gale chez un jeune homme de treize ans. Traitements inutiles depuis cinq ans. Une saison à Ax, avec 20 bains forts, la boisson du bain fort, et quelques étuves, eut raison de la maladie. (Id.)

60. Vomissements et troubles digestifs, consécutifs à la suppression d'une dartre de la jambe, chez un homme de quarante et un ans. Les eaux rappelèrent à la jambe des phlyctènes érysipélateuses, qui, après avoir suinté pendant quinze jours, se flétrirent et se séchèrent; en même temps les accidents gastriques avaient cessé. (Chevalier, eaux de Bagnols, obs. 117.)

61. Névralgie sciatique, avec un peu de rougeur et de gonflement de temps à autre de la jambe gauche, liée à la disparition d'un eczéma. Bains d'Ussat employés depuis trois ans sans grande amélioration; cinquante jours passés aux eaux d'Ax, qui furent prises en bains, boissons et étuves, guérirent le malade. (Eaux d'Ax, G. Astrié.)

62. Eczéma des régions mastoïdiennes, chez une dame, datant de cinq ans, et accompagné de gastralgie et d'une abondante leucorrhée; épuisement. 18 bains pris en trente-cinq jours guérirent la dartre et la gastralgie, diminuèrent la leucorrhée, donnèrent des forces et de l'appétit. (Eaux de Cauvalat-lès-Vigan, E. Verdier, obs. 14.)

63. A l'âge de quatorze ans, Mlle *** est prise d'un mal de gorge, de cuisson à la langue; plus tard, ses lèvres se recouvrent de pellicules, une dartre furfuracée envahit la face, qui se parsème de petits furoncles; les pieds sont toujours froids, la tête lourde, la menstruation languissante. A vingt ans, arrivée à Cauvalat. Douches aux pieds, bains tièdes; à mesure que le mal cutané guérit, son analogue de la muqueuse buccale pharyngienne diminue d'intensité; l'un et l'autre sont tellement améliorés que la malade se croit guérie, ne prend que 15 bains, et ne veut plus rien faire pour consolider sa guérison. (Eaux de Cauvalat-les-Vigan, Verdier, 23e obs.)

64. État cachectique, diathèse dartreuse. D..., officier en retraite, lymphatique bilieux, porte au-dessus du mollet, à la jambe gauche, quatre ulcères à fond grisâtre, et tout autour une éruption eczémato-impétigineuse, en plaques étendues; il est malade depuis deux ans et demi, a eu beaucoup de clous pendant l'hiver; pâleur, maigreur extrême. Il a pris des amers, de la salsepareille, etc.; il a de la peine le matin à fermer les poings, et se plaint d'une grande faiblesse musculaire. Deux saisons passées à Ax l'ont rétabli, ont guéri ses ulcères, et lui ont rendu ses forces et de l'embonpoint. (Eaux d'Ax, G. Astrié, 1840.)

65. Surdité chez un homme de quarante ans, date de trois années. Obstruction des deux conduits auditifs par des produits membraneux et des concrétions cérumineuses. Étuves pendant un mois, douches deux fois par jour dans les oreilles. Amélioration; une éruption boutonneuse couvre tout le visage, ce qui n'empêcha pas de continuer encore pendant dix jours le traitement. L'ouïe était en grande partie revenue. (Eaux de Bagnols, Chevalier, obs. 57.)

66. Dartre lichénoïde chez un jeune homme de vingt-deux ans, nerveux. Ongles jaunes et déformés, en même temps toux férine, douleurs à l'hypogastre, et constipation habituelle; des jours chauds et orageux lui causaient des crampes et des pandiculations continuelles. Il avait en vain recouru à Luchon pendant deux ans. 150 bains et 450 verrées d'eau de la Raillère, près de deux années consécutives, firent cesser tous ces accidents, à l'exception des ongles, qui sont toujours restés jaunes et très-épais. L'éruption, les premiers vingt jours, fut vive et plus considérable, des aphthes parurent à la bouche, des furoncles aux fesses, et les urines déposèrent des matières briquetées. (Eaux de Cauterets, C. Camus.)

67. Porrigo à la tête chez une fillle scrofuleuse. Bains salés et sulfureux à Lavey; guérison complète. (4e observ., Lebert.— Voir le tableau général comparé.)

2° MALADIES SCROFULEUSES.

La *scrofule* est une affection constitutionnelle, héréditaire le plus souvent, essentiellement chronique, à longues périodes, caractérisée par une prédisposition organique manifeste portant sur le système lymphatique, la peau et le tissu cellulaire, par des affections multiples diverses, et notamment par des engorgements ganglionnaires, qu'on retrouve souvent aux régions cervicale et sous-maxillaire.

Elle est surtout l'apanage des tempéraments lymphatiques, et une constitution dont le fond morbide héréditaire est scrofuleux s'allie presque toujours à un tempérament lymphatique exagéré, qui semble être le premier reflet, le premier degré de l'affection scrofuleuse.

Aussi a-t-on pu dire avec raison que le tempérament lymphatique est une prédisposition à la scrofule.

Mais il est certain aussi qu'il y a des scrofuleux qui présentent les attributs du tempérament bilioso-sanguin et lymphatico-sanguin.

Ces cas s'observent dans les scrofules produites par le mauvais usage des choses hygiéniques, surtout le défaut d'air salubre, de lumière, et d'une alimentation appropriée aux forces digestives; ou dans ces conditions morbides assez nombreuses où une nouvelle diathèse, la syphilis, par exemple, est venue aviver et développer un germe ou une disposition strumeuse peu prononcée encore.

La même difficulté se présente pour délimiter le cadre pathologique des affections scrofuleuses, pour le moins aussi surchargé que celui des dartres. Cependant le travail déjà fait pour la diathèse dartreuse nous sera encore ici fort utile. En effet, les maladies avec lesquelles on a surtout confondu les scrofules sont les dartres, la syphilis, les tubercules. Connaissant ce qui est propre aux lésions morbides de ces trois affections, il est plus facile d'opérer le triage et de constituer les altérations spéciales à la scrofule.

Et d'abord la scrofule à deux lésions pathognomoniques caractéristiques : ce sont : 1° les écrouelles, les engorgements des ganglions et du tissu cellulaire périphérique qui produit des tumeurs diffuses, en masse, bosselées, très-souvent compliquées de tubercules depuis M. Lebert ; 2° l'engorgement comme œdémateux de la lèvre supérieure et du nez.

L'ensemble de la constitution scrofuleuse présente une structure souvent peu régulière, une tête grosse, un ventre développé, un accroissement tardif, un ralentissement des phases de l'évolution organique, de la puberté, de l'adolescence, de la menstruation, une mollesse des tissus, la flaccidité et la bouffissure des chairs ; une apathie prononcée ; les dents souvent striées et gâtées, l'haleine mauvaise, les sécrétions sudorales odorantes, la peau pâle, blanche, fine, humide. Cette diathèse offre encore un sang peu riche en globules, pâle et séreux ; une circulation capillaire peu active ; le système osseux développé dans la partie spongieuse, surtout au niveau des têtes articulaires, le système cellulaire infiltré ; l'appareil lymphatique prédominant.

Une surabondance des sucs blancs, des sécrétions muqueuses, cutanées, et séreuses qui se manifeste par une disposition catarrhale, des coryza, des leucorrhées, des rhumes, des œdèmes.

Les produits pathologiques des scrofules sont : 1° Des infiltrations séro-plastiques dans le tissu cellulaire et les tissus, principalement dans les glandes lymphatiques ;

2° Des formations séro-purulentes, à marche lente, à élaboration pyogénique incomplète, mêlées à des productions albuminoïdes plus ou moins concrètes. Il est certain que ce séro-pus scrofuleux peut être dans quelques cas résorbé. Il n'en est pas de même pour le pus phlegmoneux.

Ce sont ces produits que l'on retrouve dans les tissus cellulaires séreux, osseux et ganglionnaire, qui sont le siége principal des lésions strumeuses.

Une faiblesse considérable des fonctions générales, le peu d'activité de l'appareil sanguin, l'appauvrissement de la partie cruorique du sang, la surcharge de matériaux séreux et albuminoïdes, mal élaborés, le défaut d'excitation nerveuse par un sang mal artérialisé, la tendance aux dépôts et aux formations fibrineuses et séro-purulentes dans les tissus, tels sont les principales altérations humorales et dynamiques fonctionnelles qui constituent le fond de la diathèse strumeuse.

L'étiologie remonte à la provenance de parents scrofuleux eux-mêmes, ou dont la constitution a été affaiblie par des excès, des maladies chroniques, la syphilis, les tubercules, etc., par l'âge avancé ou trop précoce; au mauvais usage des moyens hygiéniques, à la mauvaise direction des fonctions ; au défaut d'exercice, etc.

On pourrait, ce me semble, pour faciliter l'étude de la scrofule et de ses divers accidents, lui distinguer trois formes :

1° Une forme constitutionnelle générale qui consiste dans ce qu'on appelle d'habitude une constitution scrofuleuse, sans lésions spéciales bien apparentes.

2° Une forme fixe ou scrofule confirmée, marquée par une lésion scrofuleuse isolée, des yeux, des glandes, des os, ou par plusieurs altérations de même nature réunies sur le même sujet.

3° Une forme cachectique caractérisée par l'altération constitutionnelle portée à un degré extrême, et par des lésions graves profondes et multipliées qui entraînent le marasme et la mort.

1° A la première forme se rattachent tous ces accidents morbides vagues, ces légères indispositions si fréquentes qui tourmentent les sujets très-lymphatiques.

Coryza et haleine fétide.

Phlegmasies catarrhales oculaires et kératites chroniques; orgeolets; fluxions aux joues, aux lèvres, au nez; muqueuses boursouflées.

Hémorrhagies faciles et rebelles.

Défaut de développement organique ; lenteur de la croissance, aspect chétif; débilité musculaire; susceptibilité morbide de la peau, défaut de réaction dans les maladies; arrêt de développement.

Engorgements ganglionnaires indolents.

Diarrhées fréquentes, développement considérable de l'abdomen.

État d'apathie.

Accès de fièvre irréguliers signalés par Hufeland.

Douleurs erratives dans les membres, le long des os.

Éruptions pustuleuses et croûteuses légères des enfants lymphatiques.

Ulcérations spontanées, engelures rebelles.

Tendance à la suppuration des moindres plaies.

Écoulements muqueux du nez, des oreilles, de la vulve, de l'utérus.

Disposition aux fausses couches.

Phlegmasies chroniques passant parfois à l'état aigu, se portant d'un point à un autre aux yeux, aux oreilles, à la poitrine, à la peau.

2° A la *scrofule fixe* ou *confirmée* se rattachent :

Les *écrouelles*, les *adénites* strumeuses, massées, bosselées, à phénomènes phlegmasiques lents, obscurs, à alternatives de diminution et de développement, avec ou sans ulcération des tissus, avec ou sans suppurations, avec trajets fistuleux, pus sanieux, séro-purulent, grumeleux, à marche très-chronique.

On confond souvent les adénites strumeuses de la région inguinale avec les bubons de la syphilis ; leur forme massée, pâteuse, diffuse, la coïncidence d'engorgements pareils dans la fosse iliaque, à la région sous-maxillaire ; leur marche, leur étiologie, l'état général du sujet permettent de les distinguer, et nous avons vu M. Ricord distinguer à ces signes des ganglionnites strumeuses compliquées d'accidents syphilitiques qui avaient agi comme cause occasionnelle de leur développement.

En revanche, j'ai vu de prétendues tumeurs strumeuses sous-maxillaires, traitées pour telles, offrir tous les caractères des bubons syphilitiques multiples et indolents, accompagnant des ulcérations primitives de la muqueuse buccale et surtout de la langue et des lèvres, et j'ai pu recueillir cinq observations de ce genre.

On connaît les stigmates difformes des cicatrices écrouelleuses,

Les kérato-conjonctivites opiniâtres, chroniques, à récidives si fréquentes ; les tubercules livides, les ulcérations cutanées irrégulières ; l'ozène ulcéreux et carieux ; certaines fistules lacrymales ; les abcès froids superficiels ou profonds ; les trajets fistuleux qui succèdent à leur ouverture spontanée ou chirurgicale ; les décollements de la peau consécutifs ; les engorgements éléphantiasiques des membres, des parties génitales, consécutifs à des fluxions érysipélateuses, à des lymphites, à des abcès ; les tuméfactions des extrémités spongieuses des os ; les tumeurs blanches ostéo-articulaires et vertébrales ; les caries ulcéreuses, ou avec formation de séquestres ; les raréfactions, les ramollissements, les infiltrations albumino-plastiques, les suppurations du tissu spongieux ; les destructions des phalanges, des orteils, des os du pied, des vertèbres, des os du nez, etc. Je crois qu'on doit rapporter à la scrofule le *rachitisme*, dans lequel le défaut de développement général semble s'être concentré sur le système osseux. Le tissu spongieux s'infiltre de sang noirâtre, l'os se ramollit, devient flexible, se tumé-fie aux extrémités articulaires. L'assimilation calcaire ne se fait plus ou est considérablement diminuée. Les produits épanchés dans la trame osseuse se concrètent, et, comme l'ont vu MM. Guérin et Rufz, s'organisent en prenant l'aspect d'un tissu spongoïde dépourvu en grande partie de substance calcaire qui devient chaque jour plus dense, et finit par remplacer le tissu de l'os. Cette matière peut ensuite devenir le siége d'un travail d'ossification lente, et se transformer en un tissu éburné.

Le rachitisme s'observe surtout dans l'enfance ; c'est de cette époque que datent le plus souvent les inflexions osseuses, les courbures vicieuses des os, des membres et du rachis, les déformations de la cage thoracique.

Enfin les ramollissements des os, les ostéomalacies, que l'on observe chez les adultes, doivent aussi être rapportés à un travail analogue, et au rachitisme, comme l'a établi dans une thèse récente fort remarquable M. Beylard.

Il faut aussi mentionner une forme de bronchite chronique, qu'on a désignée quelquefois sous le nom de *phthisie scrofuleuse*, propre aux sujets atteints de scrofules, coïncidant avec d'autres lésions strumeuses, se guérissant avec elles, s'accompagnant d'une expectoration puro-muqueuse abondante, d'une dyspnée prononcée, avec engorgements des ganglions bronchiques ; elle accompagne assez souvent la phthisie tuberculeuse, et paraît rendre celle-ci plus accessible au traitement par les eaux sulfureuses.

3° A la *scrofule cachectique* se rapportent :

Les cas les plus graves de l'affection strumeuse.

Constitution profondément altérée, teint terreux, épuisement, marasme, inertie fonctionnelle, bouffissure et œdématie.

Les flux muqueux excessifs; les abcès multiples, étendus, se formant dans les parties les plus diverses, la peau, le tissu cellulaire, les muscles, les viscères, les os.

Les caries multiples des os, occupant les vertèbres, le sternum, le rocher, les côtes, avec abcès par congestion, très-étendus et intarissables.

Les tumeurs blanches, à forme très-lente, frappant plusieurs articulations, chez des sujets couverts d'ulcères, de fistules, de cicatrices, pris de diarrhées colliquatives, d'œdèmes des extrémités, d'épanchements séreux, de suffusions sanguines.

Dans la cachexie scrofuleuse, les forces se perdent peu à peu, l'appétit se conserve quelquefois longtemps; la fièvre hectique ne se montre que très-tard, et s'accompagne plutôt de dévoiement que de sueurs abondantes.

La marche de la maladie est extrêmement longue, suit le développement même des âges, et présente des intervalles de rémission plus ou moins prolongés.

La scrofule s'aggrave en hiver, s'amende durant la belle saison.

La succession lente et interrompue des accidents est une circonstance favorable.

La puberté est souvent une époque de crise heureuse pour les constitutions scrofuleuses. La stimulation nouvelle, l'essor donné au développement organique à cette époque, les nouvelles élaborations excrétoires que va fournir le sang (règles, sperme, système pileux, etc.), l'énergie plus grande du système vasculaire, contribuent beaucoup à modifier l'état diathésique.

Chez la plupart des srofuleux, comme l'observe M. Lugol, les maladies se montrent sous une forme plus sérieuse qu'à l'ordinaire; cela est surtout vrai pour les diathèses chroniques, la syphilis, le scorbut.

Les savantes recheches de M. Lebert ont démontré que les tumeurs scrofuleuses sont souvent envahies par des tubercules; la diathèse phymique n'est que trop souvent la compagne de la scrofule; il y a entre elles une grande affinité, et les tubercules se produisent avec une extrême facilité sur le fond humoral strumeux.

Les eaux sulfureuses, autant par l'excitation minéro-thermale qu'elles provoquent, et l'ensemble si complet des ressources hygiéniques dont elle dispose, que par le mode altérant spécial qui leur est propre, conviennent à la plupart des formes et des degrés de la scrofule.

Elles agissent, dans ces cas, peut-être plus sur l'ensemble des fonctions générales qu'elles relèvent, et surtout sur l'appareil sanguin, qu'elles stimulent et réveillent d'une manière toute particulière, que sur la diathèse scrofuleuse elle-même.

Le mécanisme de leur action dans cette maladie me paraît être le suivant : d'un côté, activité plus grande des fonctions digestives, et surcroît d'action des principaux appareils dépurateurs, qui fait cesser la pléthore humorale scrofuleuse ; d'un autre côté, élaboration plus complète du sang, par l'excitation vive de la circulation capillaire et du système vasculaire à sang rouge, et par suite hématose plus parfaite, élévation du chiffre des globules, diminution du sérum et des produits albuminoïdes ; nutrition plus parfaite, vitalité plus grande des tissus, résorption plus facile, et grâce à cet ensemble de modifications physiologiques et à cette sorte de pléthore sanguine momentanée, on voit la reconstitution organique se faire, la pléthore lymphatique ou humorale s'affaiblir, et céder même par le maintien ou la reproduction répétée de ces puissantes influences.

Le traitement des scrofules par les eaux est en général long, et demande une longue saison, et souvent plusieurs saisons.

On se trouve bien d'alterner, dans les cas rebelles, les bains de mer avec les eaux sulfureuses. Cette association des agents hygiéniques, et d'agents stimulants et toniques naturels, est le moyen le plus puissant que l'on ait pour modifier profondément les constitutions scrofuleuses.

Les eaux sulfureuses ne guérissent pas directement les scrofules comme les dartres ; elles modifient heureusement l'ensemble de l'organisme, et mettent la maladie en voie de guérison ; tel est le résultat vrai, qui me paraît basé sur l'ensemble des faits.

C'est ce qui explique en partie cette remarque, qui n'avait pas échappé à Bordeu : « Je ne sais par quelle fatalité je n'ai vu que rarement des tumeurs et des glandes que nos eaux aient parfaitement et complétement fondues et résoutes. »

Cette remarque a pu être faite non-seulement à Barèges, mais à Ax, à Luchon, à Enghien, à Uriage, etc

Si ces engorgements ganglionnaires sont anciens et considérables, ils ne disparaissent complétement qu'après des mois et des années de traitement.

Les boissons, les bains, surtout ceux de piscine, à température un peu élevée, les douches locales en jet ou en arrosoir, les douches écossaises, agissent bien dans ces cas. Lorsque la douche amène de la douleur et une inflammation trop vive, il faut en modérer l'action, la suspendre, recourir aux cataplasmes, etc.

Un bon régime, et surtout de l'exercice sous toutes ses formes, mais toujours proportionné aux forces individuelles, voilà encore deux puissants auxiliaires de la médication minéro-thermale.

Les antiscorbutiques, les pommades iodurées, l'iode, sont souvent adjoints avec succès aux moyens précédents, surtout dans les cas graves et anciens.

Il importe de ne pas recourir trop tard au traitement thermal, et de reconstituer les enfants pendant que s'y prêtent encore les faciles transformations de la matière organisable.

Les bons résultats des eaux sont, surtout ici, plus ordinairement consécutifs qu'immédiats, et les malades voient l'amélioration se produire et continuer jusqu'à la guérison, alors qu'ils en désespéraient.

Les chlorures et les iodures sont des modificateurs plus appropriés que le soufre aux formes graves de la scrofule ; mais il ne faut pas oublier que ces agents se retrouvent dans un certain nombre d'eaux sulfureuses, et que l'action du fer et du manganèse vient ajouter aux propriétés; reconstitutives de quelques autres ; comme je l'ai déjà indiqué, l'élément azoté glairineux n'y resterait pas non plus étranger. Aussi les eaux sulfureuses de Challes, de Luchon, de Barèges, d'Ax, d'Uriage, paraissent-elles plus actives dans le traitement des scrofules ; à Lavey, on emploie les eaux mères des salines de Bex.

Parmi les lésions de la scrofule confirmée, les affections strumeuses de la peau et des muqueuses (tubercules, ulcérations, décollements, abcès, coryza, ozène, leucorrhées, ulcères de la gorge, tuméfactions œdémateuses, etc.) sont celles qui cèdent le plus facilement et le plus promptement aux eaux.

Les tuméfactions œdémateuses éléphantiasiques, que M. V. Gerdy appelle *faux éléphantiasis*, pour le distinguer de l'éléphantiasis des Arabes ou jambe des Barbades, cède jusqu'à un certain point à la compression et à l'élévation du membre plus encore qu'aux eaux.

Les tumeurs ganglionnaires finissent par se résoudre ou diminuer considérablement après plusieurs saisons, et quand elles sont récentes et peu considérables, une seule suffit. Mais il arrive assez souvent qu'elles contiennent des dépôts tuberculeux, et dans ce cas, et c'est un point sur lequel nous avons entendu M. Trousseau insister avec juste raison, la résolution est impossible. L'engorgement du tissu cellulaire péri-adénique pourra diminuer; mais il faut, pour que la matière tuberculeuse soit éliminée, que la tumeur suppure; après cela, le traitement thermal amène rapidement la cicatrisation et le retour des choses à l'état normal.

Les lésions strumeuses des os, du tissu cellulaire, du périoste, des articulations, si communes dans les classes pauvres, sont puissamment modifiées et souvent guéries par les eaux sulfureuses.

Les gonflements périostiques cèdent d'une manière rapide à leur action; les séquestres sont éliminés plus vite, et le travail de répation est singulièrement activé par elles.

Les tumeurs blanches des petites articulations des mains, des pieds, diminuent et se fondent, pourvu qu'il n'y ait pas de dépôt tuberculeux; car alors les eaux déterminent un travail d'élimination suppurative, et plus tard la guérison.

Celles des grandes jointures, lorsqu'elles sont indolentes et chroniques, éprouvent les plus heureuses modifications; les trajets fistuleux sont avivés, jettent un pus mieux élaboré; les parties sont dégorgées, l'empâtement s'efface, les mouvements reviennent, des réseaux capillaires très-développés colorent la peau, revenue à l'état normal.

C'est dans ces cas que l'action des eaux devrait toujours s'interposer entre le malade et le couteau du chirurgien. Tous les ans l'on voit guérir, aux eaux thermales, des maladies chirurgicales de cette espèce, qui ne trouvent dans la plupart des hôpitaux d'autre moyen curateur qu'une mutilation parfois insuffisante, souvent mortelle.

Je me rappellerai toujours un malade auquel on avait enlevé successivement, pour des caries scrofuleuses, deux orteils et deux métatarsiens, et la carie s'étant reproduite, il subit l'amputation de Lisfranc ; lorsque je quittai le service, une nouvelle carie était en train de se produire sur l'autre pied ; faudra-t-il le lui amputer aussi ?

Des lésions de cette sorte guérissent parfaitement aux stations thermales, et avec peu de difformité en général.

L'association des cautérisations en raie de feu, du repos prolongé, et puis du traitement minéro-thermal, me paraît le moyen le plus puissant à employer dans les tumeurs blanches subaiguës, douloureuses, qu'exaspère le moindre mouvement.

Le mal vertébral de Pott est très-souvent de nature scrofuleuse, les mêmes moyens lui sont applicables ; mais c'est là une maladie longue, et souvent rebelle aux eaux comme aux autres moyens.

Les abcès par congestion doivent être ouverts le plus tard possible ; il y a des cas bien avérés de guérison de ces abcès sans ouverture ; quand ils sont ouverts, ce n'est qu'avec de grands ménagements qu'on doit leur appliquer le traitement thermal.

Le *rachitisme*, sous toutes ses formes, se trouve à merveille des eaux sulfureuses, et le travail de l'organisation osseuse est très-favorablement provoqué par le traitement minéro-thermal.

L'huile de foie de morue ou de raie a été préconisée beaucoup dans ces derniers temps contre cette maladie, et tous les jours on l'emploie avec succès. Frappé de cette analogie d'action de deux agents au premier abord bien différents, j'ai pu en trouver la raison dans l'analyse chimique.

Voici, en effet, une analyse récente de M. Riegel (1), qui attribue

(1) *Journal de pharmacie et de chimie*, juillet 1852.

à un litre d'huile de foie de morue (variété blanche jaunâtre) les principes suivants pour 1,000 grammes :

Soufre......................	0,20
Chlore............................	1,120
Iode...............................	0,327
Phosphore.........................	0,20
Acides sulfurique et phosphorique.....	»

Les autres variétés et l'huile de raie renferment à peu près les mêmes principes ; et on les retrouve tous, sauf le phosphore, dans beaucoup d'eaux sulfurées, qui ont de plus leurs modes hygiéniques et leurs procédés balnéaires.

C'est surtout dans les cas de rachitisme commençant que l'action des eaux se manifeste vite et bien.

Quant à la forme cachectique de la scrofule, je ne connais pas de moyen qui puisse donner plus de chances d'amélioration ou de guérison, si celle-ci est possible, que les eaux sulfureuses ou les eaux fortement salines, chlorurées et iodurées, des bords du Rhin.

Les sources d'une thermalité élevée, d'une sulfuréité moyenne et forte, les grands bains de piscine, les douches puissantes, les stations élevées à air vif, pur, aromatique, à large insolation, à distractions physiques nombreuses, aux eaux fraîches et limpides, à la nourriture animale bonne et variée : telles sont les conditions qui conviennent le mieux.

Les eaux où l'iode, les chlorures, le fer, le manganèse, la glairine, se trouveront en quantité prédominante, seront, dans la plupart des cas, préférables, si elles réunissent les qualités ci-dessus énoncées; on songera à Luchon, Ax, Vernet, Escaldas, Carcanières, Cauterets, Molitg, etc., dans la forme constitutionnelle ; à Barèges, Luchon, Uriage, Lavey, Aix en Savoie, dans la scrofule confirmée, et dans les lésions osseuses surtout.

Les sulfureuses dégénérées, les sulfureuses adventives, et les eaux hydro-sulfuriquées simples, sans chlorures, iode ou fer, doivent être mises de côté dans le traitement des scrofules ; ellles n'ont qu'un effet médiocre.

Voici les traits principaux d'un certain nombre d'observations prises aux hasard dans une nombreuse collection.

1. Enfant rachitique, colonne vertébrale légèrement incurvée, jambes un peu infléchies. Presque guéri à la première saison, complétement à la seconde. (Eaux d'Ax, 1826, G. Astrié.)

2. Tumeur blanche de la main gauche, datant de quatre mois ; abcès circonvoisins ouverts, os dénudé, trajets fistuleux. Deux saisons ; guérison parfaite par le bain fort et les douches. (Id.)

3. Abcès froids de l'épaule gauche, trajets fistuleux, engorgements glandulaires, chez un jeune homme de seize ans. Guéri après quarante-six jours. (Id.)

4. Deux cas semblables de kératites chroniques doubles, avec taies épaisses de la cornée. La vue fut recouvrée dans une saison ; récidive dans un cas, guérison complète à la seconde saison. (Id.)

5. Enfant de douze ans, chétif, pâle, scrofuleux ; méconnaissable après deux saisons, tant il est devenu fort et grand. (Id.)

6. Fistule lacrymale, abcès froid, et gonflement osseux. Guéris en cinquante-six jours. (Id.)

7. Engorgement ganglionnaire de la fosse iliaque, chez un jeune homme de vingt ans, faible et malingre, soumis sans succès par son père, qui est médecin, aux moyens thérapeutiques et hygiéniques ordinaires. Deux mois passés aux eaux lui ont rendu l'embonpoint, et ont fait disparaître l'engorgement iliaque. (Eaux d'Ax, 1832, G. Astrié.)

8. Mal de Pott, chez une dame de trente et un ans, très-lymphatique, pâle, amaigrie, depuis un accouchement laborieux et une fausse couche ; tumeur vertébrale lombaire, abcès par congestion à la partie supérieure et antérieure de la cuisse, qui s'est ouvert, et a laissé un trajet fistuleux. Traitements infructueux ; cautères, moxas, etc. ; bains et douches aux Couloubret. La suppuration diminue ; après deux mois, elle marche assez bien, il ne sort plus qu'un peu de sérosité par le trajet fistuleux, qui se ferme un mois après son retour chez elle, et il ne lui reste qu'une légère déformation de la stature. (Eaux d'Ax, 1841, G. Astrié.)

9. Ophthalmie scrofuleuse, glandes suppurées au cou ; opacité de la cornée, paupières rouges et engorgées, lèvres grosses, ulcération à la commissure, face

tuméfiée, chez une fille de seize ans. Très-grande amélioration après une saison aux eaux de Cauvalat-lès-Vigan. (Verdier, obs. 58.)

10. Engorgement glandulaire du cou, ulcère peu profond, date de quatre mois. Deux mois aux eaux guérissent cette jeune fille de quatorze ans, et trois mois après, les règles paraissent. (Eaux d'Ax, 1840, G. Astrié.)

11. Ulcères scrofuleux. Un enfant, né de parents écrouelleux, eut dès quinze ans des ophthalmies, que guérirent des plaies aux jambes; appétit mauvais, malaise, bâillements fréquents. 20 bains et 40 verres de la Raillère lui donnèrent un appétit vorace; les plaies parurent se déterger, puis s'enflammèrent. De nouveau le malade revint à la Raillère, après que le cérat et les eaux de Riemniset eurent fait taire cet accident. 25 bains et autant de verres finirent par guérir entièrement les ulcères. (Eaux de Cauterets, C. Camus.)

12. M. Gasc, à Barèges, sur 13 scrofuleux, en a vu guérir un seul, qui présentait un engorgement des glandes du cou et une ophthalmie chronique (mémoire).

13. Engorgement glanduleux du cou; suppuration, peau décollée, trajets fistuleux. Eaux de Barèges; avant la fin de la première saison, les ulcères fistuleux étaient entièrement cicatrisés; il n'existait plus de noyaux d'induration; une suppuration abondante les avait résous; le malade avait repris des forces et de l'embonpoint. (M. Carrère, thèse sur Barèges.)

14. Ce fait, choisi parmi plusieurs autres analogues, ajoute M. Carrère, montre, contre l'opinion avancée par MM. Gasc et Pâtissier, que de toutes les affections contre lesquelles ces eaux agissent favorablement, celles qui guérissent le mieux, après les maladies de la peau, ce sont quelques-unes des manifestations morbides du vice scrofuleux.

15. Engorgement cervical ganglionnaire ulcéré, à peau amincie et décollée; traitements infructueux, toniques et iodurés; santé générale détériorée. Guérison après une saison passée à Luchon, où la boisson, les bains, les douches locales, les injections, furent associés aux amers, à des pommades iodurées, à des cataplasmes. A la seconde saison, il ne restait plus qu'une cicatrice linéaire. (Eaux de Luchon, Fontan, *Bulletin de l'Académie*, 1845.)

16. Ulcérations et tumeurs scrofuleuses, chez une fille de six ans. Guérison par les eaux d'Arles en un mois. (Anglada, obs. 50.)

17. Tumeur blanche du genou droit, chez un prêtre espagnol. Trois saisons aux Escaldas; guérison. (Anglada, obs. 51.)

18. Engorgement strumeux du poignet gauche, douleur vive et profonde; traitements variés, chez une demoiselle de seize ans, lymphatique et irrégulièrement menstruée. Amélioration après dix-huit jours de traitement aux Eaux-Chaudes;

l'année suivante, la guérison est radicale, les menstrues se sont parfaitement régularisées. (Eaux-Chaudes, J. Lafore, obs. 6.)

19. Mêmes accidents, depuis deux ans, à l'articulation tibio-tarsienne, mêmes moyens. Guérison en deux saisons. (Id., obs. 7.)

20. Carie du métatarse, ulcères fistuleux au pied gauche, chez un soldat. Amputation proposée et refusée. Traitement par l'eau de Challes; guérison parfaite sauf un peu de déformation du pied. (Eaux de Challes, Dr Rossi.)

21. Carie scrofuleuse du tibia, chez un individu de quatorze ans, indigent et très-lymphatique, peau ulcérée. Les eaux de Challes ont cicatrisé l'ulcère en trois semaines; santé générale améliorée. Les lotions et la boisson le guérirent complétement après six mois de leur usage, après sortie de petites esquilles. (Eaux de Challes, Dr Donsenget.)

22. Observations d'engorgements glanduleux, d'ulcères, de bronchites, de tumeurs scrofuleuses, guéris après plusieurs saisons aux eaux de Bagnols. (Chevallier, obs. 62 à 68.)

23. Observations d'ulcérations cutanées, de surdité, d'ophthalmie, d'engorgements glanduleux, d'ostéites scrofuleuses, d'abcès froids, de tumeur blanche du genou, de cachexies scrofuleuses, de faux éléphantiasis, de disposition scrofuleuse, de rachitis, améliorés ou guéris par une ou plusieurs saisons aux eaux d'Uriage. (V. Gerdy, eaux d'Uriage, obs. 51 à 65 (14).)

24. Deux cas de carie du coude; amputation proposée. Guérison par les eaux d'Aix en Savoie. (C. Despine, p. 97.)

25. Ozène scrofuleux, tumeur lacrymale, puis fistule. En huit jours de traitement thermal, fistule lacrymale guérie, et la guérison s'est maintenue. (Eaux d'Uriage, V. Gerdy, obs. 80.)

26. Annette Clavel, de Vienne, sept ans, lymphatique et faible, présente une courbure rachitique très-prononcée des jambes et un peu du sternum : impossibilité de marcher sans béquilles. La maladie durait depuis trois ans, lorsque cet enfant fut amenée à Uriage en 1841. L'action des eaux produisit une amélioration très-notable. Six mois après, elle se cassa la cuisse, et malgré cet accident, lorsqu'elle revint à Uriage, en 1842, ses jambes avaient plus de volume et de force, le sternum était redressé. Elle reprit 20 bains et 6 douches à 40°, et à son départ, le 18 août, elle commençait à marcher sans béquilles.

27. Mariette Clavel, sœur d'Annette, âgée de six ans, portait une affection semblable, que les eaux améliorèrent beaucoup en 1841. Le tibia gauche, très-infléchi, s'était un peu redressé, la marche était facile, et pouvait être longtemps soutenue, et la démarche de l'enfant trahissait très-peu sa maladie. (Eaux d'Uriage, V. Gerdy, obs. 65.)

28. Accidents scrofuleux graves, survenus chez un enfant de douze ans, qui avait eu la rougeole depuis environ six mois : paupières tuméfiées, collées, laissant échapper une humeur âcre, épaisse; lèvres grosses, glandes du cou fortement engorgées, humeur âcre et jaunâtre s'écoulant des narines; croûtes épaisses sur la lèvre supérieure et le pourtour des narines; grande faiblesse des extrémités inférieures, ne permettant la marche qu'autant qu'on le soutenait; tête constamment penchée sur la poitrine; caractère hargneux; du reste, bon appétit, bon sommeil. Les eaux de Molitg, prises en dernière ressource, et données avec de grandes précautions, déterminèrent vers le douzième jour une abondante éruption de petits boutons derrière les oreilles, et sur le cou et la tête; ces boutons suppurèrent. Au dix-huitième jour, la figure se dégorgea, l'écoulement nasal devint moindre, les yeux s'ouvrirent, et les membres se raffermirent. Il quitta Molitg, après un mois de séjour, dans l'état le plus satisfaisant. (Eaux de Molitg, Anglada.)

29. Ophtbalmie double depuis quatre ans, chez un soldat de dix-neuf ans, qui avait des glandes ulcérées au cou, et des ulcères dartreux sur quelques parties du corps. Il avait déjà perdu un œil, et presque complétement la vue par une ulcération, avec albugo recouvrant la cornée transparente de l'autre œil. Traitements infructueux. Les eaux de Challes lui ont fait recouvrir assez de vue pour se diriger sans aide de personne, et ont fait disparaître les glandes du cou et les ulcères dartreux; l'albugo a diminué de densité à un tel point, que l'on peut espérer une cure complète à la prochaine saison. (Eaux de Challes, Dr Rigolfi.)

30. Lupus au nez, impétigo à la figure, ulcères aux joues, glandes au cou; maladie ancienne presqu'entièrement guérie à Lavey, en 1841 (Lebert, obs. 6). (Voir le tableau comparé des maladies.)

3° MALADIES RHUMATISMALES.

Rien n'a été plus sujet à discussion que la nature et le champ des affections rhumatismales. Après avoir entassé écrits et observations, on est moins d'accord que jamais sur ce point; et le rhumatisme est encore phlegmasie pour les uns, maladie spécifique pour les autres; irritation pour ceux-ci, asthénie pour ceux-là.

Et cependant sans doctrine médicale, que deviennent les indications et la thérapeutique rationnelle?

Quelle est l'idée doctrinale qui paraît plus conforme à la généralité des faits observés? Je la trouve, à mon sens, parfaitement indiquée dans l'ouvrage de MM. Trousseau et Pidoux, et j'y puise les données suivantes :

« Les affections rhumatismales se distinguent des maladies aiguës par une diathèse particulière, qui tout en leur imprimant les caractères généraux des maladies aiguës et des fièvres du même type, leur donnent en même temps la mobilité et l'irrésolution des névroses.

Aiguës souvent par leurs symptômes, elles sont chroniques par la disposition constitutionnelle de l'économie qui en ramène souvent le retour, et qui, bien souvent aussi, les prolonge avec un certain caractère hectique particulier.

Le rhumatisme articulaire, envisagé médicalement, offre un champ rempli de faits imprévus, de nuances embarrassantes, d'affinités et de transformations innombrables. Les caractères particuliers du rhumatisme, inscrits dans les symptômes et les lésions, accusent une nature particulière dans le principe générateur des phénomènes; ce n'est pas là une inflammation saine et simple.

Et que de cas nombreux où le rhumatisme existe sans inflammation! les rhumatismes nerveux, musculaires, les douleurs rhumatismales, ne sont-ils pas les affections les plus communes et les moins inflammatoires de la pratique?

D'un moment à l'autre il peut s'y joindre sans doute un appareil inflammatoire, mais cela démontre précisément que ces deux états ne sont ni inséparables l'un de l'autre, ni essentiels l'un à l'autre.

On ne peut nier la communauté d'origine et de nature entre la phlegmasie rhumatismale articulaire, et beaucoup d'autres affections congénères, dépouillées de l'élément inflammatoire.

Elles peuvent se développer en l'absence de toute cause occasionnelle; et il faut admettre dans leur développement une spontanéité spéciale, c'est-à-dire une diathèse qui fait le fond commun de toutes les affections rhumatismales.

Les caractères principaux des phlegmasies rhumatismales sont leur mobilité, leur marche irrégulière, leurs rechutes, leurs récidives fréquentes, leurs formes diverses, leur peu de tendance à la suppuration.

Cette affection est essentiellement constitutionnelle, ce qui est démontré par la propriété de se transmettre héréditairement, d'être facilement sujette aux récidives, de passer à l'état chronique.

On n'a pas assez remarqué combien peu le système, d'après l'expression anglaise, est malade chez les individus affectés du rhumatisme articulaire fébrile le plus intense; leur teint est pâle et mat; l'aspect tout physiologique des muqueuses en général; et si on en excepte leurs douleurs; le sentiment intime de santé et de bien-être que conservent la plupart, l'appétit qu'ils ne cessent d'éprouver, tout enfin, sous ce rapport, les rapproche de l'état du système dans les maladies chroniques. Qu'importe l'acuité des symptômes; la goutte est-elle une maladie aiguë, malgré ses accès si intenses?

Mais l'excès de fibrine du sang, dira-t-on encore; phénomène mal interprété, faudra-t-il répondre. Le rhumatisme paraît être aux tissus blancs de l'économie (tissus cellulaire séreux et fibreux) ce que sont au système muqueux les fièvres catarrhales. Dans le rhumatisme, la séreuse intra-vasculaire de l'appareil à sang rouge exhalerait beaucoup de sérosité, et serait en sympathie spéciale avec les tissus du même genre affectés plus ou moins de rhumatisme. Les parties blanches et séreuses du sang sont donc en excès dans cette affection. La pléthore vasculaire et l'orgasme artériel qu'on y observe sont dus bien plutôt au travail formateur de cet élément séreux, qu'à l'augmentation des éléments du sang qui jouissent d'un plus haut degré d'organisation.

Cet état, sauf le mouvement inflammatoire spécial qui l'accompagne, ressemblerait bien plus à la pléthore de certaines chlorotiques, qu'à celle des sujets sanguins, ou des fièvres inflammatoires.

On sait que la couenne du sang est formée aux dépens de la sérosité de ce liquide. La présence d'une proportion considérable de fibrine dans le sang prouve donc seulement une chose, l'existence de phlegmasies aiguës dans une maladie où la sérosité du sang tend à se former en plus grande quantité.

La proportion de la fibrine, le volume de la couenne, ne sont jamais plus considérables que chez les chlorotiques intercurremment affectés d'une phlegmasie aiguë, et il est des rhumatisants dont la dernière goutte de sang se formerait en couenne si on s'avisait de la leur tirer.

Ce qui invite à saigner et trompe les praticiens, c'est la force du pouls, le volume de l'artère et sa roideur vibrante; cela s'accorde avec la stimulation particulière de l'arbre artériel dans le rhumatisme aigu, produite sans doute par le travail de supersécrétion morbide de sa membrane interne : la fréquence des phlegmasies de l'endocarde et celle des bruits artériels, bien signalés par M. Bouillaud, en est une nouvelle preuve. C'est là une indication spécieuse. On voit souvent des malades immodérément saignés, qui conservent des douleurs et des phlogoses subaiguës dans les jointures, avec une anémie qui semble la condition de la persévérance et de la mobilité indéfinie de l'affection. Le rhumatisme est là tout entier, mais dépouillé de ses apparences, de son masque inflammatoire, et réduit à lui-même autant que possible.

Il ne faut pas cesser d'avoir cette distinction sous les yeux : rhumatisme, état inflammatoire. C'est ce dernier qui produit la couenne du sang, les fausses membranes de la plèvre, de l'endocarde, etc. S'il réclame les émissions sanguines, on ne doit y déférer qu'avec le souvenir de l'état spécial qui fait le fond de la maladie, et dont la nature réfractaire, sujette à récidive, mobile, soumet l'élément inflammatoire à ses allures et à ses caprices.

On est plutôt maître de la maladie en agissant sur l'élément rhumatismal, dont le génie est la mobilité, la douleur et le fluxionnement rapide, qu'en agissant sur l'état inflammatoire; si l'on peut agir sur les deux à la fois, ce sera mieux encore. »

Ces données, et l'ensemble des faits que révèle la clinique thermale, me conduisent à établir les considérations suivantes :

Le rhumatisme est, comme la scrofule, comme les dartres, une affection constitutionnelle diathésique, héréditaire, ou pouvant dériver accidentellement de la diminution et de la suppression d'un flux, ou d'une sécrétion normale ou anormale (sueur, lactation, lochies, etc.), ou d'un séjour prolongé dans un lieu froid, bas et humide. Il offre pour altération humorale dominante une pléthore séreuse; pour trouble fonctionnel, un état asthénique des appareils excréteurs, cutanés et muqueux, et une atonie nerveuse qui va parfois jusqu'à l'éréthisme et à la paralysie; pour phénomènes morbides, des mouvements fluxionnaires d'une durée et d'une fréquence variables sur les organes d'exhalation séreuse, sur les systèmes séreux ou fibro-séreux, cutanés et muqueux, avec perversion fonctionnelle de ces organes. Le défaut de résistance vitale régulière, et l'impressionnabilité vive de la peau à l'influence du froid et du chaud, sans tendance réactionnelle organique, immédiate et suffisante, tels sont encore deux traits de la diathèse rhumatismale.

La fluxion rhumatique a pour siége d'élection les séreuses. Fixée sur une ou plusieurs articulations, elle produira le rhumatisme articulaire chronique primitif, les hydarthroses chroniques; sur la séreuse intra-vasculaire, les troubles circulatoires, les palpitations, les mouvements fébriles; sur la plèvre, le cœur et les méninges, des épanchements séreux, qui pourront revêtir au cerveau la forme apoplectique; sur le névrilème de la moelle épinière et des nerfs, des accidents névralgiques, choréiques, paralytiques; sur la peau, des sueurs profuses, incoercibles; sur les muqueuses, des bronchorrhées, des gastrorrhées, des exhalations vaporeuses, gazéiformes, etc.

Si le rhumatisme cesse d'être simple et se complique d'un état inflammatoire, avec fluxion sur l'appareil circulatoire et les articulations, il donnera lieu au rhumatisme articulaire aigu des auteurs, avec ses accidents et ses dangers de formations fibrineuses et même purulentes, aux articulations, au cœur, aux méninges ; et à tout son appareil critique fébrile. Compliqué de syphilis, il donne lieu à des maladies névralgiques et à des lésions du système fibro-séreux très-rebelles.

Si le rhumatisme s'allie à une diathèse qui a une certaine affinité avec lui, à la goutte, il produit cette singulière association symptomatique qui a reçu le nom de *rhumatisme goutteux*, et qui procède par fluxions plus ou moins régulières sur les petites jointures, et envahit même les grandes articulations, en laissant après l'hydarthrose rhumatismale, les dépôts tophacés de la goutte.

Si le rhumatisme se complique de névroses hystériques, son allure est modifiée, et il est plus difficilement influencé par les eaux thermales fortes, qui exaspèrent si souvent les phénomènes nerveux. Les eaux douces et tempérées de Saint-Sauveur, des Eaux-Chaudes, etc., sont très-utiles dans ces cas.

La fluxion rhumatismale, analogue à la fluxion érysipélateuse, disparaît après la mort, ne laissant souvent que son produit, l'excrétion séreuse. Si l'on a pu avancer cette idée, plus ingénieuse que vraie, que le rhumatisme était en quelque sorte l'érysipèle des tissus blancs, expression qui était familière à Récamier, je croirais me rapprocher davantage de la vérité en regardant certains érysipèles comme une fluxion rhumatismale de la peau et du système lymphatique, dont elle frapperait la membrane séro-fibreuse comme elle frappe celle du système sanguin. On sait que pour Blandin l'érysipèle était une lymphite et une cutite ; mais ce n'est pas une lymphite franchement inflammatoire suppurative ; elle a la marche des fluxions rhumatismales, leurs récidives, leur diathèse pléthorique, etc. Je ne puis qu'indiquer ici ce rapprochement, qui est bien plus réel encore pour la maladie décrite sous le nom d'*érythème noueux*, laquelle s'accompagne toujours de fièvre et de douleurs rhumatiques.

Ces dispositions érysipélateuses se trouvent à merveille des eaux sulfureuses.

L'âge, le sexe, le tempérament, les conditions individuelles, les professions, etc., tendent à imprimer à la manifestation rhumatismale un siége et des formes différentes.

Il y a, au point de vue de l'expression symptomatique de cette diathèse générale :

1° Un rhumatisme articulaire, le plus souvent polyarticulaire, mais parfois localisé à une jointure;

2° Un rhumatisme névralgique, musculaire, viscéral, fixé sur un tronc nerveux ou sur quelques rameaux sensitifs, qui se distribuent à un ou plusieurs muscles, ou à un organe;

3° Un rhumatisme du système nerveux, moteur plus ou moins étendu, auquel se rapportent certains tremblements nerveux, certaines chorées, les paralysies dites rhumatismales, etc.;

4° Un rhumatisme de la peau et des muqueuses;

5° Un rhumatisme inflammatoire;

6° Un rhumatisme goutteux.

Ces assertions, qui s'éloignent beaucoup de la nosographie actuelle et classique du rhumatisme, sont conformes à la théorie générale des diathèses, et à l'ensemble des faits que l'on observe tous les jours. Seules elles me paraissent expliquer et ces longues confusions, qui ont pu faire du rhumatisme le type des inflammations, et ces cas de suppurations prétendues rhumatismales; seules elles rendent compte de ces mutations si singulières de formes morbides, et de la variété des accidents que l'on observe chez des individus affectés de diathèse rhumatismale, depuis les fraîcheurs, les douleurs vagues, jusqu'à l'arthropathie, et à la fluxion séreuse méningienne ou péricardique qui les tue.

M. Sée, dans un mémoire récent et remarquable, a démontré de la manière la plus évidente la relation de nature, de marche et d'étiologie qui faisait de la chorée une expression nerveuse d'une affection rhumatismale. Nul doute, dit M. Ganderax, médecin inspecteur de Bigorre, que les affections cutanées chroniques répercutées, la suppression de certaines leucorrhées, de quelques hémorrhagies, et surtout celle d'un flux hémorrhoïdal, donnent lieu à des douleurs rhumatismales ; la suppression des lochies, des exutoires anciens, de la transpiration, causent des rhumatismes. Il faut convenir, avec Stoll et Celse, que l'influence de la mauvaise disposition des entrailles, qui suppose un état de malaise général, est pour beaucoup dans la production ou la permanence de cette maladie. La fièvre rhumatismale, disait Bordeu, a ses temps d'excrétion et son appareil critique, qui se termine tantôt par une sueur abondante, tantôt par d'autres évacuations, selon la nature et l'usage de l'organe affecté.

Ce mouvement excrétoire dont nous parlons, et que nos eaux procurent, ne doit point être troublé, puisqu'il est l'instrument de la guérison. M. C. Alibert a remarqué qu'une fois la scrofule et le rhumatisme établis, ils offraient, malgré leur relation étiologique étroite, un tel antagonisme, que jamais un scrofuleux ne se plaint de douleurs rhumatismales, et jamais un rhumatisant ne présente de signes de scrofules.

L'association de la scrofule au rhumatisme est assez rare en effet ; mais, avec l'école allemande, l'on doit admettre sa réalité, et dans les maladies oculaires, dans les tumeurs blanches, on peut fort bien la saisir.

L'application du traitement minéro-thermal se déduit naturellement de ces vues générales et est en parfaite harmonie avec elles ; l'on pourrait dire même, avec une certaine rigueur de logique, que, si le rhumatisme était ce qu'on le fait dans les livres, le traitement le plus puissant qu'on puisse lui opposer lui serait inapplicable et ne serait fondé que sur des indications empiriques. L'axiome thérapeutique *Naturam morborum curationes ostendunt* est d'une vérité générale. Pléthore séreuse rhumatismale et asthénie fonctionnelle, avons-nous dit, tel est le fond général de la pathologie du rhumatisme. Un sudorifique et un excitant, tel est le fond de la médication que la thérapeutique thermale lui oppose ; aussi toute localité qui a des eaux chaudes et même celles qui les font chauffer traitent avec succès les affections rhumatismales.

Le calorique, sous diverses formes balnéaires. avec des principes minéraux auxiliaires, tel est le moyen curateur du rhumatisme. Je me suis déjà expliqué sur l'influence plus heureuse, mieux adaptée à l'organisme humain, du calorique naturel des eaux thermales au sortir de la terre; j'ajouterai que les eaux sulfureuses jouissent, en général, de températures plus ou moins élevées qui les rendent très-avantageuses dans le traitement des rhumatismes, et qu'en outre, leur principe minéralisateur, le soufre, par ses propriétés spécialement sudorifiques et stimulantes, se prête merveilleusement à toutes les indications à remplir. Ces indications se résument en ces termes : provoquer une déplétion séro-humorale par la peau, relever les fonctions cutanées affaiblies et se laissant entraver, troubler par la moindre impression de froid, maintenir la dépuration cutanée au niveau des besoins de l'état morbide diathésique, stimuler et fortifier l'innervation languissante, irrégulière, et imprimer à tout l'organisme une force de résistance suffisante contre les agents extérieurs. La médication thermale sulfureuse, mieux encore que la thermale saline, répond à ces indications.

Les bains d'eau chaude commune ne conviennent pas, dit M. Patissier, pour la guérison du rhumatisme, parce que ces bains, en diminuant singulièrement l'énergie de la peau, la rendent très-impressionnable au froid, à l'humidité de l'atmosphère, tandis que les bains minéraux stimulent le système cutané, et, en augmentant sa vitalité, le rendent apte à réagir contre les influences atmosphériques. — Les rhumatisants irritables, nerveux, doivent s'adresser à des eaux sulfureuses faibles et d'une chaleur modérée. Ceux qui sont lymphatiquees et mous se trouvent mieux d'eaux sulfureuses fortes, d'eaux salines sulfureuses. Il faut, avant tout, que le rhumatisme soit aussi simple que possible, débarrassé de toute complication inflammatoire; aussi l'ancienneté de la maladie, dans les cas de rhumatisme aigu, est-elle une bonne condition de succès. Les bons effets des eaux semblent se prononcer d'autant mieux que les sueurs se développent et durent davantage; aussi faut-il soutenir cette excrétion si heureusement résolutive de l'état rhumatismal. Dans certains cas de rhumatisme aigu, même fébrile, lorsque surtout la fluxion rhumatique est bornée et stationnaire, les eaux sulfureuses ont eu un plein succès, et ont pu, par la révulsion cutanée et la dispersion des mouvements fluxionnaires, être d'un heureux effet. Mais l'application est délicate; pour peu que la fluxion soit mobile et l'état inflammatoire prédominant, l'on peut, en effet, exciter, dans le sens de la fluxion généralisée à un système, provoquer une fièvre angioténique grave et des raptus vers des organes importants; c'est une arme à double tranchant. Il est commun de voir les rhumatismes se raviver pendant les premiers jours de l'emploi des eaux, les douleurs s'exaspérer, et être même rappelées dans les articulations où elles avaient agi autrefois. Mais les douleurs ne tardent pas à se calmer, et l'amélioration est rapide. Il y a cependant des malades qui n'éprouvent de soulagement qu'après avoir cessé leurs bains, et même longtemps après. C'est dans les formes fixes, stationnaires, que les eaux réussissent le mieux et sans exposer le malade à des accidents métastatiques.

Il y a quelques cas rares, mais malheureux, où l'excitation minérothermale n'aboutit pas à déterminer la dérivation hypercrinique salutaire, et porte et fixe même la fluxion rhumatique sur des organes essentiels (voir l'obs. 10).

Parmi les rhumatismes *musculaires*, le lumbago se montre fréquemment aux eaux; mais il faut bien s'assurer, avant d'en faire l'application, de sa nature rhumatismale; car, si l'on avait affaire à un psoïtis simple ou avec névrite des troncs nerveux lombaires, ou encore si le lumbago était symptomatique d'une affection calculeuse des reins, les eaux pourraient être nuisibles. Les douleurs rhumatismales se calment d'ordinaire dans le bain d'eau thermale. Après quelques jours, elles sont souvent augmentées après la sortie du bain, mais cette exaspération est passagère et de bon augure. Nous en dirons autant de l'application du traitement sulfuréo-thermal aux *sciatiques* et aux *névralgies* du tronc, des membres, de la tête, de la face, etc. Il est plutôt nuisible qu'utile dans les névrites de ces parties, dans les névralgies goutteuses, hystériques, cancéreuses, syphilitiques; dans celles qui sont symptomatiques d'une compression par une tumeur ou d'une inflammation des organes correspondant à la distribution des nerfs : telles sont ces névralgies lombo-abdominales, inguino-crurales, liées à une phlegmasie utérine ou ovarique, ces névrites intercostales des phthisiques, etc. C'est ce ce défaut de diagnostic différentiel qui a pu seul faire mettre en doute par quelques auteurs l'efficacité des eaux sulfureuses dans les sciatiques et les névralgies rhumatismales, et il faut bien se rappeler que les mot *douleur* est loin d'être toujours synonyme de *rhumatisme*. Les eaux agissent souvent avec une rapidité merveilleuse dans les sciatiques exemptes d'inflammation et qui relèvent d'une diathèse rhumatismale ou dartreuse. Il faut parfois, dans les cas graves, deux ou trois saisons pour amener la guérison complète, et dans d'autres, plus rares, il a fallu persévérer plusieurs années; mais, dans tous ces cas, l'amélioration est la règle générale, et mène à la guérison définitive. Dans les névralgies frontales, faciales, cervicales, etc., les douches ne paraissent indiquées que dans les cas où les douleurs s'accompagnent de refroidissement. Les bains et douches de vapeurs hydro-sulfuriquées sont un moyen des plus puissants contre ces sortes d'affections.

Parmi les rhumatismes *articulaires*, la coxalgie est très-heureusement traitée par les eaux sulfureuses; mais il ne s'agit encore ici que de la coxalgie rhumatismale, et non de la scrofuleuse, toujours plus longue et plus rebelle, ni de la goutteuse, ni de la tuberculeuse, etc., où ces eaux sont inutiles.

Les *arthrites vertébrales*, rhumatiques, qui déforment le cou, dévient la face, comme le fait le torticolis musculaire, se trouvent bien des bains sulfureux et des douches.

Les *fausses ankyloses*, les *rétractions* musculaires qui en résultent, sont traitées avec grand succès aux stations thermales sulfureuses.

L'affection rhumatismale porte assez souvent son influence morbide sur *certains organes,* de manière à produire des troubles assez variés. Elle donne ainsi naissance à des cardialgies, des palpitations, des dyspnées, des odontalgies, des céphalées, des ophthalmies, des surdités, des leucorrhées, des bronchorrées, des diarrhées, des sueurs excessives, etc., de nature rhumatismale. Peu importe la forme que prenne le rhumatisme chronique, musculaire, fibreux, névralgique, séreux ou viscéral; il est accessible à l'action des eaux, si le diagnostic de la diathèse a pu être bien établi. Rien n'est commun aux eaux comme ces sortes d'exemples.

Dans les affections *convulsives, choréiques,* de nature rhumatique, on se trouve mieux en général des bains tempérés que des eaux trop chaudes. L'éréthisme nerveux est souvent augmenté, dans ces cas, par une température trop élevée. Dans les engourdissements, les faiblesses, les paralysies rhumatismales, les eaux sulfureuses, font rarement défaut, et donnent assez souvent des résultats merveilleux et des guérisons rapides dans des maladies qui avaient longtemps résisté à des moyens variés.

Les rhumatismes avec *refroidissement* de la peau ou *atrophie* d'un membre guérissent plus promptement par les piscines, les douches et les étuves, que dans les bains particuliers. Les rétractions des muscles, les contractures des extrémités cèdent assez aisément aux bains et aux douches, pourvu que la lésion rhumatismale ne soit pas trop ancienne. Il en est de même des fraîcheurs, des sensations de froid, et des atrophies musculaires si communes et quelquefois si promptes, alors que le muscle douloureux est condamné au repos.

Rien de plus commun que ces sujets qui viennent chaque année se guérir de leurs rhumatismes qu'ils laissent aux eaux, et qui, obligés de s'exposer aux mêmes causes fâcheuses, en sont atteints de nouveau, se reposant sur une courte saison du soin de les en débarrasser. Mais dans certains cas, les récidives prennent une forme aiguë, et il faut modifier un peu le traitement. Les eaux restent parfois impuissantes en présence de ces affections rhumatismales profondes, généralisées à plusieurs systèmes, allant des muscles aux articulations, de celles-ci aux viscères, frappant des sujets débilités, épuisés, et constituant une véritable *cachexie rhumatismale*. Il est peu fréquent de rencontrer sur la masse des rhumatisants que l'on observe aux eaux, et eu égard à leur nombre, des cas où le rhumatisme ait passé d'une expression franchement aiguë à la forme chronique.

Les saisons chaudes et sèches sont les plus favorables aux rhumatisants; on sait combien la chaleur atmosphérique les soulage; et que la stimulation estivale des fonctions cutanées suffit parfois pour faire disparaître les douleurs vagues de l'hiver.

Le traitement thermal est loin de mettre à l'abri des récidives, mais il les éloigne singulièrment et rend, quand il ne guérit pas d'une manière définitive, les douleurs plus supportables, la maladie stationnaire. Les eaux sulfureuses qui possèdent des sources nombreuses à thermalité variée et élevée, sont les plus propres au traitement de toutes les formes du rhumatisme. Ax, Amélie-les-Bains, Luchon, le Vernet, Bade, Aix-la-Chapelle, réunissent ces conditions à divers degrés. Les bains de piscine, les bains prolongés, les bains de boues, comme à Barèges, à Louësche, à Saint-Amand, etc., conviennent aux vieux rhumatismes musculaires et articulaires. Dans ces derniers, il ne faut recourir aux eaux de Barèges qu'à une époque la plus éloignée possible dudébut et de l'état aigu. Les douches chaudes et puissantes et les étuves sont les moyens les plus actifs contre les rhumatismes rebelles; les établissements qui en sont dépourvus obtiennent peu de succès dans ces affections. Les douches de vapeur et les bains de vapeur à douce température et contenant de l'hydrogène sulfuré sont d'un emploi très-utile dans les rhumatismes nerveux généraux ou localisés. Nul moyen n'est plus puissant contre ces maladies. Les eaux sulfurées faibles et tempérées conviennent mieux aux rhumatisants irritables, aux formes aiguës et subaiguës, et à deux compliqués de goutte. Les Eaux chaudes et Saint-Sauveur, quelques sources du Vernet, d'Ax, d'Aix-la-Chaplle, de Bagnols, etc., s'adaptent bien à ces cas. Les eaux sulfurée moyennes, fortes et à haute température ; les salino-sulfureuses, s'adaptent mieux au traitement des rhumatismes chroniques avec désordres profonds du système musculaire et articulaire (Barèges, Luchon, Amélie, Ax, Vernet, Uriage, Aix en Savoie, Bagnols, Brousse). Les eaux hydrosulfuriques paraissent jouir d'une efficacité plus marquée dans les rhumatismes nerveux (Allevard, Schinrnach, Bagnols, Leamington). Dans les cas de palpitations rhumatismales avec lésion organique du cœur, ce qui est assez fréquent, du reste, sur la masse des rhumatisants, l'on peut encore avoir recours sans inconvénient aux bains tempérés et hydrosulfuriqués d'Enghien, d'Uriage, d'Allevard.

OBSERVATIONS.

1. Rhumatismes musculaires. Une femme de quarante-deux ans, lymphatique, peu forte, eut à sa sixième couche, pendant qu'elle allaitait, et à la suite de refroidissements fréquents, des douleurs qui la faisaient boiter. Après avoir sevré son enfant, elle fit une maladie grave de trois mois, et ensuite conserva des douleurs dans la tête, les épaules, les lombes, les hanches, et resta boiteuse des deux membres inférieurs. Elle eut une septième grossesse, et depuis ne marcha plus, les membres pelviens ne pouvant être soulevés. Très-sensible aux variations de température, les temps froids lui donnaient une grande rigidité dans les membres, les émotions pénibles lui causaient des douleurs et la rendaient bien plus malade ; hors de ces circonstances, quand elle était immobile, elle ne souffrait pas, si ce n'est de la tête, mais elle ressentait de vives douleurs quand elle voulait remuer ses membres, et il lui était complétement impossible de remuer les inférieurs, qui étaient roides, disait-elle, comme des barres de fer ; d'ailleurs elle avait de la constipation, des ballonnements du ventre, et ne pouvait supporter sur cette partie des vêtements un peu serrés. Après sa dernière couche, elle prit 11 bains simples qui ne firent qu'augmenter son mal. Arrivée à Uriage, elle put, après 5 bains, commencer à marcher en s'appuyant sur des béquilles, et après 23 bains, 3 douches et 3 purgations minérales, elle s'en retourna assez bien portante, marchant avec l'aide d'un bâton ; l'hiver lui rendit un peu de rigidité et de douleurs. Après une seconde saison de 22 bains et 5 douches, elle put jeter le bâton ; la santé s'est depuis maintenue. (V. Gerdy, Uriage, obs. 68.)

1. Rhumatisme musculaire et articulaire vague, compliqué d'hystérie, de leucorrhée et de catarrhe pulmonaire ; exacerbation, puis guérison (eaux de Lavey, Lebert, p. 62).

2. Rhumatisme général, avec palpitations, guéri deux fois par les eaux d'Uriage, mais qui a toujours récidivé, par suite des dispositions particulières du malade. (Id. obs. 67.)

3. Rhumatisme névralgique. Traité par les bains et les douches, sans boisson minérale, à cause d'une vive susceptibilité gastrique, le malade n'éprouva d'abord aucun soulagement, mais, au bout de deux mois, il fut pris d'un mouvement fébrile assez prononcé, puis d'une transpiration extrêmement copieuse, et tellement chargée de soufre, qu'elle en était infecte. En même temps, les douleurs rhumatismales avaient disparu. (V. Gerdy, Uriage, obs. 70.)

4. Douleurs de rhumatisme vagues dans les genoux, les reins, etc., depuis trois ans. Depuis la même époque, engorgement du genou gauche, qui présente une hydarthrose, et en outre des corps étrangers dans la capsule. Après 8 bains, 15 douches chaudes ou de vapeurs et 12 purgations minérales, genou désenflé; il n'y a plus de liquide, et on n'y sent plus qu'un corps étranger, gros comme une noisette aplatie, qui reste au-dessus de la rotule et ne gêne plus le malade. (Gerdy, Uriage, obs. 71.)

5. Douleurs rhumatismales chez un homme de trente ans. Les muscles des gouttières vertébrales étaient prises au point de l'obliger à se tenir constamment fléchi. Les bains ordinaires, les douches, les bains de vapeurs ordinaires, avaient produit peu d'effet. Arrivé au Vernet avec des douleurs violentes qui occupaient tout le côté droit du corps, il fut guéri après 12 bains et 14 douches. La guérison fut soutenue. (Anglada, eaux de Vernet, obs. 1.)

6. Rhumatisme universel violent chez un homme de trente-six ans, contracté pendant une campagne très-fatigante et dans une saison pluvieuse; il devint chronique, et laissa ses membres perclus. En quinze jours, mouvements rétablis. Guérison complète. (Id., obs. 2.)

7. Rhumatisme des deux extrémités inférieures avec rétraction douloureuse des tendons; marche avec deuxbéquilles. Guéri par un saison aux eaux d'Arles. (Anglada, obs. 3.)

8. Rhumatisme chronique depuis plusieurs années, articulations des genoux et des pieds engorgées; marche impossible depuis trois ans. Traitements inutiles. Arrivé à la Preste, il prit les eaux en boissons, bains et douches chauds; les sueurs se prononcèrent largement. Amélioration rapide. Au retour des bains, le malade fit sa route à pied. (Anglada, eaux de la Preste, obs. 4.)

9. Rhumatisme *aigu* chez un homme de trente-cinq ans ayant envahi les deux extrémités inférieures; douleurs atroces que ne purent calmer ni les saignées ni les opiacés, etc. Découragé de l'emploi des méthodes ordinaires, après un mois d'insuccès, le médecin fit, malgré la rigueur de la saison, transporter le malade au Vernet; et là 18 bains et 25 douches dissipèrent si bien les douleurs

et l'engorgement des pieds, que le malade put reprendre immédiatement ses fonctions. (Anglada, eaux du Vernet, obs. 5.)

10. Douleurs rhumatismales vagues de longue date améliorées par les eaux. En proie à une attaque plus forte qu'à l'ordinaire, et éprouvant en même temps une chaleur incommode et une vive démangeaison sur tout le corps, le malade, curé de Montbole, voulut recourir aux eaux d'Arles; mais le rhumatisme, de vague qu'il était, devint fixe, et se porta sur les lombes et la région sciatique; douleurs vives; les parties atteintes s'engourdirent, furent percluses, l'articulation coxo-fémorale perdit son jeu et demeura comme ankylosée. (Anglada, eaux d'Arles, obs. 7.)

11. Lumbago chronique, roideur du tronc et claudication douloureuse. Guéri par les eaux d'Arles. (Id., obs. 8.)

12. Sciatique rhumatismale chez un Espagnol de trente ans. Eaux de la Preste en boisson, bains et douche. Dès le sixième jour, il put déposer ses béquilles et marcher avec une canne; au bout de quinze jours, guérison complète. Revenu aux bains l'année suivante par reconnaissance, le malade déclara n'avoir rien éprouvé depuis. (Anglada, eaux de la Preste, obs. 15.)

13. Coxalgie gauche chronique, avec douleurs vives, déformation de la hanche et claudication. 11 bains et 14 douches suffirent pour dissiper la difformité et rétablir le jeu de l'articulation. (Anglada, eaux d'Arles, obs. 10.)

14. Coxalgie, avec douleur vive et profonde dans l'articulation fémoro-iliaque droite, gonflement et claudication douloureuse qui réduisaient Bellevue à user de deux béquilles. L'usage des eaux d'Arles en bains et douches calma les douleurs, et restitua la liberté des mouvements, au point que ce malade put exécuter de longues courses sans aucun aide. (Anglada, eaux d'Arles, obs. 12.)

15. Douleurs rhumatiques vagues aux articulations des membres supérieurs; l'affection se portait souvent sur l'organe pulmonaire; dès ce moment apparaissaient la gêne de la respiration, un crachement de sang, etc.; le malade tombait dans l'amaigrissement et la faiblesse générale. Ces accidents se dissipèrent aux eaux, et ce militaire put reprendre son service. (Anglada, eaux d'Arles, obs. 13.)

16. Un homme de soixante ans était sujet, depuis longtemps, à des alternatives fréquentes de douleurs rhumatiques se manifestant sur diverses régions du corps, et d'une toux tantôt sèche, tantôt humide; ces symptômes se succédaient réciproquement. Les eaux de Molitg firent disparaître les douleurs; la toux revenait cependant chaque année, vers l'automne. Dès qu'elle se montrait, on recourait à l'eau de Molitg; bientôt l'expectoration s'établissait, et la toux se dissipait, sans que la douleur reparût. (Anglada, obs. 14.)

17. Rhumatisme universel chez un curé de cinquante-trois ans, qui le rendit

perclus de tous ses membres. Étuves de Bagnols pendant vingt jours; sueurs abondantes, amélioration. Guérison complète à la deuxième saison. (Chevallier, eaux de Bagnols, obs. 1.)

18. Rhumatisme chronique, avec froid et atrophie des deux jambes. Soulagement faible par des bains tempérés pendant deux ans; à la troisième année, bains de piscine, étuves et grandes douches. Guérison complète. (Id., obs. 6.)

19. Jambe à demi fléchie sur la cuisse, atrophiée et froide, rhumatisme douloureux, chez une femme de vingt-six ans. Deux saisons à Bagnols la guérirent. (Id., obs. 9.)

20. Plusieurs atteintes de rhumatisme et de goutte; depuis plusieurs années, douleur à l'estomac qui se déplace et se fixe à la jambe droite; on se borna à donner des bains et des étuves, qui mirent ce malade dans le meilleur état possible. (Id., 10e obs.)

21. Rhumatisme goutteux, avec douleurs et tuméfaction des petites articulations des pieds et des mains. Le malade, arrivé à Bagnols, était depuis neuf mois dans l'impuissance d'exécuter le moindre mouvement. Après un bain de piscine et une douche promenée sur toutes les articulations, les douleurs furent très-vives et les jointures beaucoup plus grosses; une saignée modéra cet état de souffrance, qui dura encore huit jours. Il fut alors soumis aux étuves, et il en résulta des sueurs extrêmement copieuses et la guérison progressive. (Id., obs. 18.)

22. Contracture des doigts de la main gauche, rhumatisme des muscles de l'avant-bras, main amaigrie. La force et la souplesse revinrent après vingt jours passés aux eaux de Bagnols. (Id., obs. 27.)

23. Sciatique rebelle chez une femme de vingt-six ans. La jambe n'offrait que la peau et les os, elle était froide et rétractée; par l'usage des bains et des douches, elle s'est rétablie un peu chaque année, au point qu'il ne reste aujourd'hui aucune trace de cette longue et cruelle maladie. (Chevalier, eaux de Bagnols, obs. 36.)

24. Sept observations de sciatique guérie en une ou plusieurs saisons aux eaux de Bagnols. (Id.)

25. Névralgies dessinant en traits de feu les rameaux nerveux de la tête, et accompagnées d'une sensation de froid au visage et au cuir chevelu. Les étuves et les douches de Bagnols délivrèrent cette femme, en dix jours, de cette affection. (Chevallier, obs. 37.)

26. Observations de névralgies frontales, faciales, d'un tic douloureux au visage. Guéries par les étuves et les douches d'eau et de vapeurs en une saison. (Chevallier, eaux de Bagnols, obs. 38, 39, 40, 41, 42.)

27. Mouvements convulsifs se répétant plusieurs fois le jour. Emploi inutile des bains domestiques. Les eaux de Bagnols, prises en bains tempérés pendant vingt-cinq jours, les firent disparaître. (Id., obs. 43.)

28. Chorée générale chez une jeune fille, mouvements spasmodiques très-bizarres. Les eaux de Bagnols, dont on baissa progressivement la température la guérirent. (Id., obs. 47.)

29. Surdité depuis quatre ans, devenant presque complète aux variations atmosphériques et pendant le règne des vents qui amenaient la pluie. Eaux de Bagnols en étuves, douches et injections. Amélioration à la première saison, guérison à la seconde. (Chevallier, obs. 56.)

30. Un paysan, attaqué depuis deux mois d'un rhumatisme, avec engourdissement du côté droit du corps, fut guéri par les eaux de Cauterets de la source du bois, qui excitèrent des sueurs copieuses. (Bordeu.)

31. Asthme rhumatismal. Un enfant de dix ans contracta, en se baignant dans la rivière, une oppression qui n'avait pu être guérie par les moyens les mieux indiqués. Cette oppression, s'étant affaiblie, avait dégénéré en asthme nerveux humide, que la moindre humidité, le moindre vent du sud, rendaient plus gênant. Il prit, en 1821, les eaux de Pause en boisson, et les bains de vapeurs à la Source-des-Espagnols; des sueurs abondantes survinrent, et l'enfant se retira, après vingt jours de traitement, parfaitement guéri. (Obs. du Dr Labat, eaux de Cauterets, obs. 46 de L. Marchand.)

31. Rhumatisme général aigu, douleurs atroces, mouvements impossibles. Bain de demi-heure du Rey, et deux verres d'eau du Clot après une large saignée. Le malade supporte très-bien le bain, ses douleurs diminuent pendant l'immersion. Le deuxième et le troisième jour, même traitement. Après six jours, amélioration très-sensible, les urines coulent avec une grande abondance, et déposent une quantité considérable de sédiment. Après 20 bains, le malade est parfaitement guéri, et depuis lors bonne santé. Le malade vient chaque saison passer huit jours, par précaution, aux eaux chaudes. (Lafore, obs 1.)

32. Rhumatisme subaigu articulaire. Après deux bains, d'abondantes sueurs se déclarent. Amélioration progressive, guérison après 12 bains du Rey et 4 verres par jour du Clot. (Lafore, obs. 2.)

33. Deux cas de rhumatisme goutteux des mieux caractérisés guéris par une saison aux eaux chaudes. (Lafore, obs. 4 et 5.)

34. Un soldat, à la suite d'une suppression de sueurs aux pieds, avait contracté une éruption furonculaire et des douleurs universelles. Guéri en une saison. (G. Astrié, eaux d'Ax.)

35. Rhumatisme intestinal. Un jeune homme de dix-sept ans avait éprouvé,

vers la fin de l'hiver dernier, des douleurs dans les membres qui l'avaient forcé de quitter sa profession de boulanger; elles cessèrent, et un mois après, douleurs vives dans le bas-ventre; selles liquides, parfois séreuses, parfois sanguinolentes. Traitement antiphlogistique, calmant, etc., inutile. Le malade maigrissait à vue d'œil. Arrivé à Ax, il prit des bains faibles et tempérés d'abord. Dès les premiers jours, les douleurs parurent augmenter, mais le malaise ne fut que momentané; appétit, embonpoint; eaux plus fortes, et guérison qui s'est maintenue parfaitement après un mois. (Sériès, 1823, eau d'Ax.)

36. Rhumatisme du membre inférieur droit, avec rétraction et flexion forcée permanente, chez un jeune homme de dix-neuf ans, qui l'avait gagné sur la montagne, où il se couchait souvent sur le sol humide. La jambe restait appliquée contre la fesse droite. Désespérant de sa guérison, il s'était résigné, lorsqu'on le fit venir, par charité, aux bains d'Ax. Il y prit, en 1826, 2 bains par jour pendant un mois et demi, se reposant de loin à loin, la boisson et les douches. Il sentit sa jambe se détacher peu à peu de la fesse, et il put marcher avec un bâton; la saison suivante le guérit complétement. (G. Astrié, eau d'Ax.)

37. Rhumatismes généraux subaigus, névralgiques, articulaires, goutteux, etc. Guéris ou soulagés par une ou plusieurs saisons à Ax. (Observ. nombreuses de MM. Rolland, Sériès, G. Astrié, Mandinat.)

38. Rhumatisme articulaire grave chronique chez un homme de soixante ans, tourmenté, depuis plusieurs années, de douleurs des plus vives dans les articulations des membres et du rachis; toutes les articulations étaient très-volumineuses, et ne pouvaient produire le moindre mouvement spontané; pieds énormes, ressemblant à des pieds d'éléphant. Arrivé à Luchon, les bains de la Reine augmentent beaucoup les douleurs dès le début; après quelques jours, saignée et ventouses scarifiées sur le trajet des muscles dorso-lombaires, puis reprise des bains. Peu à peu, les mouvements deviennent possibles. Il partit toutefois sans pouvoir marcher; mais, trois mois après son départ, il se promenait dans sa chambre et sans douleurs vives. Il revint les années suivantes, put marcher assez bien à la troisième, et chaque saison semblait le rajeunir. (Fontan, eaux de Luchon, obs. 9., *Bulletin de l'Académie des sciences,* 1845.)

39. Rhumatisme laiteux. Une jeune dame de vingt-cinq ans, nerveuse, vint à Aix, en Savoie, pour des douleurs dont elle souffrait dans toute l'habitude du corps et aux articulations, particulièrement au plus petit mouvement. Ces douleurs étaient la suite de sa dernière couche; elle n'avait pu nourrir son enfant, la sécrétion laiteuse avait été trop abondante, la fièvre de lait s'était à peine fait sentir, les lochies avaient coulé peu de temps, et sans doute que toutes ces ces circonstances avaient été entretenues par une alimentation imprudente.

Après avoir pris les eaux pendant dix jours, il se déclara une moiteur abondante et soutenue qui exhalait une odeur que la malade rapportait à celle du lait aigri, phénomène qu'elle avait remarqué dans ses couches précédentes. Après le quinzième bain, elle reçut la douche, qui détermina une sueur abondante, visqueuse et aigre. Après 4 douches, les mouvements furent libres. Elle partit guérie. (J. Daquin, eaux d'Aix, en Savoie.)

40. Rhumatisme lombaire et sciatique, depuis trois ans, chez un Espagnol. Lorsque le temps était variable, ces douleurs augmentaient d'intensité, surtout la nuit, et empêchaient le sommeil. En 1837 et 1838, usage infructueux des bains sulfureux artificiels. Arrivé au Vernet, on le soumit à l'action des bains et des douches, et après 20 bains et autant de douches, tout était rentré dans l'ordre. (Bertrand, eaux du Vernet, obs. 4.)

41. Sciatique. Un militaire avait gagné, dans les campagnes de Bohême, une cruelle sciatique du membre gauche qui le rendait maigre et languissant; il n'avait pu être guéri par les remèdes ordinaires, la Raillère en boisson et le Pré en bains lui procurèrent des sueurs abondantes et la guérison. (Bordeu, eaux de Cauterets, obs. 69.)

43. Sur 98 rhumatismes musculaires, 56 guérirent complétement, 30 furent soulagés.

Sur 22 rhumatismes fibreux articulaires, 8 guérirent, 9 furent peu ou point soulagés, et quelques-uns devinrent plus malades.

Sur 11 individus atteints de rhumatisme fibreux musculaire, 4 furent guéris, et les autres soulagés. (Mém. de M. Gasc, eaux de Barèges.)

44. Dans les deux Annuaires pathologiques que publia, pour les années 1838 et 1839, M. Castaing, on trouve que les 2 cinquièmes des malades qui se sont soumis au traitement thermal, sans y comprendre ceux affectés de maladies légères, étaient atteints de rhumatisme chronique. Sur 208 rhumatisants, 13 seulement n'ont pas eu lieu d'être satisfaits du traitement thermal. (Castaing, eaux d'Allevard.)

45. Rétraction des doigts de la main gauche chez un tambour, avec amaigrissement du bras du même côté, par suite d'un rhumatisme. Les eaux de Barèges, prises en boisson et en douches pendant cinquante jours, ont calmé les douleurs et fait disparaître la rétraction tendineuse. (Gasc, eaux de Barèges.)

46. Irritation spinale rhumatismale; la guérison s'est opérée sous l'influence des bains et de l'application de ventouses au commencement de la cure, suivie plus tard de l'emploi des douches et de l'usage interne des eaux-mères (Lebert. eaux de Lavey, obs. 4). Voir le tableau comparé des maladies.

4° MALADIES CATARRHALES

Je les définis des états morbides des muqueuses, du tégument, et du tissu cellulo-séreux, caractérisés par une hypersécrétion continue ou intermittente, simple ou modifiée de ces membranes, indépendants, d'un travail inflammatoire ou d'une lésion organique primitive.

C'est à dessein que j'ai rapproché la classe des maladies catarrhales de celles des rhumatismes. Il y a en effet entre ces deux affections générales une analogie, une parité d'étiologie et de marche vraiment remarquables : même fond diathésique humoral ; même caractère asthénique fonctionnel ; même impressionnabilité à l'action des variations météorologiques ; même tendance aux récidives ; même état général aigu accidentel (fièvre catarrhale ou muqueuse des anciens, comparable au rhumatisme articulaire aigu). Que l'on suppose la fluxion rhumatique se faisant sur une surface muqueuse libre où elle trouve sa solution critique par une sécrétion muqueuse un peu modifiée et accrue, et augmentant d'une manière rapide, pour peu que les fonctions de la peau soient entravées par le froid ou toute autre cause, diminuant dans les conditions inverses, et l'on aura un catarrhe bronchique, ou plutôt une bronchorrhée, une gastrorrhée, une leucorrhée, etc. Ce sont là les cas les plus simples, mais il est certain que les fluxions strumeuses, dartreuses, goutteuses, peuvent aussi déterminer des hypersécrétions muqueuses, avec molimen spécial pour chacune de ces diathèses, en rapport avec ses productions pathologiques spéciales aussi. Que l'on joigne à ces modes divers de catarrhes, la phlegmasie franche, irritative, phlegmoneuse des muqueuses, à marche toujours aiguë, à évolution rapide, à récidives peu fréquentes, à formation fibrino-plastiques et purulentes, et l'on aura le cadre à peu près complet des maladies diverses que l'on a toujours confondues sous le nom de *phlegmasies* ou d'*affections catarrhales*.

Le diagnostic diathésique de ce groupe des maladies des membranes muqueuses est encore fort obscur. Leurs caractères généraux sont une extrême superficialité, une mobilité et une diffusion très-grandes.

Les maladies catarrhales constituent rarement des états simples. Elles dérivent souvent d'affections constitutionnelles complexes, et leur marche s'en ressent. Laissant de côté les phlogoses des muqueuses aiguës ou phlegmoneuses, qui ne sont pas de notre sujet, il nous reste à étudier les diverses formes des catharrhes chroniques, proprement dits, qui s'en distinguent par l'absence de douleur vive, de fièvre régulière, de marche réglée; leur longue durée, leurs récidives, le défaut d'altération inflammatoire du tissu, etc. Ici encore il importe d'établir, comme pour le rhumatisme, qu'un catarrhe peut s'allier à un état inflammatoire qui lui imprime parfois une marche aiguë, mais quand s'éteint l'élément phlegmasique, l'autre reste avec ses caractères de chronicité et de maladie constitutionnelle. Du reste, que l'on ait à traiter aux eaux le catarrhe muqueux-séreux du rhumatisme, le catarrhe muco-albuminoïde et puriforme avec boursouflement muqueux de la scrofule, la fluxion érythémateuse sèche ou folliculaire et glaireuse des diathèses herpétiques, l'indication est à peu près la même dans ces cas, et l'application des eaux thermales sulfureuses y produit d'heureux résultats, mais à des degrés divers.

La réunion de ces états diathésiques dans la production complexe de certains catarrhes ne peut que fortifier l'indication des eaux sulfureuses. C'est dans cet ordre de faits et d'idées qu'il faut chercher l'utilité toute spéciale reconnue aux eaux sulfureuses, depuis les commencements de la médecine, dans les catarrhes de poitrine. Efficaces dans les trois diathèses morbides qui produisent surtout et entretiennent l'état catarrhal, mieux que toutes autres, ces eaux peuvent convenir aux diverses formes de catarrhes; et cela est si réel, que maladies catarrhales et eaux sulfureuses s'associent toujours dans la pratique thermale, sans qu'on s'inquiète trop de leur nature.

Mais, au point de vue des résultats ultérieurs et de l'indication spéciale, il importe assez d'établir les différences. C'est ainsi que les maladies muqueuses qui se lieront d'une manière évidente à une diathèse herpétique, avec coïncidence ou disposition dartreuse, seront modifiées le plus heureusement et le plus profondément par les eaux hépatiques; et que seules celles-ci auront sur elles une influence non-seulement palliative mais réellement curative. Les faits d'alternative de dartres, de catarrhes, de dyspnée, de troubles divers, sont d'une fréquence qui étonne, quand on compulse les masses d'observations publiées de tout côté et sans aucun but systématique sur les eaux. Elles démontrent qu'il y a un catarrhe à sécrétion gommeuse, visqueuse, peu abondante en général, avec hypertrophie folliculaire parfois, qui se lie à la diathèse dartreuse.

Je vais plus loin, et par le rapprochement des faits, je suis amené à conclure que de même qu'il y a des dartres sèches, il doit y avoir des fluxions herpétiques des muqueuses, sèches aussi, érythémateuses, papuleuses. On les voit dans les fosses nasales, dans la bouche, aux oreilles, au pharynx, au vagin. Pourquoi pas aux bronches? Et qu'est-ce que ces toux sèches, ces asthmes secs, ces sensations d'aridité, de sécheresse, de chaleur dans la poitrine, liés à des dartres, si non une affection herpétiforme sèche des bronches.

C'est ainsi que les affections catarrhales liées à une disposition scrofuleuse se trouveront encore bien des sources sulfureuses, mais tout aussi bien des eaux chloro-iodurées, des bains de mer, etc. Les sulfurées-alcalines devront dans tous ces cas être préférées, ainsi que les sulfurées-salines-iodurées et bromo-chlorurées chaudes.

Les hydro-sulfuriquées n'ont qu'une valeur secondaire et relative dans cet ordre de catarrhes, et elles n'agissent guère alors que par les étuves et les procédés balnéaires. Les eaux de Labassère, de Challes, de Bonnes, de Barèges, etc., prises en boisson et transportées au loin, sont encore, même avec ces conditions, d'une très-heureux emploi dans ces cas.

Les catarrhes rhumatiques peuvent être traités aux différentes eaux thermales; mais je rappellerai encore ici la modification hypercrinique toute spéciale du soufre sur la peau et la muqueuse bronchique; cette action en fait pour ainsi dire un excitant spécial physiologique des fonctions de ces deux membranes, dont il importe tant de rehausser l'activité, non pas d'une manière passagère, mais le plus longtemps possible; or ce qui ressort de toutes nos observations, c'est cette longue portée, cette durée d'action du principe sulfureux qui survit à l'influence hydro-thermale, alors qu'on a cessé depuis longtemps bains et boisson. Les faits de rhumatismes, alternant avec des catarrhes, ou les déplaçant, sont chose commune aux eaux thermales.

Mais il faut aussi ne pas perdre de vue ce fait capital, c'est que les eaux trop alcalines ne conviennent pas beaucoup aux fluxions muqueuses bronchiques.

Quelquefois les catarrhes succèdent à une inflammation aiguë qui s'est éteinte et a laissé après elle dans la muqueuse une exagération de la sécrétion naturelle du tissu, une sorte d'habitude morbide. La plupart des eaux minérales peuvent guérir ces cas simples.

Bordeu a fait ressortir l'importance de quelques eaux sulfureuses des Pyrénées dans le traitement des affections chroniques de poitrine. Toutes les eaux sulfurées et hydro-sulfuriquées thermales peuvent traiter les maladies catarrhales de la poitrine avec des succès divers dont il est bon de se rendre compte. Nous avons indiqué cette vive stimulation de l'appareil circulatoire produite par les sulfures alcalins, et cette tendance aux fluxions générales, qui ont en général pour dernier terme la peau et les muqueuses. Mais des accidents congestionnels assez sérieux peuvent résulter d'un mouvement fluxionnaire trop intense.

Les cas d'hyperémie pulmonaire, d'hémoptysie produites par l'action trop vive des eaux sont nombreux, et j'ai largement traité cette question au chapitre des contre-indications. Aussi les eaux à sulfuréité et à alcalinité trop élevées s'adaptent moins bien que les eaux plus faibles au traitement des phlegmasies catarrhales de la poitrine.

Les sulfureuses alcalines facilitent, avons-nous dit, l'hypersécrétion muqueuse en fludifiant les matériaux du catarrhe, activant tout d'abord ce travail hypercrinique et favorisant ainsi la déplétion, la dépuration humorale, dont il constitue en définitive le moyen physiologique, l'instrument; puis, lorsque les sueurs, l'expectoration abondante, un flux diarrhéique, etc., ont purgé l'économie, et que sous l'influence simultanée de l'excitation minéro-thermale sur les fonctions nutritives et plastiques, les divers appareils déploient une activité plus grande; on voit l'asthénie nerveuse s'effacer, les muqueuses revenir à l'état normal; alors la fluxion catarrhale cesse, ou réduite à de faibles proportions, elle ne constitue plus une surcharge morbide pour des appareils excréteurs stimulés et fortifiés. De plus, quand on remarque l'action si rapide, si directe de l'agrégat sulfuréo-minéral sur la matière du catarrhe, on est fort tenté de lui accorder une influence toute spéciale sur le molimen catarrhal et sur les muqueuses, très-analogue à celle des préparations balsamiques et résineuses. Aussi Bordeu avait-il coutume d'appeler les Eaux-Bonnes son baume et son béchique.

C'est ainsi, ce me semble, que l'on doit comprendre le mode d'action des eaux sulfureuses dans les catarrhes pulmonaires chroniques, et ce que Bordeu disait des Eaux-Bonnes, qu'il considérait comme spécifiques de ces affections, en leur attribuant d'exciter une petite fièvre très-propre à mûrir promptement et à favoriser l'expectoration. Mais à côté de cette petite fièvre est le danger de congestionner trop vivement un organe déjà affaibli et déjà en proie à un travail fluxionnaire catarrhéique; de là l'inconvénient des eaux trop fortement sulfurées et trop alcalines dans les maladies de poitrine, et l'utilité plus générale des eaux à sulfuréité faible et moyenne, mitigées par une glairine abondante; ce sont même les seules applicables dans les catarrhes qui ont une tendance assez marquée à se compliquer de l'état inflammatoire. Aussi Barèges, Luchon, ont-ils une application plus restreinte dans le traitement des affections catarrhales de la poitrine.

Il importe de tenir grand compte dans les cas subaigus, dans ces sortes d'irritations catarrhales liées à d'anciennes phlegmasies des poumons, à la présence de tubercules, ou de tout autre travail hétéromorphe, d'un mode tout spécial propre aux eaux sulfureuses; je veux parler des inhalations vaporeuses hydro-sulfuriquées.

Leur effet, sédatif et émollient à la fois, est éminemment propre à assoupir la phlogose et l'irritation nerveuse du poumon, à éteindre les fluxions phlegmasiques pérituberculeuses, à diminuer l'orgasme et l'éréthisme des névroses pulmonaires.

L'action des eaux sulfureuses sur l'état catarrhal des voies bronchiques donne la clef de leur emploi, souvent utile dans les formes diverses des dyspnées nerveuses, ou de l'asthme, qui est fréquemment lié à ces fluxions morbides et aux troubles fonctionnels qu'elles déterminent. L'asthme humide se trouve très-bien des eaux sulfureuses ; et l'asthme sec, convulsif ou nerveux, est heureusement modifié par les inhalations hydro-sulfuriquées.

Les flux muqueux s'accompagnent de troubles variables suivant la muqueuse, suivant l'abondance de l'écoulement, son ancienneté et sa durée.

La sécrétion muqueuse ne détermine souvent aucune douleur ; d'autres fois, l'organe exhalant est le siége d'un peu de tension de chaleur, de prurit. Ancienne et considérable, elle amène un état de langueur, d'épuisement ; les malades pâlissent, les chairs sont flasques, les digestions se troublent; la fièvre hectique s'allume quelquefois, et l'amaigrissement, le marasme, la mort, peuvent terminer la scène morbide. Les catarrhes ont une marche irrégulière, augmentent, diminuent sous les moindres influences de froid et de chaud, les changements de régime, etc.

Ils s'aggravent pendant l'automne et l'hiver, tandis que les saisons et les climats chauds les diminuent généralement, ou même les font cesser.

Quand ils sont depuis longtemps inhérents à l'organisme, ils forment une sorte d'émonctoire qu'il faut surveiller et ne pas supprimer trop brusquement. Ils sont, en général, compatibles avec la santé, et peu abondants ou très-intermittents, ils troublent à peine les fonctions de l'organe qui en est siége.

L'affection catarrhale n'est pas toujours simple ; elle est parfois compliquée de quelque altération grave de texture : un amaigrissement qui n'est en rapport ni avec l'abondance ni avec l'ancienneté de l'écoulement, des douleurs vives, le mélange au mucus d'autres éléments du sang, de fausses membranes de détritus tuberculeux, de pus phlegmoneux, des troubles fonctionnels divers, font soupçonner ces complications. C'est chez les individus d'un tempérament mou, lymphatique, les femmes, les enfants, les sujets débilités par des maladies, des excès, etc., que, de l'avis de tous les auteurs, on observe les catarrhes.

Les troubles fonctionnels, la marche et le traitement sont différents, suivant les organes sur lesquels porte la fluxion catarrhale; du reste, l'âge a une certaine influence sur le siége de la maladie. Les enfants offrent surtout les catarrhes du nez, des yeux et des intestins ; l'adulte, ceux de l'estomac, de l'appareil génito-urinaire ; le vieillard, ceux des bronches et de la vessie; la femme est surtout sujette aux catarrhes vagino-utérins. Les conditions hygiéniques, les dispositions organiques, les habitudes morbides, ont une influence marquée sur la localisation du flux catarrhal.

Au point de vue de la manifestation symptomatique locale, il faut admettre, sous le titre de l'espèce morbide qui nous occupe :

1° Des *catarrhes de la muqueuse respiratoire,* auxquels se rapportent les *rhinorrhées* rhumatiques, les *coryza* chroniques, très-fréquents chez les scrofuleux ; les *laryngo-trachéites* catarrhales granuleuses, que les douches en arrosoir sur le cou, les bains un peu chauds, la boisson, les inspirations sulfureuses, modifient si puissamment ; les *bronchorrhées*, affections essentiellement chroniques, liées au rhumatisme, à la goutte, aux dartres : elles se trouvent très-bien des eaux à l'intérieur, leur suppression brusque pourrait être dangereuse; la plupart des bronchites chroniques. Les catarrhes pulmonaires sont toujours liés à une diathèse, et alors même qu'ils semblent n'être qu'une terminaison d'une bronchite aiguë, l'on a à se demander si celle-ci n'était pas une exacerbation passagère de la fluxion catarrhale; dans d'autrescas, où sans disposition bien évidente de l'organisme, une bronchite, une broncho-pneumonie inflammatoire survenue avec sa fièvre, son évolution régulière, laissent après elles une affection catarrhale des bronches, et ne se terminent pas franchement, l'on est en droit de rechercher sous quelle influence une inflammation transitoire a dégénéré, pour ainsi dire, en passant à l'état chronique, c'est-à-dire en revêtant une marche et des caractères qui n'appartiennent plus aux phlegmasies vraies, pures, légitimes; on voit souvent que celle-ci n'a été dans ce cas que la cause d'appel, la cause déterminante du catarrhe sur une partie irritée; il en est de même pour quelques blennorrhagies.

Mais, dans ces cas, l'association de l'état inflammatoire au catarrhe est à redouter de nouveau, et il faut apporter une certaine réserve dans l'administration des eaux sulfurées. Plus le catarrhe pulmonaire est exempt de toute complication phlegmasique, plus les bons effets des eaux sont sûrs et rapides; les eaux sulfurées barégineuses, faibles et moyennes, devront être préférées. Dans les *laryngo-bronchites* avec tendance irritative phlegmasique, dans les formes sèches, les *asthmes* secs, les toux dites nerveuses sèches, les eaux hydro-sulfuriquées, et surtout les inspirations hydro-sulfuriquées vaporeuses, qui appartiennent à toute eau sulfureuse, rendent de signalés services; les chambres sulfuraires du Vernet, d'Amélie, d'Aix en Savoie, sont très-utiles dans ces cas. L'on connaît la réputation de la Raillère et des Eaux-Bonnes dans les catarrhes pulmonaires. Les sources de Vinça, et tempérées du Vernet, les Buvettes du n° 4 et du Bain-Fort du Couloubret, la Petite-Sulfureuse du Breilh, Saint-Roch du Teich à Ax, peuvent rivaliser avec les eaux les plus renommées dans ce genre d'affection.

Des catarrhes pulmonaires très-intenses sont, dit M. Lafore, avantageusement modifiés et même radicalement guéris par les Eaux-Chaudes, bien que le voisinage des Eaux-Bonnes les y rendent rares. C'est surtout lorsque la bronchite attaque des personnes rhumatisées, des enfants scrofuleux, ou des jeunes filles à l'époque de la menstruation, que les Eaux-Chaudes sont utiles.

La *laryngite chronique*, quelle qu'en soit la cause, est aussi favorablement modifiée par les eaux sulfureuses que le catarrhe des bronches; les accidents laryngés ne sont souvent qu'une propagation d'angines pharyngiennes de diverses natures.

2° Des *catarrhes de la muqueuse digestive*, qui comprennent la *sialorrhée*, la *stomatite saburrale*, si souvent liées au rhumatisme. à la goutte et à la pléthore humorale, et que l'on traite d'habitude par les évacuants; les *angines chroniques*, les *pharyngites granulées*, rebelles et sujettes aux récidives, et que les eaux sulfureuses, en boisson, en gargarismes, en douches locales, en bains, peuvent seules modifier profondément; l'*embarras gastrique*, les *dyspepsies saburrales* avec hypersécrétion des sucs acides de l'estomac: dans ces cas, les sulfurées alcalines faibles font merveille; la *gastrorrhée*, les *vomissements glaireux*, la *diarrhée muqueuse*, certaines *pneumatoses intestinales*, certains *flux bilieux*.

Dans ces diverses hypersécrétions des voies digestives, les eaux sulfureuses des Pyrénées sont les seules qui soient utiles. Il faut rejeter ici ou n'employer qu'exceptionnellement les eaux hydro-sulfuriquées qui révoltent l'estomac, les salines sulfureuses ou les adventives qui irritent les voies digestives; parmi les sulfureuses sodiques, celles d'une sulfuréité faible et moyenne, et souvent même les dégénérées, devront surtout être préférées; l'on songera aux Eaux-Chaudes, à Cauterets, à Ax, à Vinça, au Vernet, à Saint-Sauveur, à La Preste, à Carcanières, à quelques sources de Luchon, etc.

C'est Bordeu qui, le premier, fit bien connaître l'heureux emploi des eaux sulfurées dans les maladies des voies digestives; mais on n'a pas encore spécifié les indications qui relèvent de l'étude pathologique, et, appliquant ces eaux aux phlegmasies subaiguës ou chroniques, gastro-intestinales, on a suscité des accidents fâcheux faits pour discréditer des sources très-utiles, comme le prouve toute la série des faits cliniques.

3° Des *catarrhes de la muqueuse génito-urinaire* dans lesquels se rangent :

Les *blennorrhées*, guéries d'ordinaire après une courte exacerbation par les bains et les boissons hépatiques ;

Le *catarrhe vésical*, si commun chez les vieillards, et si fréquemment amélioré ou guéri aux eaux sulfureuses où cette maladie s'observe sur un grand nombre de baigneurs ;

La *néphrite chronique catarrhale*, à laquelle se lie le plus souvent l'affection calculeuse, et que les sulfurées-alcalines faibles ou dégénérées traitent avec succès ;

La *polyurie*, affection assez rare, mais qui serait, je crois, heureusement modifiée par les eaux ;

La *leucorrhée vaginale*, si souvent liée aux dartres, aux scrofules, aux suppressions menstruelles ;

Le *catarrhe utérin*, simple ou lié à l'engorgement de l'utérus. Il est, avec les déplacements, la cause la plus fréquente de stérilité ; et de nombreux faits montrent des grossesses, dont on désespérait, survenir après la guérison du catarrhe par les eaux sulfureuses de Cauterets, des eaux chaudes de Luchon, d'Ax, de Bagnols. Il n'y a là rien qui soit mystérieux ou extraordinaire.

Les eaux douces et à sulfuréité faible ou moyenne, conviennent mieux à la généralité de ces cas. (Eaux-Chaudes, Saint-Sauveur, Ax, Molitg, La Preste, etc.

Certaines *spermatorrhées*, liées à un état d'atonie générale, se trouvent bien des eaux sulfureuses en boissons, en douches périnéales, etc. M. Lallemand emploie souvent les eaux du Vernet dans ces cas, après avoir cautérisé la muqueuse uréthrale.

D'une manière générale, les eaux sulfurées alcalines faibles (Saint-Sauveur, Cauterets, La Preste, Eaux-Chaudes, Ax, Vinça, etc.)

et les dégénérées conviennent le mieux pour le traitement des maladies des voies urinaires. Les dégénérées et les sulfurées très-faibles peuvent modifier heureusement la goutte néphrétique.

Les catarrhes utérins s'accomodent mieux des eaux douces, barégineuses et sulfurées moyennes.

4° Parmi les *catarrhes des autres muqueuses;* il faut signaler l'*ophthalmie catarrhale*, à laquelle se joignent la conjonctivite chronique avec ses granulations, l'hypersécrétion chassieuse des glandes de Méïbôme et celle de la caroncule lacrymale, l'épiphora. Les bains locaux dans de petits verres, les douches fines et douces, les lotions, les bains, les douches révulsives ou les pédiluves chauds, s'associent utilement à la boisson, et ramènent souvent, avec la disparition de l'écoulement catarrhal, la muqueuse tuméfiée et relâchée à son état normal.

Des *catarrhes de l'oreille*, du conduit auditif externe, de la chambre moyenne, de la trompe ; ce dernier vient presque toujours de la propagation de l'angine catarrhale au conduit d'Eustachi. La surdité en est souvent la conséquence.

Les douches, les injections répétées, les boissons, les douches de vapeur, les pédiluves révulsifs, les dérivations intestinales, doivent être employés contre ces affections, avec ou sans boursouflements de la muqueuse, avec ou sans oblitérations cérumineuses du conduit. Des surdités déjà anciennes ont pu être guéries dans la plupart des stations thermales, grâce à ce traitement.

5° L'on doit admettre aussi des *catarrhes de la peau*, tels que l'*éphidrose*, les sueurs excessives, l'hypersécrétion folliculeuse des aisselles, des pieds ; je signalerai en passant un état ultra-physiologique de la sécrétion adipeuse, la polysarcie ou l'obésité ; que, du reste, les sueurs, l'exercice et le changement de régime et d'habitudes propres au traitement thermal, peuvent heureusement modifier. Chez tout obèse, il y a faiblesse de l'hématose et prédominance du sang noir sur le rouge ; opinion conforme aux recherches chimico-vitales de Liebig.

Les sueurs excessives sont le fléau des gens obèses, lymphatiques, des gens faibles, des tabescents par onanisme ou spermatorrhée. Parfois elles sont liées à un état dyspnéique, à un obstacle qu'éprouve l'hématose ou la circulation centrale. Les eaux sulfureuses, les affusions froides, les bains de mer, tels sont les moyens principaux qu'on oppose à ces flux excessifs. Tous trois ils relèvent, ils fortifient les fonctions cutanées ; mais si les sueurs sont liées à une fluxion rhumatismale cutanée, les applications froides, en supprimant brusquement cette émonction éxagérée et habituelle, peuvent déterminer des accidents, que l'on n'a jamais à redouter avec les eaux sulfureuses. Ces flux cutanés sont parfois fort opiniâtres, et si ces dernières sont restées sans effet, on se trouvera bien de les alterner avec les bains de mer. Du reste, l'emploi des douches écossaises est un moyen qui, généralisé dans tous les établissements, promet dans ces cas d'excellents résultats.

Quant aux sueurs partielles des aisselles, des pieds, on doit les respecter, et tout au plus les modérer par quelque sécrétion supplétive. Des accidents sérieux, des catarrhes graves, des troubles gastriques et nerveux, ont suivi, dans plusieurs cas, la suppression intempestive de ces hypercrinies constitutionnelles, et l'emploi des eaux thermales sulfureuses en boissons, bains, douches locales très-chaudes, ont été le plus souvent suivis des meilleurs résultats, en rappellant le flux dévié, ou en provoquant une fluxion excrétive, sur un autre point, des hémorrhoïdes, des éruptions furonculeuses, etc.

6° Des *catarrhes des séreuses* doivent enfin entrer dans ce cadre nosologique.

Le rapprochement des faits et l'ordre logique des idées m'a amené à faire de ces maladies, que l'on trouve éparses dans les livres sous les noms d'*œdèmes*, d'*anasarque*, d'*hydropisies*, d'*hydrocéphalie*, d *hydropéricarde*, d'*hydrothorax*, etc., un ordre des maladies catarrhales. C'est qu'en effet il est, dans ces divers états morbides que je viens de passer en revue un grand nombre de cas qui se rapportent, par leur nature, leur marche, leurs relations symptomatiques et anatomo-pathologiques, et leur étiologie, aux affections précédentes. Toute la question se réduit à ces termes : Y a-t-il un catarrhe des séreuses analogue aux catarrhes muqueux du poumon, de l'utérus, et pouvant se rattacher aux diathèses à flux multiples, au rhumatisme, aux dartres, aux scrofules? Poser la question, lire les observations multipliées qui concernent ces diathèses, et répondre par l'affirmative, c'est tout un.

Pour le rhumatisme, la chose est hors de doute; on admet volontiers, quand la fluxion rhumatique articulaire aiguë est bien généralisée et frappe le malade d'une péricardite, d'une méningite, d'une pleurite, que c'est le rhumatisme qui a porté sur ces séreuses viscérales son influence et ses épanchements séreux.

Eh bien, en dehors de tout aiguillon, de toute complication inflammatoire, le rhumatisme fait de même; et les hydarthroses que M. Gimelle guérit par le tartre stibié à haute dose, les hydrocèles, les hydrothorax, les ascites, les œdèmes, les apoplexies séreuses, doivent, dans un bon nombre de cas, être regardés comme des dépôts rhumatiques séreux, des fluxions rhumatismales, où le phénomène d'hyperexhalation séreuse est prédominant. C'est tout à fait la bronchorrée portée sur une séreuse. Le flux séreux, au lieu d'être éliminé, s'accumule, et est difficilement repris et résorbé dans les cavités séro-synoviales profondes, et dont la circulation capillaire a bien peu de relations avec la surface cutanée, surtout si on la compare à cette continuité et cette analogie de texture qui rapproche la peau des muqueuses. Aussi les influences atmosphériques et les modifications des fonctions cutanées n'agissent que lentement et difficilement sur les séreuses, et ces sortes d'hydropisies sont fort rebelles.

La scrofule produit très-souvent des œdèmes, des infiltrations séreuses (gonflement du nez, des lèvres, des extrémités, faux éléphantiasis, sclérèmes des nouveau-nés, engouements œdémateux des parenchymes pulmonaires, hépatiques, encéphaliques, boursouflements des muqueuses, engorgements œdémateux de l'utérus, hydrocéphalie chronique, hydropisie ascitique, etc.).

Quant à la diathèse herpétique, elle a moins que les précédentes action sur les séreuses ; toutefois, l'œdème eczémateux, les œdèmes variqueux, si souvent liés à l'eczéma; les congestions séreuses du cerveau liées à une disparition de dartre ; les ascites, survenant dans les mêmes circonstances, me paraissent justifier assez la part assignée à cette diathèse dans la production des catarrhes séreux et cellulaires.

A l'appui de cette manière de voir, je rappellerai ces faits si curieux d'hydarthroses et d'ophthalmies métastatiques qui accompagnent assez fréquemment une affection catarrhale spéciale, la blennorrhagie.

Ce n'est guère que dans le plus haut degré de développement de ces diathèses que l'on observe les catarrhes du tissu cellulo-séreux.

Que l'on joigne à ces flux des séreuses les hydropisies passives produites par les cachexies paludéennes et chloro-anémiques, et qui ont quelque chose d'analogue à ces infiltrations séreuses avec diminution de l'albumine dans le sang, sans altération de la sécrétion rénale, que l'on a observées chez les individus de l'espèce ovine, et l'on aura le cadre complet des maladies catarrhales chroniques du tissu cellulo-séreux, auxquelles la médication thermale sulfureuse pourra être appliquée avec succès.

Toute hydropysie liée à une lésion organique du cœur, des reins, des poumons, à une lésion mécanique de la circulation, à une phlegmasie des séreuses, doit être éloignée des eaux sulfureuses ; elles y seraient très-nuisibles.

La thermalité, le procédé balnéaire (douches, étuves, boissons, et le mode hypercrinique, sont les éléments principaux de la médication sulfureuse dans ces cas. Les eaux salino-sulfureuses purgatives agiront surtout sur l'intestin ; les sulfurées alcalines, sur les reins et la peau, elles y sont à peu près également efficaces. Quant à l'appropriation des eaux thermales faibles, moyennes ou fortes, à telle ou telle variété morbide, on s'en rapportera aux indications générales et aux données précédentes.

OBSERVATIONS DE MALADIES CATARRHALES TRAITÉES AUX EAUX.

Catarrhes bronchiques.

1. Catarrhe pulmonaire; disposition tuberculeuse.— Un homme, né de parents phthisiques, éprouva en 1844 un violent catarrhe, et fut en proie à plusieurs rhumes successifs. Il se rendit à La Preste en 1816, avec fièvre continue s'exacerbant le soir; face décolorée, voix éteinte, peau sèche, maigreur et faiblesse extrême, sueurs visqueuses tous les matins au cou, à la tête et à la poitrine. Toux fréquente; crachats purulents. Boisson minérale en petite quantité, dès le quinzième jour, amélioration, vers le vingt-huitième; les forces permettent de prendre un bain à 35°, on essaie même une douche modérée le long du rachis; au trente-cinquième jour, une transpiration générale vient remplacer les sueurs partielles, l'expectoration devient muqueuse, les redoublements s'effacent, et le malade part dans l'état le plus encourageant. L'usage des mêmes eaux a été continué les années suivantes et la santé s'est pleinement rétablie. (Eaux de La Preste; Anglada, obs. 61.)

2. Catarrhe pulmonaire, dyspnée.— Un négociant âgé de trente-six ans éprouvait depuis plusieurs années un resserrement spasmodique de la poitrine; accompagné d'ardeur le long de la trachée, et d'une toux fatigante que suivait parfois une expectoration qui amenait du soulagement; sa voix était rauque; une mucosité épaisse obstruait presque continuellement les bronches et excitait le crachotement; divers traitements inutilement essayés. Une saison à Molitg, en 1816, améliora beaucoup son état; il y revint les trois années suivantes et le rétablissement fut parfait. (Eaux de Molitg, Anglada, obs. 57.)

3. Catarrhe pulmonaire. — Une dame espagnole avait dépassé l'âge critique, et se plaignait depuis longtemps d'une toux pénible, s'aggravant toutes les nuits, avec fièvre lente, expectoration abondante, oppression, douleur cardiaque, perte d'appétit. Après divers moyens employés sans succès, elle se rendit en 1818, à Escaldas, où une saison la guérit, après une diurèse abondante provoquée par la boisson. (Eaux d'Escaldas, Anglada., obs. 60.)

4. Laryngo-bronchorrhée.— Un vieillard septuagénaire, sujet à des rhumes, à peau habituellement sèche, à respiration comme râleuse, expectorait chaque matin à son lever et quasi sans toux, des mucositées en abondance; le froid des pieds causait l'aphonie; toujours le repas du soir produisait l'insomnie et l'oppression; aucun remède n'avait pu le soulager. Cent verres d'eau de La Baillère et trente demi-bains le guérirent en rétablissant les fonctions de la peau. (Eaux de Cauterets, C. Camus, obs. 1.)

5. Catarrhe bronchique grave chez un enfant de dix ans; poitrine serrée et amaigrie, mouvements gênés de la respiration, bruits râleux dans la gorge, toux grasse, expectoration abondante et glaireuse; inappétence complète. Un vésicatoire au bras et des boissons pectorales et toniques ne l'avaient point soulagé. 60 verrées d'eau, 12 pédiluves, et autant de demi-bains de la source de La Raillère lui donnèrent un appétit vorace, de l'embonpoint, et rendirent la respiration libre et aisée. Revenu l'an dernier, cet enfant était grandi et méconnaissable. (Eaux de Cauterets, Camus, obs. 3.)

6. Catarrhe pulmonaire très-intense durant les hivers, chez un homme de cinquante ans, travaillé par des rhumatismes, et qui fut envoyé à Uriage, en 1838, au sujet d'une éruption eczémateuse qui était venue se joindre à ses maux habituels. — Dans ses redoublements de catarrhes, il lui arrivait souvent de cracher du sang comme s'il avait eu une véritable pneumonie, et c'est ainsi qu'il débuta en arrivant à Uriage. Quand ces accidents de voyage furent dissipés, il suivit le traitement thermal pendant trente jours, s'en alla bien portant et ne s'enrhuma presque point l'hiver. Après la seconde saison, il a été débarrassé et de son catarrhe et de sa maladie de peau, et en grande partie débarrassé aussi de ses rhumatismes, qui ne se faisaient plus sentir que faiblement et de loin en loin. (Eaux d'Uriage, V. Gerdy, obs. 79.)

7. Bronchite chronique, chez un homme de quarante-huit ans, avec toux fréquente et par quintes, expectoration muqueuse, difficile, visqueuse, prenant, malgré les règles d'une bonne hygiène, une intensité nouvelle toutes les fois que l'athmosphère devenait froide et humide. — La constitution s'altérait et le mal persistait malgré tous les béchiques et les balsamiques mis en usage. L'eau de Labassère, à la dose de deux verres par jour pendant trois semaines, amena la guérison et a prévenu la disposition à son retour pendant deux hivers. (Eau de Labassère, L. Cazalas, obs. 1.)

8. Bronchite chronique à expectoration difficile, composée de crachats épais, verdâtres et visqueux, s'exaspérant par les temps froids et humides; emphysème pulmonaire, dyspnée habituelle et accès d'asthme. — Emploi de l'eau de Labassère en boisson; quinze jours après, il ne restait plus qu'une faible dyspnée causée par l'emphysème, il n'y avait plus d'expectoration et le sommeil n'était plus troublé par la toux. Depuis lors la toux et l'expectoration se sont plusieurs fois renouvelées, mais l'usage de l'eau pendant quelques jours détruit facilement ces symptômes. (Id., obs. 4.)

9. Bronchite chronique. — Mme P..., âgée de soixante-cinq ans, sujette aux affections catarrhales, eut, en 1843, une bronchite aiguë qui nécessita un traitement énergique; elle passa à l'état chronique. Une saison d'Enghien l'a guérie,

et depuis elle n'a pas eu d'affection catarrhale; chaque été elle va passer quelque temps à Enghien. (P. Bouland, obs. 14.)

10. Catarrhe bronchique compliqué, d'un peu d'emphysème, et d'une affection organique du cœur, chez un homme de soixante-quatre ans. — Les eaux d'Enghien coupées avec du lait ont diminué beaucoup la sécrétion muqueuse et la dyspnée (P. Bouland, obs. 16.)

11. Catarrhe et diathèse herpétique. — M..., qui dans sa jeunesse avait eu plusieurs fois la gale, fut atteint à vingt-huit ans d'un catarrhe profond; l'expectoration fut abondante, de longue durée, produisit l'épuisement. Une dartre se manifesta plus tard à la paume des mains; le catarrhe guérit, la santé devint meilleure. Traité à Cauvalat, la dartre, qui avait rendu le paume des mains sèche, écailleuse, avec flexion des doigts dont l'extension causait des fistules profondes et douloureuses, guérit après 15 bains et 30 manilúves. (Eaux de Cauvalat-lès-Vigan, E. Verdier, obs. 1.)

12. Catarrhe pulmonaire; expectoration de crachats blanchâtres et oppression fréquente, avec rhumatisme d'abord aigu et presque général, puis chronique depuis six ans. — Arrivé à Bagnols, en 1834, ce malade but les eaux, prit des étuves et quelques douches entre les deux épaules pendant dix-huit jours. Disparition complète de la toux, des crachats et des douleurs vives que ce malade ressentait dans la poitrine. (Eaux de Bagnols, Chevallier, obs. 131.)

13. Rhume depuis quinze mois, chez un homme de trente-six ans, qui avait les mains déformées par suite d'un rhumatisme articulaire qu'il avait gardé pendant six ans. — Depuis le moment qu'il avait eu la poitrine affectée, il n'avait plus ressenti son rhumatisme; 8 verres de boissons, douche sur les articulations qui devinrent dès le troisième jour douloureuses et tuméfiées, ce qui dégagea la poitrine. Il ne prit ensuite que des étuves; sueurs abondantes. Il guérit. (Bagnols, Chevallier, obs. 132.)

14. Laryngite aiguë et apyrétique, chez un individu de trente-huit ans qui avait presque complétement perdu la voix, éprouvait des douleurs vives dans tout le larynx; et pendant la nuit surtout, des accès de suffocation causés par l'engorgement de la membrane muqueuse; la toux incessante rappelait l'aboiement d'un petit chien. — A ces symptômes se joignait l'expuition d'une matière filante, comme une solution de gomme teinte par une grande quantité de sang très-vif, et cela même en l'absence de la toux. Eau d'Enghien bue à petite dose, d'abord deux cuillerées à bouche coupées avec du lait d'ânesse, puis un demi-verre soir et matin. Il resta à Enghien six semaines, prit les bains, et partit très-soulagé. L'année suivante, il acheva sa guérison; depuis sa santé a été excellente. (Eaux d'Enghien, P. Bauland, obs. 10.)

15. Laryngo-bronchite, avec production d'une matière pseudomembraneuse, chez un individu de quarante ans, qui avait eu dans sa jeunesse plusieurs crachements de sang et une carie des os du pied. — Accès de suffocation qui pendant près de trois semaines mettent sa vie en danger, et attribués à la production d'une matière très-visqueuse, qui diminuait plus ou moins le calibre des bronches. Bains et eau d'Enghien, la boisson ne dépassa jamais un verre; guérison qui s'est maintenue. Le malade est retourné pendant trois ans, par précaution, aux eaux d'Enghien. (P. Bouland, obs. 17.)

16. Laryngo-bronchite chronique, chez une religieuse de trente-cinq ans, accompagnée d'une toux forte, d'oppression, d'aphonie, et d'une expectoration tantôt puriforme et tantôt sanguinolente. — Elle avait rendu à plusieurs reprises des vomiques; après cinq jours d'usage des eaux, l'aphonie cessa et les autres accidents disparurent plus tard. Après dix-huit années, les mêmes accidents reparurent; les mêmes eaux les guérirent. (Eaux de Bagnols, Chevallier, obs. 19.)

17. Angine laryngée chronique depuis deux ans. — La muqueuse de l'arrière-bouche présentait une couleur rouge grisâtre; voix peu sonore desuite fatiguée. Une saison fit cesser tous ces accidents; une seconde saison confirma la cure. (Eaux du Vernet, Bertrand.)

18. Catarrhes pulmonaires très-rapprochés, chez un jeune homme de dix-huit ans, ayant les glandes du cou engorgées et ulcérées. Maigreur et faiblesse extrêmes; il toussait nuit et jour et crachait peu; le bruit de la respiration affaibli du côté gauche et un peu de matité relative de ce côté. En 1824, il but les eaux et prit des bains tempérés dont on augmenta progressivement la chaleur. Après un mois de traitement, il s'en retourna comme s'il n'avait jamais souffert de la poitrine, et l'état du cou très-amélioré. (Eaux de Bagnols, Chevallier, obs. 135.)

19. Bronchite catarrhale chronique. — Un ecclésiastique fut attaqué d'une fièvre compliquée, avec un point de côté violent; les remèdes généraux calmèrent les symptômes violents. Ses forces vinrent à diminuer; sa respiration était laborieuse, ses crachats très-épais; après quelques remèdes inutiles et même nuisibles, il prit des Eaux-Bonnes; les crachats vinrent presque tout d'un coup si librement et si abondamment, que le malade croyait que les eaux s'évacuaient par le poumon; la respiration devint très-libre; son point de côté disparut, il reprit ses forces et a joui d'une santé parfaite. (Eeaux-Bonnes, Bordeu, obs. 44.)

20. Phthisie muqueuse, causée par la suppression d'une sueur abondante et habituelle des aisselles, chez un jeune homme, que guérirent 42 demi-bains

et 200 verres d'eau de La Raillère, mitigée les premiers jours avec un tiers de lait de vache écrémé. Durant vingt jours, petit-lait et suc d'herbes; après le vingt-huitième, sueurs partielles qui diminuent les symptômes; les crachats s'améliorent, et la guérison devient complète par l'éruption de beaucoup de furoncles aux cuisses, aux épaules et au bras gauche. (Eaux de Cauterets, Camus.)

21. Catarrhe pulmonaire avec douleurs rhumatismales, chez un homme de trente ans; traitements variés pendant deux ans, peu de succès. — Arrivé à Ax, dans un état de maigreur et de faiblesse considérable, avec une expectoration considérable, muqueuse et parfois striée de sang, et une oppression continuelle, les bains et la boisson du Breilh amenèrent une amélioration rapide dans son état. Il repartit, après trente-six jours, débarrassé de son catarrhe et de ses douleurs, ayant encore un peu de dyspnée. La saison suivante consolida la guérison. (G. Astrié, Eaux d'Ax, 1840.)

22. Laryngo-bronchite catarrhale; accès d'asthme depuis un an et demi, chez un homme de cinquante ans, porteur d'une plaque eczémateuse à la jambe. — Eau du Couloubret, en bains et boissons; légère exacerbation des accidents qui les font suspendre quelques jours; on les reprend, et après deux mois de séjour le malade partait guéri de son atshme et de son affection pulmonaire, mais pas de la dartre. L'année suivante, celle-ci fut aussi heureusement modifiée, ainsi qu'une légère récidive des accidents pulmonaires que l'hiver avait ramenés. La guérison s'est maintenue. (G. Astrié, Eaux d'Ax.)

23. Catarrhe pulmonaire et rhumatisme général, chez un homme de cinquante-deux ans. — Crachats abondants opaques et cohérents, forte dyspnée et violentes quintes de toux; râle muqueux dans le poumon droit, pouls légèrement accéléré; bains du Clot, boisson de Baudot; rhumatisme et catarrhe s'améliorèrent. Après vingt jours, le râle muqueux a disparu; il se retire très-bien rétabli; puis les douleurs rhumatismales ont récidivé moins intenses, mais pas le catarrhe pulmonaire. (Eaux-Chaudes, J. Lafore.)

Catarrhes gastro-intestinaux.

24. Un homme dont l'habitude du corps était cachectique, éprouvait à son réveil des vomissements glaireux qui le soulageaient d'un poids incommode à l'épigastre. Un cautère au bras avait été conseillé; l'épicacuanha et les purgatifs produisaient des évacuations considérables, mais ne prévenaient pas de nouvelles congestions; 70 verres et 25 demi-bains le guérirent de cette incom-

modité, et lui donnèrent grand appétit, en provoquant des sueurs gluantes et fétides. (C. Camus, eaux de Cauterets.)

25. Vomissements nombreux guéris par les eaux de la Raillère en boisson (Bordeu).

26. Vomissements de glaires et des aliments, avec sommeil agité et constipation opiniâtre depuis un an, chez une jeune fille à disposition dartreuse. L'usage interne et externe des eaux de Cauvalat, ramollirent les selles, firent cesser les vomissements glaireux, et ramenèrent la santé. (Verdier, eau de Cauvalat, obs. 34.)

27. Vomissement glaireux presque habituel chez un homme de soixante ans, lymphatique. Guéri par les eaux de Molitg. (Anglada, obs. 76.)

28. Vomissements habituels fort pénibles tous les hivers, chez un homme bilieux, et d'une profession sédentaire. Il eut recours, en 1809, aux eaux de Molitg, qui produisirent les meilleurs effets. L'usage en a été repris plusieurs années consécutives, les vomissements n'ont point reparu. (Id., obs. 77.)

29. Vomissements, nausées, dyspepsie, flatulences, cardialgie, faiblesse profonde, chez une demoiselle espagnole. En peu de jours les eaux de La Preste améliorèrent ces accidents, et la santé fut pleinement consolidée l'année suivante (Id., obs. 78.)

30. Vomissements le matin et à jeun de matières glaireuses et acides, chez un homme de quarante-quatre ans, qui avait travaillé pendant trois ans dans les souterrains, et avait l'estomac fort dérangé. L'usage de la boisson de Bagnols et les bains de piscine pendant vingt-deux jours, le guérirent. (Chevalier, eaux de Bagnols, obs. 165.)

31. Diarrhée chronique chez une femme que depuis deux ans aucune médication n'avait pu soulager.—L'usage des bains du Pré, et de l'eau de Monchourat lui donna de la fièvre, des météorismes et des douleurs plus vives dans le ventre. Des adoucissants d'abord, puis l'eau de la Raillère à l'intérieur et en bains, mirent fin à ses évacuations. (Camus, eaux de Cauterets.)

32. Diarrhée de six mois chez un individu gourmand et obèse, fut guérie dans l'espace de vingt jours par les eaux de la Raillère, à Cauterets. (Bordeu).

33. Diarrhée catarrhale et bilieuse.—M. U. avait eu des éruptions à la peau, que faisait disparaître des déjections répétées, des fièvres, la dysenterie. A son arrivée à Cauterets, le foie était parfois douloureux, et contribuait pour beaucoup aux évacuations qui avaient lieu jusqu'à quinze fois par jour. Habitué depuis vingt ans au climat des Antilles, celui de la France, en contrariant la transpiration cutanée, avait contribué à le rendre plus malade; malgré le mauvais temps,

20 bains et 40 verrées de la Raillère rendirent les forces au malades, les digestions faciles, les selles moins fréquentes et plus naturelles. (Id.)

34. Diarrhée abondante depuis dix-huit mois, chez un petit garçon de sept ans, que les moyens pharmaceutiques n'avaient pu guérir.—La constitution s'appauvrissait de jour en jour, la peau devenait aride, terreuse ; taches dartreuses sur la figure. Malade souffrant, maigre, énervé. L'usage des bains et de la boisson fit cesser la diarrhée, augmenta l'appétit, effaça l'affection cutanée de la face; la peau devint souple, douce, fraîche, l'embonpoint remarquable. (Verdier, eau de Cauvalat, obs. 35.)

35. Diarrhée depuis deux ans, chez un homme sujet à une névralgie faciale, à de vives démangeaisons de la peau du thorax, à un sentiment d'oppression à la poitrine.—Sous l'influence des eaux, la diarrhée cessa et les phénomènes congestionnels de la poitrine guérirent (Id., obs. 37.)

36. Diarrhée depuis six mois; remèdes nombreux; maigreur extrême. — Les Eaux-Bonnes à l'intérieur, et quelques bains firent diminuer la diarrhée; dès les premiers jours donnèrent des forces à l'estomac, l'appétit revint, et le malade fut en moins de six semaines en état d'aller rejoindre son régiment. (Bordeu, obs. 33.)

37. Dyspepsie chez un homme de vingt-six ans, lymphatique, ayant le genou gauche malade, engorgé par suite d'un rhumatisme antérieur ; digestions lentes et pénibles, diarrhée avec alternatives de constipation.—Les bains de Breilh et la boisson de la Petite-Sulfureuse, et la douche sur le genou, amènent une amélioration progressive dans les accidents, puis état stationnaire. La guérison se compléta après son départ. (G. Astrié, eaux d'Ax, 1842).

38. Nausées, vomissements, diarrhée séreuse alternant avec la constipation, chez une dame de vingt-six ans ; digestions pénibles, amaigrissement; forces nulles. —Arrivée aux Eaux Chaudes, langue blanche, pâteuse, évacuations alvines irrégulières; les menstrues n'ont pas paru depuis quatorze mois, époque de son accouchement. Après huit jours de traitement thermal, amélioration; après seize jours, digestions parfaites; les urines coulent avec abondance, les évacuations alvines se régularisent; après vingt et un jours, elle fut rétablie. Trois semaines après son retour chez elle, les menstrues reparaissent; six mois après, cette malade n'avait plus éprouvé de symptôme d'affection gastro-intestinale, mais de temps en temps elle ressent de légères douleurs rhumatismales. (Lafore, Eaux-Chaudes, obs. 17.)

39. Vomissements habituels de matières glaireuses et acides, le matin à jeun, chez un homme de quarante-quatre ans, qui avait travaillé trois ans dans les

souterrains.—La boisson et les bains de Piscine, pris pendant vingt-deux jours, dissipèrent l'affection gastrique. (Chevallier, eaux de Bagnols, obs. 165.)

40. Diarrhée. Une diarrhée opiniâtre, durant depuis six mois, minait lentement un gentilhomme; tous les remèdes ayant échoués, Bordeu conseilla les Eaux-Bonnes, le succès fut complet. (Bordeu, Eaux-Bonnes, obs. 33.)

41. Dévoiement continuel pendant dix mois de l'année, chez un pâtre de trente-huit ans, qui gardait des troupeaux dans un endroit marécageux où il marchait souvent dans l'eau; ses pieds étaient froids comme glace.—Les eaux en boissons, en douches sur les pieds, en bains de piscine, firent revenir la chaleur et la sueur aux pieds; les selles ne furent plus que d'une à deux par jour, au lieu de six à sept. (Chevallier, eaux de Bagnols, obs. 167.)

42. Diarrhées fréquentes chez une enfant de quatre ans, lymphatique, atteinte antérieurement d'une congestion cérébrale qui céda à l'application de la glace.—Elle resta sujette à des exacerbations fébriles et à la diarrhée. Un séjour d'un mois à Ax et l'emploi mesuré et très-prudemment gradué des eaux la guérirent et rétablirent son embonpoint et sa santé. Revue depuis, elle se porte à merveille. (G. Astrié, eaux d'Ax, 1833.)

Catarrhes génito-urinaires,

43. Stérilité, leucorrhée utérine après les règles durant cinq jours, chez une dame de vingt-deux ans, mariée depuis quatre ans, et stérile. — Traitée à Luchon par les demi-bains, la douche sur les reins et l'injection au Bain-Richard-Nouvelle pendant dix minutes, et 2 verres de boisson, coucher séparé pendant un mois et demi, courses dans les montagnes. Trois mois après le retour des eaux, grossesse heureuse. (Fontan, eaux de Luchon, *Bullet. de l'Acad.*, 1845.)

44. M. Fontan possède neuf observations de stérilité ainsi combattue; toutes les malades portaient une affection utérine, ou engorgement du col, ou catarrhe utérin; quelques-unes avaient des affections éczémateuses qui pénétraient vers les organes génitaux; sur les neuf, le mariage datait de une à dix années, sans qu'il y eût eu jamais signe de grossesse; les malades sont devenues enceintes dans les premiers six mois après l'usage des eaux, le plus souvent vers le milieu du troisième mois.

Chez d'autres personnes où il n'y avait pas d'affection utérine appréciable, la stérilité n'a pas cessé.

45. Leucorrhée excessive chez une dame de vingt-sept ans, après un accouchement et des chagrins domestiques; tempérament lymphatico-nerveux, las-

situdes, oppression, toux.—Une saison à la Preste, fit disparaître ces symptômes, sauf la leucorrhée qui persista. On la combattit par les injections; mais après la sixième, l'écoulement vaginal s'arrêta, et la malade ressentit une vive chaleur de ce côté, et une fièvre intense. Les accidents cédèrent à des injections émollientes, et on reprit les eaux coupées avec du lait, en injections. La leucorrhée guérit, la malade recouvra la santé et eut depuis lors plusieurs enfants. (Anglada, eaux de la Preste, obs. 82.)

46. Leucorrhée abondante chez une jeune fille qui avait eu, jusqu'à l'âge de neuf ans, des croûtes au cuir chevelu, et à neuf ans, une dartre à la vulve qui les remplaça; prurit, amaigrissement.—Les bains guérirent l'affection de la vulve, la perte blanche se réduisit à peu de chose, la malade engraissa, prit un teint vermeil. (Verdier, eaux de Cauvalat-les-Vigan, obs. 18.)

47. Écoulement blennorrhoïde, et assez souvent hémorrhagique du gland, causé par une dartre au prépuce, avec phimosis, chez un homme de soixante-neuf ans. — Quinze bains, des injections d'eau sulfureuse entre le prépuce et le gland amènent la guérison. (Id., obs. 19.)

48. Perte blanche abondante et continnelle consécutive à une suppression des menstrues; deux fausses couches ont lieu en un laps de temps assez court; la menstruation ne se rétablit pas.—Cette dame devient sujette à des accès d'hémoptysie, des palpitations, de la dyspnée; ventre tendu, cautérisation, eaux diverses, nombreux traitements sans succès.

Après plusieurs années de souffrance, elle vint aux eaux de Cauvalat. Douches aux lombes, à l'hypogastre, immédiatement après le bain. La deuxième douche rétablit la menstruation, peu à peu les accidents se dissipèrent et ne se sont pas reproduits (G. Verdier, obs. 14, 1845.)

49. Leucorrhé chronique, avec débilité des organes de la digestion, chez une dame nerveuse guérie par l'usage des eaux de Challes. (Dr Dominget).

50. Leucorrhée abondante chez une dame de vingt-huit ans, lymphatique, mariée, sans enfants.—Douleurs gastralgiques, menstruation peu régulière, nulle douleur utérine; bains, boissons et injections sulfureuses; écoulement tari après un mois et demi de séjours à Ax. (G. Astrié, 1833.)

51. Sur dix-huit leucorrhées traitées à Saint-Sauveur en 1849, douze ont été radicalement guéries, quatre améliorées par l'emploi des eaux de Saint-Sauveur, en bains, boissons, douches et injections vaginales. (Fabas, 1849.)

52. Catarrhe utérin, d'abord blanchâtre, puis verdâtre, avec douleur utérine et ulcération probable du col, chez une femme de trente-deux ans, qui était sujette à des pertes utérines prolongées. — Eaux de Molitg en boisson et en injections. Dès le huitième jour, douleurs plus supportables et écoulement plus con-

sistant, moins copieux et blanchâtre; disparition des symptômes locaux en peu de temps, et santé reconstituée par l'aide d'un régime analeptique. (Anglada, obs. 83.)

53. Catarrhe utéro-vaginal verdâtre, à la suite d'une sueur arrêtée, chez une dame de quarante-quatre ans. Rien d'anormal à l'utérus.—Les eaux en boisson et la piscine ne laissèrent plus traces de flux leucorrhéique après vingt jours de traitement. (Chevallier, eaux de Bagnols, obs. 183.)

54. Catarrhe utérin, survenu après la disparition spontanée d'une maladie de peau; écoulement très-abondant, blanc séreux.—Les eaux de Bagnols, employées en boisson, bains et douches vaginales pendant trois saisons, tarirent le catarrhe). Id., obs. 184.)

55. Flueurs blanches après disparition d'une dartre de la jambe, chez une dame de trente-sept ans.— Les eaux rappelèrent sur la peau une éruption prurigineuse qui fut suivie de la cessation de l'écoulement vaginal; elle continua pendant trois saisons les eaux, pour se débarrasser de tout vice herpétique. (Id., obs. 185.)

56. Leucorrhée habituelle, alternant avec une métrorrhagie abondante, chez une femme de vingt-huit ans; grande faiblesse et gastralgie, col utérin normal.— Après 19 bains de l'Esquirette, et autant de douches ascendantes du Clot, cette dame se retire beaucoup mieux; la leuchorrée a presque entièrement disparu. Après quatre mois, parfaitement guérie, ses menstrues reviennent régulièrement. (J. Lafore, Eaux-Chaudes.)

57. Blennorrhées.—Anglada a souvent éprouvé les bons effets des eaux d'Arles dans les blennorrhagies; elles calment bientôt la cuisson, et, activant d'abord l'écoulement, elles le dissipent en vingt ou vingt-cinq jours.

Les faits du même ordre ont été fréquemment constatés par d'autres explorateurs non-seulement aux bains d'Arles, mais encore auprès des autres sources. (Auglada, obs. 52.)

58. Blennorrhagie rappelée et guérie.—Un maréchal-des-logis, traité à Barèges pour un rhumatisme, voit une blennhorrhagie, arrêtée depuis dix mois par les astringents, reparaître au troisième bain de piscine. La suppression des bains, les boissons émollientes, suspendirent au bout de huit jours l'écoulement, qui ne reparut plus par l'usage des bains. (M. Carrère, Barèges, thèse 1851.)

59. Dans les catarrhes de vessie, sans complication de corps étrangers ou de rétrécissement, M. Rayer a constaté plusieurs fois l'efficacité des eaux d'Enghien; elles rendent plus durables les guérisons de catarrhes compliquant les rétrécissements opérés. (R. Parise, eaux d'Enghien.)

60. Blennhorrhée consécutive à une uréthrite blennorrhagique.—L'action des eaux raviva les symptômes, et l'écoulement en fut augmenté considérablement;

mais après une continuation de ces moyens pendant vingt jours, la gonorrhée finit par diminuer, la matière se tarit après avoir été plus épaisse. L'un des testicules, dont le volume était resté plus considérable, reprit son état normal: quelques injections d'eau minérale mirent fin à la maladie. (Labat, Cauterets; obs. 6 de L. Marchant.)

61. Catarrhe utéro-vaginal blanc et séreux, très-abondant, survenu chez une dame de trente-trois ans, après disparition spontanée d'une maladie dartreuse qu'elle avait depuis longtemps.— Les eaux de Bagnols, employées en boisson, bains et douches vaginales, tarirent cette sécrétion anormale. Elle revint prendre les eaux pendant trois saisons. (L. Chevallier, eaux de Bagnols, obs. 184.)

62. Leucorrhée, depuis seize mois, chez une femme de quarante-deux ans qui avait laissé ses pieds dans l'eau froide une demi-journée. Les eaux en boisson, bains de piscine, et quelques injections vaginales, mirent fin à cette maladie. (Id., 181e obs.)

63. Coliques néphrétiques chez un homme de quarante ans ayant eu dans le temps plusieurs blennorrhagies; douleur très-vive aux reins, et urines coulant goutte à goutte en charriant des mucosités, des glaires et des matières sablonneuses.—Vingt jours de l'usage des eaux de La Preste, en boisson, en bains et en douches, suffirent pour dissiper la douleur et rétablir le cours des urines, qui s'éclaircirent tout en continuant d'entraîner encore quelque temps des sédiments abondants. (Anglada, eaux de La Preste, 39 obs.)

64. Catarrhe urinaire. — Une dame était sujette à une rétention d'urine qui la faisait beaucoup souffrir. Les forces étaient affaiblies; les urines, fort glaireuses, entraînaient des sédiments sablonneux abondants. Les eaux de La Preste ramenèrent en quinze jours une amélioration prononcée, et une guérison complète l'année suivante. (Id., obs. 37.)

65. Catarrhe néphritique et vésical.—Un boulanger de trente et un ans, d'un tempérament phlegmatique, était en proie depuis deux ans à un catarrhe vésical qui s'accompagnait de douleurs sourdes dans la région des reins, et d'une irritation gastro-intestinale pénible. Traitements variés, cautères aux lombes. Arrivé à Molitg, il ne put supporter d'abord que de petites doses d'eau thermale coupée avec de l'eau d'orge, et un bain tempéré. Amélioration graduelle: au bout d'un mois il digérait des aliments légers, et ses urines, jusque-là troubles et albumineuses, apparurent très-claires; douleurs locales moindres. Revenu aux eaux en 1826, la guérison était complète. (Id., eaux de Molitg.)

66. Catarrhe urinaire.—Un vieillard de quatre-vingts ans devint sujet à des difficultés d'uriner suivies d'écoulement d'urines troubles, comme purulentes, et

souvent sanguinolentes. Rien ne faisait mieux couler les urines que notre eau, dont il faisait souvent usage en boisson ordinaire. (Bordeu, Eaux-Bonnes.)

67. Néphrite catarrhale, goutteuse.— Un ecclésiastique devint sujet à des attaques de goutte fort irrégulières et accompagnées de douleurs néphrétiques avec des pesanteurs au fondement; il était surtout sujet à une difficulté d'uriner presque-continuelle. Ses urines étaient tantôt claires, tantôt boueuses, tantôt sanguinolentes. Les eaux furent prises en bains et en boisson. La mixtion devint naturelle; les attaques de goutte néphrétique et toutes les autres incommodités disparurent. Il a vécu huit ans sans ressentir la moindre douleur. (Borden, obs. 40.)

68. Néphrite catarrhale, rhumatismes anciens du cou-de-pied et du genou depuis cinq ans, chez un homme de trente-deux ans, qui souffre beaucoup à la région lombaire, rend des urines très-sédimenteuses, glaireuses, se décomposant avec une grande rapidité et déposant des incrustations grisâtres et glutineuses. Pas de parents goutteux; pas de gale.— Les douleurs de reins vont et viennent et semblent alterner avec des douleurs qui se portent sur ses articulations malades. Arrivé à Ax, il reçoit la douche sur les jointures, boit l'Eau-Bleue, et prend les bains du Teich. Un flux urinaire abondant est provoqué dès les premiers jours; les jointures sont tuméfiées et douloureuses; on cesse les douches. Et après quarante jours de traitement, les urines étaient belles et limpides, les mouvements du genou libres, le cou-de-pied encore un peu gonflé, et les douleurs rénales avaient disparu. (G. Astrié, eaux d'Ax, 1842.)

69. Observations de M. Lafore relatives aux Eaux-Chaudes. Sans avoir, dit-il, la propriété de détruire la gravelle, ni de dissoudre les calculs urinaires, les Eaux-Chaudes sont cependant diurétiques à un haut degré; elles stimulent activement les organes urinaires et provoquent l'expulsion des graviers qu'elles entraînent en augmentant les urines et les délayant; elles agissent aussi avec une efficacité incontestable dans les catarrhes vésicaux en modifiant la muqueuse cystique et en la débarrassant des nombreuses mucosités qu'elle sécrète; elles sont également fort utiles dans les cystalgies toujours si douloureuses et souvent si opiniâtres. (J. Lafore, Eaux-Chaudes.)

Catarrhes de l'œil et de l'oreille, de la peau, et cas divers.

70. Otorrhée chronique, chez un jeune homme de trente ans, d'une disposition trumeuse, audition un peu altérée. —Traité, en 1838, pendant un mois par les bains, les douches, l'eau en boisson, en injections, il survint dans les derniers jours une poussée intense, et une vive exacerbation des symptômes, avec

fièvre, gonflement des oreilles, céphalalgie; puis tous les accidents se calmèrent, et, au départ, il n'y avait presque plus d'écoulement; celui-ci disparut tout à fait un peu plus tard, et l'audition revint à l'état normal. (V. Gerdy, eaux d'Uriage, obs. 81.)

71. Quatre frères ou sœurs sont amenés à Cauvalat : l'aînée, à onze ans, est lymphatico-nerveuse, vomit souvent des *glaires*, les aliments, souffre pendant la digestion.

La cadette, âgée de dix ans, lymphatique, est depuis longtemps atteinte d'une *ophtalmie chronique*; les yeux sont très-sensibles à la lumière, chassieux.

La troisième a cinq ans, scrofuleuse; croûtes à la tête, glandes engorgées au cou; *ophtalmie chronique* qui date de la naissance.

Le quatrième est un garçon de quinze mois, blanc comme un lys. La lymphatisation est telle chez lui, qu'il est difficile de la distinguer de l'œdème. Cet enfant est inaccessible à toute impression, n'exerce aucun mouvement; la tête est volumineuse, l'œil fixe; *hydrocéphalie chronique* depuis la naissance.

Ces quatre enfants prennent des bains, boivent de l'eau, guérisent. Le jeune garçon sortit peu à peu de son état de torpeur, s'anima, et aujourd'hui, il jouit de toutes les facultés des enfants de son âge. (Verdier, eaux de Cauvalat, obs. 55.)

72. Écoulement mucoso-purulent de l'oreille droite depuis deux ans. Surdité avec bourdonnement continuel, améliorée par une première saison, et guérie complétement à la suivante. (Chevallier, eaux de Bagnols, obs. 58.)

73. Ophtalmie, survenue chez un homme de trente ans après la disparition d'une blennorrhagie. — L'écoulement uréthral s'est rétabli par l'usage des eaux de la Raillère, prises à la dose de 6 verrées tous les matins, et de demi-bains. L'ophtalmie disparut dans les mêmes proportions que la gonorrhée augmentait; des lotions émollientes, animées par quelques gouttes d'extrait de saturne, ont rafraîchi la conjonctive et supprimé le larmoiement qui restait. (Eaux de Cauterets. Lubat, obs. 5 de L. Marchant.)

74. Les eaux de Rieumizet, à Cauterets, sont souvent employées en lotions dans les ophtalmies chroniques.

75. Surdité depuis seize mois chez un homme de vingt-deux ans, dont les oreilles avaient jeté, et sujet aux angines. — Sa tête était prise; il avait, en outre, une affection rhumatismale, dont le principal siége était fixé à l'épaule droite depuis deux ans. Après avoir pris, au Teix, des bains chauds pendant quinze jours, il en prit 15 autres au Couloubret, et 3 étuves. Il ne put supporter la boisson minérale; des sueurs critiques survinrent. Le rhumatisme disparut, et l'audition

se rétablit peu à peu. Une deuxième saison compléta la cure. (G. Astrié, eaux d'Ax.)

76. Sueurs excessives depuis plusieurs années, chez une dame de trente-quatre ans, d'un tempérament nervoso-sanguin.—Elles la jetaient parfois dans une sorte d'anéantissement, c'était au point de traverser les matelas du lit, et, lorsqu'elle était levée, tous ses vêtements, son manteau même étaient comme inondés. Sa peau, impressionnable à l'excès, ressentait avec une singulière facilité le moindre coup d'air, et les coups d'air, qui déjouaient souvent les précautions les plus minutieuses, étaient suivis, quand la réaction arrivait, de ces sueurs immodérées et débilitantes. Arrivée à Ax dans un état de maigreur et d'abattement considérables, elle prit la boisson et les bains du n° 4, au Couloubret. Les premiers eurent un succès si marqué, qu'on les porta jusqu'à 42. Les sueurs avaient cessé, et depuis elles n'ont pas reparu. (G. Astrié, eaux d'Ax, 1829.)

77. Anasarque. — 30 bains de la Raillère et 120 verrées d'eau de Mahouzat (le malade n'ayant pu digérer celle de la Raillère) guérirent un jeune homme atteint d'anasarque depuis trois mois, pour s'être exposé pendant longtemps à une pluie froide. Les premiers bains lui causèrent la fièvre et un prurit sur tout le corps; des sueurs survinrent, et tous les accidents disparurent. Par sympathie de la peau avec l'estomac, ou par suite d'un état nerveux de ce viscère, le malade vomissait souvent ses aliments et des glaires aigres; ce phénomène cessa, et les digestions devinrent faciles. (C. Camus, eaux de Cauterets obs. 1, p. 164.)

78. Hydrothorax, dartres, et catarrhe. — Une dame de soixante-six ans, irritable, naturellement catarrheuse, eut la gale, qu'on chercha à guérir avec la pommade citrine. Deux mois après, enflure, douleur à la cuisse et à la jambe droite, furoncles au bras et au dos : accidents guéris ou appaisés. Elle est sujette depuis lors à des érysipèles cruels, vagues, et offre tous les signes d'un hydrothorax. Cinq fois, dans huit années, les eaux de Pause en boisson et demi-bains ont guéri la malade, en procurant des urines chargées et copieuses, des crachats jaunes fétides et abondants. (C. Camus, 1817, p. 173, Cauterets.)

79. Leucorrhée et acné rosacea. La malade a été guérie, par deux cures de Lavey, d'une leucorrhée qui l'incommodait depuis longtemps et était compliquée d'un ulcère dans le vagin, ulcère qui s'est guéri déjà l'année dernière. (Lebert, Eaux de Lavey, 1841, obs. 2.) — Voir le tableau comparé des maladies.

5° ANÉMIES, CHLORO-ANÉMIES, ÉTATS CACHECTIQUES.

Si je réunis ces trois groupes dans un même chapitre, c'est qu'ils présentent beaucoup de traits semblables dans les accidents qu'ils produisent, et ont ce caractère commun d'abaiser d'une manière considérable l'élément globulaire du sang, d'affaiblir les fonctions nutritives, et de jeter dans l'asthénie l'innervation générale; c'est aussi cet ensemble de caractères analogues qui permet d'appliquer, à ces cas variés, la médication thermale sulfureuse avec des succès divers.

A. Les ANÉMIES produites par des hémorrhagies abondantes et répétées, par les saignées, la diète prolongée, les suites des maladies aiguës graves, les évacuations excessives et fréquentes, l'alimentation insuffisante, les fatigues considérables, la privation d'une radiation solaire habituelle, s'observent en grand nombre aux stations thermales. Des malades faibles, languissants, décolorés, amaigris, digérant mal, constipés, accablés de fatigue au moindre exercice, de suite essoufflés, pris de palpitations cardiaques pour la cause la plus légère (une mauvaise odeur, une course, une émotion), perdant du sang à la moindre écorchure, ou, si ce sont des femmes, souffrant de métrorrhagies à chaque période menstruelle, et même dans l'intervalle; incapables de toute occupation suivie, tristes, en proie à des phénomènes variés de mobilité nerveuse et d'éréthisme; tels sont ces baigneurs dont l'histoire pathologique se résume en ces deux mots: diminution de l'élément ferrique globulaire et de la plasticité du sang, d'une part; anervie, de l'autre.

Que peuvent pour eux les eaux sulfureuses? Beaucoup, si elles sont légèrement alcalines et ferro-manganésiennes; si les conditions hygiéniques d'air pur, vif et léger, de large radiation solaire, de chaleur tempérée par des brises fraîches, sans fortes agitations atmosphériques; si les excursions dans les forêts d'arbres résineux, et sur des pelouses remplies de plantes aromatiques, dont les vives senteurs stimulent et fortifient l'innervation pulmonaire et l'hématose; si un régime analeptique et varié, des bains tempérés et frais, à douce stimulation diffusible, viennent se joindre aux salutaires influences de la boisson minérale. Le voisinage ou la présence dans la même localité de sources ferrugineuses, augmentera beaucoup la valeur d'une station sulfureuse dans le traitement des anémies et des convalescences. Du reste il est facile de concevoir que le degré de la maladie, les conditions individuelles d'âge, de sexe, de tempérament, de complications morbides, peuvent offrir des indications accessoires et variées, auxquelles, par l'étendue de ses ressources, la médication hydrothermale peut seule parer.

A mesure que la digestion et l'hématose se font mieux sous l'influence des eaux et de l'air salubre des montagnes, que l'appétit s'éveille, que toutes les fonctions stimulées reviennent aux taux physiologique; la reconstitution organique s'opère, l'embonpoint et les couleurs reviennent, les palpitations, les dyspnées disparaissent, les forces augmentent, les écoulements passifs, atoniques, les métrorrhagies cessent, tous les actes se régularisent: c'est ainsi qu'à lieu la guérison.

Dans le traitement des anémies, on préférera parmi les eaux sulfureuses celles des Pyrénées, et parmi celles-ci les sources douces et ferro-manganésiennes d'Ax; les sulfurées faibles de Luchon, de Vernet, des Eaux-Chaudes, de Cauterets, de Vinça, de La Preste, de Molitg, etc. Dans les cas légers, l'on pourra choisir presque indifféremment toute eau froide ou chaude qui réunira de bonnesconditions hygiéniques, car ces dernières ont ici la part la plus large dans les bons effets des eaux.

B. La CHLOROSE, confondue à tort avec l'anémie, est une maladie constitutionnelle le plus souvent liée à un trouble dans l'établissement ou le cours de la menstruation, chez la femme, ou mieux des fonctions génitales dans les deux sexes, et caractérisée par des désordres variés de la nutrition et de l'innervation, ainsi que par un appauvrissement du sang et une décoloration particulière des tissus.

L'altération du sang consiste dans une diminution des globules dont le chiffre peut descendre au cinquième de la proportion normale (27 au lieu de 127 millièmes), une augmentation de la quantité d'eau, une diminution de la quantité de fer combinée aux globules, une densité moindre du sang avec excès relatif de fibrine. Très-commune chez la femme, on la retrouve chez les jeunes adolescents plus rarement, il est vrai, mais c'est à tort que l'on a nié son existence chez l'homme. L'établissement des fonctions utérines, la concentration de vitalité qu'elles exigent, semblent rompre l'équilibre physiologique et tendre à affaiblir l'action des autres organes, pour peu qu'elle soit difficile et se prolonge. Là est souvent le point de départ de la chlorose. Les premiers troubles portent sur l'innervation viscérale et sur les fonctions digestives, puis surviennent et l'appauvrissement globulaire du sang et les accidents auxquels il donne lieu; la perversion des actions nerveuses porte surtout ici sur les organes de la digestion (gastralgies, dyspepsie, appétits dépravés, bizarres, constipation opiniâtre). Des névralgies diverses se montrent à la tête, aux membres, aux parois abdominales, etc. Les forces musculaires déclinent, la pâleur, ou la teinte d'un jaune de cire du tégument avec sensation de froid, se manifeste. Les bruits de souffle cardiaco-vasculaires, l'aménorrhée ou l'écoulement peu considérable d'un sang séreux à peine coloré, les vertiges, les palpitations, l'essoufflement, s'observent en même temps.

La chlorose est toujours de longue durée; très-prononcée et livrée à elle-même, cette cachexie amène le dépérissement graduel, des épanchements séreux, et la mort, soit tout d'un coup au milieu d'une syncope, soit lentement par l'extinction d'un dernier souffle de vie.

C'est là la forme ordinaire de la chlorose, mais parfois elle se montre sous une forme sthénique fébrile chez les femmes brunes, sujettes à des congestions utérines, a des hémorrhagies, etc. C est la *chlorosis fortiorum* de Stoll. Les tempéraments apportent, du reste, des différences assez notables dans la prédominance de tels ou tels symptômes. Quelles qu'aient été la forme et la durée de la maladie, les chlorotiques sont exposées à des récidives fréquentes. C'est aux suites de cette affection mal guérie qu'il faut rapporter ces troubles nerveux variés, ces dérangements continuels de la santé qui réduisent tant de jeunes femmes à un état valétudinaire insupportable. Les recherches hématologiques de MM. Andral et Gavarret, Le Canu, Becquerel et Rodier, Borsieri, etc., ont fait connaître le fond humoral de cette cachexie. Mais c'est à MM. Trousseau et Pidoux que la pathogénie et le traitement de la chlorose par les ferrugineux doivent, dans ces derniers temps, l'heureux retour aux larges idées médicales des anciens, et surtout de Sydenham, et la notion complète des indications et des applications de la médication reconstitutive par les toniques et le fer.

Pour ce qui concerne le traitement sulfuréo-thermal appliqué à la chlorose, il est un puissant auxiliaire de la médication spécifique par les ferrugineux ; son action stimulante de l'appareil digestif, son mode reconstituant tel que je l'ai établi, et la détermination de l'éruption ménorrhagique qu'il provoque si souvent, en font un précieux succédané des préparations ferriques, quand celles-ci sont mal supportées, ou ne suffisent plus à prévenir les récidives. La reconstitution du sang calme l'éréthisme nerveux ; mais il faut aussi augmenter l'activité du système nerveux, sans quoi il ne ne saurait entretenir cette eucrasie momentanée du sang. L'on peut affirmer que les eaux sulfureuses, en général, mais surtout les sulfureuses où l'on rencontre du fer et du manganèse, ou celles qui auront des sources ferro-magnésiennes voisines, peuvent guérir la chlorose, ou compléter merveilleusement les résultats du traitement ordinaire.

Les pâles couleurs avec dépravation de l'estomac, dit Bordeu, sont tous les jours guéries par nos eaux. Elles ont le double avantage de pousser les mois et d'en modérer le flux excessif.

Le bon régime, les bains frais, tempérés, l'exercice proportionné aux forces, les distractions de toute sorte, la gymnastique, partageront souvent les honneurs de la cure. C'est surtout dans les chloroses des lymphatiques, ou liées à la suppression, à l'irrégularité du flux menstruel, que ces eaux auront les effets les plus prompts et les plus sûrs.

Les eaux d'Ax, de Saint-Sauveur, du Vernet, les Eaux Chaudes, les Eaux-Bonnes, Cauterets, Luchon, Gréoulx, Uriage, Viterbe, Aix en Savoie, etc., seront parfaitement indiquées. Les eaux tempérées etfaibles de Saint-Sauveur et d'Ax conviennent très-bien aussi aux chloroses des femmes nerveuses.

C. Les CACHEXIES consistant dans un mauvais état de la constitution, dans une lésion profonde et persistante de la nutrition qui entraîne peu à peu la désorganisation générale, peuvent s'observer dans la plupart des affections chroniques; elles sont le résultat des formes graves des maladies diathésiques, dartreuses, strumeuses, rhumatismales, chlorotiques, hypochondriaques, syphilitiques, scorbutiques, cancéreuses, purulentes, morveuses, goutteuses, diabétiques, etc., ou le fruit d'intoxications lentes et prolongées, mercurielles, saturnines, etc. Nous avons vu l'heureux emploi des eaux thermales sulfureuses dans les affections constitutionnelles, précédemment étudiées, et où elles s'adressaient au fond, aux causes mêmes et aux éléments morbides de ces maladies. Elles peuvent rendre encore d'importants services dans quelques points de l'histoire pathologique de quelques autres cachexies, et ici vient se placer l'étude de leurs indications dans l'hypochondrie, la cachexie syphilitique, la cachexie paléudenne, la cachexie goutteuse, la phthisie tuberculeuse, la pellagre, les intoxications mercurielles et saturnines.

1° L'HYPOCHONDRIE doit être regardée comme une cachexie humorale et nerveuse, représentant chez l'homme la cachexie chloro-anémique dont on a fait à tort jusqu'ici le triste privilége de la femme.

Elle est surtout caractérisée par des troubles divers des fonctions digestives et circulatoires, notamment par une dyspepsie flatulente, des palpitations, des battements artériels, des bruits de souffles cardiaco-vasculaires, de l'essoufflement et une perversion singulière des fonctions nerveuses, qui rendent ces malades d'une impressionnabilité exagérée, et les portent à exagérer leurs souffrances.

Les vieux maîtres, Willis, Hoffmann, Highmore, Stahl, l'avaient rapportée aux cachexies, et cette doctrine nous parait bien plus conforme à la généralité des faits observés que cette tendance moderne qui, sur la prédominance d'un symptôme, du trouble des fonctions intellectuelles, en fait toujours une névrose, une vésanie, une forme de la folie. Les troubles nerveux avaient porté Sydenham à rapprocher cette affection de l'hystérie; mais l'hypochondrie est essentiellement asthénique, et l'éréthisme nerveux n'indique ici qu'une faiblesse extrême: Troubles digestifs variés, affaiblissement de l'innervation et spasmes, éréthismes du système nerveux viscéral, tympanites, coliques violentes, battements artériels, palpitations violentes, asthme, vomissements, perversions de l'appétit, constipation opiniâtre, tremblements musculaires, fluxions irrégulières hémorrhoïdales, sudorales, congestions cérébrales, hépatiques, spléniques, tendance aux stases sanguines, irritabilité du système gastro-hépatique, affaiblissement des forces, lassitudes spontanées, hectisie nerveuse, inquiétudes, affaiblissement intellectuel, frayeurs spontanées, instabilité nerveuse, mélancolie: tels sont les traits principaux de l'hypochondrie.

Comme la cachexie chloro-anémique, elle est très-difficile à guérir d'une manière définitive. La tendance hypochondriaque se retrouve dans quelques cachexies (syphilophobie, pressentiments tristes des phthisiques). L'on remarque qu'en général la chloro-anémie n'atteint chez l'homme un tel degré et n'arrive à la cachexie, qu'alors que des affections pénibles prolongées, de vives passions, des causes prolongées d'énervation et d'épuisement, et la complication de diathèses graves, la syphilis, les dartres, le rhumatisme, viennent augmenter et favoriser son développement.

Les indications des eaux sulfureuses sont les mêmes que celles qui ont été établies pour la chloro-anémie. La complication d'une diathèse dartreuse ou rhumatismale, fortifiera l'indication. Les distractions morales et physiques, les bains frais et tempérés, les douches écossaises et toutes les ressources de l'hygiène thermale, agiront mieux le plus souvent que la composition minérale des sources. Cependant la part que celle-ci prend au mode reconstitutif, doit faire préférer, à égalité des bonnes conditions précédentes, les sources sulfureuseses faibles et moyennes, barégineuses et ferro-manganésiennes: Luchon, le Vernet, Cauterets, Gréoulx, Bagnols, Uriage, Aix en Savoie, Aix-la-Chapelle, Ax, Saint-Sauveur, etc. offrent la réunion des circonstances les plus favorables au traitement de l'hypochondrie, et peuvent souvent rivaliser avec Bagnères-de-Bigorre dans les cas graves et compliqués.

2° La SYPHILIS a été, pendant longtemps, considérée comme devant redouter le contact des eaux sulfureuses; Bordeu surtout avait contribué à accréditer cette opinion lorsqu'il disait qu'elles étaient utiles dans toutes sortes de blessures, pourvu que Mars seul les eût causées. Il est un fait qui portait à accepter ce jugement, et sur lequel j'ai insisté ailleurs; c'est ce phénomène propre aux eaux sulfureuses, de dévoiler, de déterminer la localisation sur la peau d'états morbides vagues dont souffrent seulement le sang et les diverses fonctions. C'est surtout dans la syphilis que ce fait a le plus frappé les observateurs; il n'a en lui rien d'extraordinaire. Étant donnée une diathèse syphilitique se manifestant par des troubles généraux analogues à ceux des pléthores humorales (ou par altération du sang des anciens); qu'une fluxion porte ce sang en plus grande quantité et fréquemment vers un organe, ce sera en ce point que se feront les lésions morbides propres à la diathèse. Chez les cavaliers, les coureurs, ce sera aux bourses, à l'anus, que le frottement et l'irritation de la selle amèneront la production des plaques muqueuses; chez un fumeur, ce sera aux lèvres et à langue; chez un autre, sujet aux affections catarrhales de la gorge, ce sera à la gorge qu'elles se développeront; chez les femmes publiques ou celles qui marchent beaucoup, ce sera à la vulve, au pli génito-crural, etc.: *Ubi stimulus, ibi fluxus.* Cet axiome est vrai pour l'état pathologique comme pour l'état physiologique. Les bains de vapeurs exaspèrent les éruptions syphilitiques; les bains sulfureux agissent de même; la fluxion cutanée qu'ils déterminent traduit au dehors la lésion diathésique, et quand ils provoquent la *poussée* habituelle, celle-ci apparaît avec des caractères syphilitiques, parce qu'il y avait de la syphilis dans les matériaux de la poussée, voilà tout.

De ce fait, que j'ai vu souvent se produire et dont se plaignent souvent les malades, que conclure pour l'application des eaux sulfureuses? d'abord qu'elles sont parfaitement contre-indiquées dans les cas de syphilis simple soumise au traitement ordinaire; ce serait compliquer la maladie d'une lésion de plus, produire en pure perte des phénomènes d'excitation fâcheuse; ensuite qu'elles peuvent, dans quelques cas où la santé n'est pas bien remise, où des troubles existent encore, lesquels peuvent bien tenir à quelque reste de maladie ou à une action fâcheuse du traitement mercuriel trop prolongé, servir en quelque sorte de pierre de touche en manifestant sur la peau les lésions spécifiques dans le premier cas, et indiquant d'insister sur le traitement, ou bien en faisant taire les accidents de l'intoxication mercurielle sans production d'aucune affection cutanée dans le second cas. D'autres applications s'en déduisent encore : Un individu a eu des accidents syphilitiques, ils ont cédé aux moyens rationnels; après un temps plus ou moins éloigné, des troubles dans la santé générale surviennent, inappétence, digestions difficiles, congestions diverses, malaise, douleurs vagues, légers mouvements fébriles, tendance à quelque maladie viscérale. Dans le doute sur un état mal caractérisé, on prescrit les eaux, l'excitation minéro-thermale est vive, des sueurs ont lieu, les urines coulent abondamment, le malade se sent mieux, une éruption se montre sur la peau, l'excrétion humorale s'est faite, l'adjonction d'une médication appropriée guérit l'éruption syphilitique, qui ne se reproduit plus, quelles que soient la fluxion cutanée et l'excitation générale. Ici les eaux ont contribué, par leur mode hypercrinique, à soustraire à l'organisme quelques-uns des éléments de la pléthore humorale, et par la fluxion cutanée, à localiser, pour ainsi dire, l'altération vénérienne et à attester sa guérison définitive. Aussi voit-on venir aux eaux sulfureuses bon nombre de jeunes gens qui, avant de contracter mariage, vont y faire l'épreuve de leur guérison.

Ce n'est pas tout; arrivons à la cachexie syphilitique, avec ses graves désordres fonctionnels, son altération des éléments globulaires et protéiques du sang, ses ravages profonds sur les os et le tissu cellulaire général. Déjà l'altérant mercuriel ne suffit plus, l'iodure de potassium le remplace; mais l'anémie, mais l'affaiblissement fonctionnel, suite de l'action prolongée du virus vénérien, mais qui ne sont pas plus la syphilis qu'une ankylose n'est le rhumatisme, viennent ajouter au mal une influence complexe; que ferait le mercure seul contre l'anémie? il l'aggraverait. Et puis, il ne suffit pas, comme je l'ai établi au mode altérant, que le spécifique soit porté dans l'organe où la formation pathologique existe, pour que celle-ci soit dissoute et entraînée; il faut que, s'aidant des propriétés nouvelles que celui-ci imprime aux liquides, l'organe digère, et s'assimile ou élimine le produit morbide; et si l'organe débilité, énervé, n'est plus au niveau de sa fonction, si, comme l'estomac des anémiques ou des convalescents, il ne peut plus exercer les actes de la nutrition interstitielle selon le mode normal, l'on n'aura qu'un résultat nul, médiocre, ou très-lent de l'action médicamenteuse; que, dans ces cas, l'on vienne. par un agent puissant de stimulation des fonctions digestives, et de reconstitution organique, à faire cesser l'anémie et l'anervie générales, l'altérant spécifique aura son plein effet, les productions morbides de la syphilis seront plus rapidement résorbées et guéries, et l'économie rétablie à l'état normal. Voilà une nouvelle influence réelle et incontestable des eaux sulfureuses dans la syphilis grave, cachectique Des faits nombreux l'attestent; je crois en avoir donné l'interprétation physiolo-pathologique vraie.

Ce n'est pas tout encore : nulle autre diathèse mieux que la syphilis ne s'associe aux autres maladies constitutionnelles. Un maître que j'aime, et dont pendant trois ans, soit au Midi, soit à Lourcine, sur des centaines d'hommes et de femmes, j'ai pu vérifier les assertions doctrinales, devenues pour moi des lois en pareille matière, disait un jour, avec son esprit profond, de la syphilis : « qu'elle était la plus libérale des affections constitutionnelles. »

Tous les terrains, en effet, sont bons à ce ferment morbide; scorbut, rhumatismes, dartres, scrofules, semblent donner un essor plus rapide à son évolution, comme ils impriment à ses lésions une physionomie nouvelle et des ravages plus profonds et difficiles à arrêter.

Pour ma part, sur la masse des syphilitiques observés, je n'en ai vu succomber que 6. Dans 2 cas, le scorbut, dans 1 autre, les scrofules, dans 2, les dartres, dans le dernier, les tubercules, étaient venus compliquer la maladie vénérienne; le mercure améliorait ses lésions, mais exaspérait le scorbut, amenait un pemphygus ectymateux, etc., il fallait le suspendre, et la syphilis reprenait le dessus. Ce sont les cas les plus graves, les plus compliqués ; et aujourd'hui il n'y a guère que ces cas-là qui soient souvent suivis de mort. C'est dans ces formes graves, primitives, secondaires ou tertiaires que les eaux sulfureuses interviennent avec un haut degré d'utilité. Ce n'est que grâce à elles que l'on peut mener à bien les syphilides dartreuses. Quant aux syphilis compliquées de scrofules, on les traite encore avec grand succès aux eaux hépatiques, mais moins bien peut-être qu'aux eaux chloro-iodurées; celles à complication rhumatismale sont sans contredit aussi bien traitées par elles que par toute eau saline thermale.

Selon la prédominance de l'influence dartreuse ou syphilitique dans la production et l'entretien des accidents, l'on devra insister plus ou moins sur la médication sulfureuse ou sur les antiphlogistiques, les employer successivement ou les associer, suspendre un moyen, continuer l'autre, etc. Il en est de même pour les autres combinaisons morbides. C'est là surtout une affaire de tact médical et d'expérience pratique. On ne peut indiquer aucune règle précise à cet égard, chaque cas individuel offrant toujours quelque chose de spécial, selon l'âge, le tempérament, les formes de la lésion, la durée, etc. Il est bon de savoir que les douleurs rhumatismales diminuent dans le bain sulfureux, mais non les douleurs ostéocopes. J'ai vu employer avec succès les bains sulfureux artificiels au Midi et à Lourcine, dans des syphilis compliquées, mais les résultats ne sauraient être comparés, pour la rapidité et la solidité de la guérison, et les modifications de l'ensemble de l'économie, à ceux dont j'ai été témoin aux eaux; et cependant des quantités énormes de foie de soufre étaient employées dans chaque bain; mais il ne faut jamais perdre de vue ces principes de thérapeutique, qu'il faut proportionner la dose du médicament à chaque constitution, et que ce n'est jamais la quantité ingérée, mais la quantité absorbée et surtout gardée par l'organisme qui agit, et qu'il faut toujours se méfier des hautes doses médicamenteuses, qui, au lieu d'une action curative, n'amènent souvent qu'une action toxique ou une indigestion médicamenteuse. C'est dans cette appropriation facile à tous les degrés morbides que gît toute la valeur des eaux minérales, graduées en minéralisation et en thermalité. Certaines eaux contenant des doses notables d'iodure de potassium, comme celles de Challes, guérissent très-bien des syphilis tertiaires par leur seul emploi. C'est en boisson, bains chauds, douches et étuves, que l'on emploie les eaux sulfureuses dans les cas de syphilis, en y joignant, suivant les cas, le mercure ou l'iodure alcalin. — Luchon, Barèges, Vernet, Aix en Savoie, Aix-la-Chapelle, etc., traitent, tous les ans, beaucoup d'affections syphilitiques.

3° Intoxication mercurielle. — Une influence d'un autre ordre appartient encore spécialement aux eaux sulfureuses dans le traitement de la syphilis par le mercure.

Je veux parler de leur action sur certains accidents produits par son emploi, et entre autres de la salivation, de la stomatite, parfois si grave, des coliques et des diarrhées, auxquelles il donne lieu si souvent. Lorsque ces accidents surviennent, et chez certains individus ils se produisent avec une extrême facilité, on doit suspendre les préparations mercurielles, sauf à les reprendre ensuite; de là longueurs, ennuis; action fâcheuse sur les gencives et sur les dents, qui se carient. M. Ricord combat avec succès les accidents mercuriels par le soufre sous forme d'opiat, et la limonade nitrique. Le soufre peut faire mieux, il peut prévenir ces accidents, et c'est chose remarquable que de ne pas les voir se produire pendant l'usage des eaux sulfureuses: c'est qu'il se forme un composé albumineux sulfuréo-mercuriel très-soluble et très-facile à éliminer, et que les excrétions urinaires et cutanées augmentées, entraînent une partie plus considérable du composé mercuriel introduit dans l'économie; ce qui empêche les résultats malheureux de son accumulation de dose et d'action toxique. Les faits observés à la clinique thermale viennent à l'appui des données expérimentales que j'exposerai plus loin. Les eaux de Barèges guérissent l'intoxication mercurielle, dit M. Pagès.

Fait capital, dit M. Fontan, les malades ne salivent jamais quand ils suivent un traitement mercuriel, en faisant usage des eaux sulfureuses en boissons et en bains, et ceux qui salivent sont guéris, et peuvent reprendre le traitement après quelques jours, sans que l'accident se reproduise. On voit aussi, après des cas de guérison apparente des symptômes vénériens, ceux-ci se reproduire par l'action des eaux, et guérir ensuite complétement, avec retour à une santé parfaite, par un traitement antisyphilitique bien fait pendant ou après l'usage des eaux.

L'*intoxication mercurielle* produite soit par l'emploi abusif des mercuriaux à l'intérieur, soit par les vapeurs hydrargiriques est une affection fort grave.

La stomatite, le ptyalisme, l'haleine fétide, le ramollissement des gencives, la diarrhée; une fièvre irrégulière, des troubles digestifs, la pâleur livide, avec bouffissure de la face; des nécroses des os maxillaires; les tremblements rares après les traitements même prolongés, mais fréquents chez ceux qui respirent des vapeurs mercurielles (comme les doreurs par la voie sèche, les étameurs de glaces, les chapeliers, etc.); des hémorrhagies, un accablement général, des douleurs dans les membres, des troubles cérébraux, des œdèmes: tels sont les traits principaux de la cachexie mercurielle, qui altère l'élément globulaire et fibrineux du sang. Les eaux sulfureuses sont un précieux moyen contre cette affection. On sait que le mercure n'est éliminé que très-lentement de l'économie, et qu'il tend à séjourner longtemps dans les organes, surtout dans le foie; on en a retrouvé même dans le cerveau. Les eaux sulfureuses alcalines agissent dans ces cas par une modification chimique du composé mercuriel fixé dans les tissus, par la suractivité qu'elles impriment aux émonctoires cutanés et muqueux, et en dernier lieu par l'action reconstitutive propre au traitement thermal.

Voici une preuve du mode d'action des eaux sulfureuses dans quelques cas :

M. Pagès a observé, à Barèges, deux individus qui avaient autrefois abusé du mercure, mais qui n'en avaient pas pris, l'un depuis dix-huit mois, l'autre depuis quatorze. Il s'était assuré que depuis ils avaient été soustraits à l'influence de ce médicament; chez tous deux, le traitement sulfureux, dans les premiers temps de son application, a provoqué une salivation, avec tous les accidents de la stomatite mercurielle diphthéritique, qui a guéri ensuite huit à quinze jours après, par l'usage même des eaux qui l'avaient provoquée (commumunication de M. N. Gueneau de Mussy). La fluxion muqueuse et l'émonction du composé organique mercuriel, redissout et réintroduit dans la circulation, paraît ici s'être faite par la muqueuse buccale et les glandes salivaires : ce sont, on le sait, les appareils qu'affecte plus spécialement le mercure, que l'on retrouve dans la salive.

J'ai cherché à déterminer quelle pouvait être l'action chimique qui permettait aux sulfures alcalins de favoriser l'expulsion des composés mercuriels restés dans la trame des organes. Voici les résultats auxquels je suis arrivé : si l'on verse dans l'albumine une solution de sublimé jusqu'à formation d'un précipité épais, et que l'on y ajoute quelques gouttes de sulfite ou d'hyposulfite de soude, le précipité est redissous, la liqueur devient transparente ; même effet avec les sulfures eux-mêmes de sodium ou de calcium ; mais la liqueur brunit. Si l'on verse quelques gouttes de sublimé dans le sérum du sang, contenant aussi un peu de partie cruorique, il se forme un précipité blanc, et le sérum coloré prend une teinte plus rouge. Après m'être bien assuré que le précipité ne se redissolvait pas, et augmentait toujours par l'addition du deutochlorure de mercure, j'ajoutai de l'hyposulfite de soude, qui rendait à la liqueur sa transparence, et la colorait en rouge un peu rosé ; de même pour le sulfite. Si l'on remplace, dans ces réactions, l'hyposulfite par le sulfite de sodium, la liqueur prend une teinte noire, et le précipité finit par se redissoudre, pourvu que l'on ajoute un excès de sulfure.

De quelque manière que l'on varie l'expérience, on est toujours sûr d'arriver à une solution nette, rapide et définitive du précipité albumino-mercurique par l'un de ces trois corps, sulfure, hyposulfite, sulfite de soude, séparés ou associés. Le sulfate sodique n'a pas d'action bien sensible sur le précipité. J'ai cherché quelle influence l'adjonction d'une solution légère d'acide nitrique pouvait avoir sur les phénomènes précédents ; je suis arrivé à cette démonstration : que le précipité albumineux mercurique se redissout parfaitement, malgré la présence de l'acide nitrique dans les composés sulfureux précédents, dont la présence empêche du reste la formation de tout précipité, jusqu'à addition d'un excès d'acide nitrique ou de sublimé. L'addition de carbonate de soude rend possible la dissolution par les sulfures seuls.

« M. Mialhe avait déjà signalé ce fait, que l'acide sulfhydrique et les sulfures alcalins peuvent servir à indiquer les plus faibles proportions d'un sel de mercure ; mais que, par l'addition d'un excès, le bisulfure de mercure étant soluble dans un excès d'acide sulfhydrique, et mieux encore dans un excès de sulfure alcalin, le sulfure mercurique est susceptible de se combiner avec les sulfo-bases, contrairement à l'opinion reçue.

« Il ajoutait que l'acide sulfhydrique et les sulfures alcalins donnent avec les deutosels de mercure un précipité noir qu'un excès de liqueur sulfureuse redissout complétement, tandis qu'avec les sels mercuriaux la dissolution n'est que partielle ; par un excès de réactif, il reste du mercure très-divisé.

« Le chlorure double de mercure et d'un alcali, ou chlorure hydrargyro-alcalin, qui se forme en présence de l'albumine par l'ingestion d'un sel mercuriel, n'est pas précipitable par les sulfures alcalins.

« Toutes les préparations mercurielles usitées, en réagissant sur les dissolutions des chlorures alcalins, seules ou avec le concours de l'air, produisent une certaine quantité de sublimé corrosif, ou pour mieux dire, un chlorure hydrargyro-alcalin. Or, les différents liquides organiques renferment de l'oxygène, du sel marin et du sel ammoniac, accompagnés ou non d'acide chlorhydrique ou autres acides. »

Lassaigne a démontré que le sublimé et l'albumine formaient un composé insoluble dans l'eau, mais soluble à l'état d'hydrate dans les dissolutions des *chlorures* alcalins, pourvu que la *proportion de sublimé* ne soit pas trop considérable ; la combinaison chloro-albumineuse hydrargyro-alcaline se fait dans le sérum du sang et est très-fluide. L'acide sulfhydrique et les sulfures ne la décomposent que très-difficilement et partiellement peut-être. Il en est de même des alcalis puissants.

Chez les animaux dont le sang est moins riche en chlorures, chez certains herbivores, par exemple, le sublimé épaissit le sang plus qu'il ne le liquéfie. Chez les chevaux, suivant Dupuy, il cause la mort à la dose de 1 gros, en *épaississant l'albumine* du sang ; aussi est-il chez eux difficilement éliminé par les urines.

Le bisulfure de mercure est de tous les composés mercuriels le moins actif. Ajoutons à ces données les faits bien constatés de l'élimination lente et incomplète des sels mercuriels par les excrétions ; l'accumulation de dose et d'action toxique qui en résulte fort souvent ; de la présence du mercure retrouvé dans les organes très-longtemps après un traitement mercuriel prolongé, et de l'efficacité du traitement mercuriel associé aux bains sulfureux, et nous pourrons tirer de cet ensemble les conclusion suivantes :

1° C'est une erreur de croire que les préparations sulfureuses agissent en neutralisant, par formation d'un sulfure insoluble, l'excès des sels mercuriels.

2° Lorsqu'à la suite de l'emploi prolongé des mercuriaux, il survient des accidents de saturation et de cachexie mercurielles, les eaux sulfurées, par les sulfures et surtout par les sulfites et les hyposulfites qu'elles introduisent dans le sang et dans les trames organiques (comme je l'ai établi expérimentalement), rendent solubles les composés albumino-hydrargyriques, qui fixent les sels de mercure dans les tissus, et facilitent leur élimination sous formes de composés solubles que la suractivité imprimée aux excrétions cutanées, urinaires et muqueuses, ne laisse plus séjourner longtemps dans l'économie.

3° L'expulsion graduelle et dans des conditions très-favorables des composés mercuriels, dont la présence prolongée dans l'économie troublait les fonctions générales, rend compte de l'efficacité des eaux sulfureuses pour prévenir les accidents d'accumulation toxique, et pour guérir la cachexie mercurielle.

4° L'adjonction de la limonade nitrique à l'opiat soufré, qui constitue la base du traitement des accidents mercuriels mis en usage par M. Ricord, n'entrave nullement le fait de la dissolution.

Les eaux sulfureuses-sodiques devront toujours être employées de préférence dans ces cas-là ; outre le surcroît des émonctions qu'elles produisent et qui souvent, il faut le dire, suffit à remédier aux accidents, elles ont une action directe sur le composé mercuriel dont elles facilitent l'élimination définitive par de larges surfaces.

Les iodures alcalins ayant sur les composés mercuriaux, d'après M. Melsens, des effets analogues aux précédents, les eaux qui en contiendront auront encore une action plus marquée.

Dans ces, cas on ne doit pas craindre de donner des bains chauds et de prescrire de hautes doses de boisson. Les sources les plus actives seront préférables. Ce seront parmi les sulfureuses-sodiques : Luchon, Barèges, Labassère, Challes, Molitg, le Vernet, Ax, etc., et, parmi les salines sulfureuses iodurées, Aix en Savoie, Uriage, Viterbe, etc.

4° L'INTOXICATION PLOMBIQUE est fréquente, et donne lieu souvent aux accidents les plus graves. Pâleur, amaigrissement ; fétidité de l'haleine, souvent saveur sucrée ou styptique, sertissure des gencives d'un gris bleuâtre ; coliques atroces, constipation opiniâtre ; vomissements bilieux ou porracés, parfois avec ictère ; arthralgie, douleurs névralgiques dans les membres et au tronc fixes, exacerbantes, diminuant par la pression, parfois accompagnées de crampes ; accidents cérébraux, épileptiformes, avec délire ou coma ; paralysie presque toujours partielle, affectant spécialement les muscles extenseurs, et surtout ceux du poignet et des doigts ; anesthésie, amaurose même ; cachexie anémique, avec hydropisies, œdèmes, intelligence obscurcie, etc. : tels sont les principaux accidents causés par cet empoisonnement, et ses principales formes (coliques, paralysies, arthralgie, encéphalopathie, cachexie) décrites avec soin par MM. Tanquerel des Planches, Grisolle, etc.

Les accidents sont surtout produit par les *poussières plombiques*, qui attaquent les broyeurs de couleurs, les potiers de terre, les cérusiers, les fondeurs en caractères, les doreurs, les plombiers, les dentellières, etc.

Les excès alcooliques et la malpropreté favorisent l'action toxique du plomb. Les *émanations gazeuses plombiques* par dissolution dans les huiles grasses, ne paraissent pas avoir les mêmes dangers, non plus que l'inspiration d'un air altéré par l'essence de térébenthine, contenant des sels plombiques employés à la peinture. Celle-ci n'agit guère que comme air asphyxiant, et non par le plomb qui s'y trouve en minime quantité. C'est du moins ce qui semble résulter des expériences de M. Mialhe, en contradiction avec l'opinion de

M. Gendrin. Il résulte aussi des recherches chimiques de cet habile chimiste que toutes les préparations de plomb, et le plomb lui-même, mais ce dernier seulement avec le concours de l'air, en réagissant avec les chlorures alcalins de nos humeurs, se transforment en tout ou en partie en chlorure double, ou en un chloroplombate alcalin, plus soluble que le chlorure simple, et ne précipitant nullement l'eau albumineuse ; aussi passe-t-il dans le sang, où M. A. Cozzi l'a trouvé uni à l'état de sel ou d'oxyde, non à l'hématosine, au périglobule, à la fibrine, mais à l'albumine. La céruse est, d'après M. Mialhe, plus active que le minium; elle est soluble à un faible degré. Les mangeurs de sel marin doivent être, d'après lui, plus sujets que les autres aux accidents par une absorption plus facile du composé soluble. Si le sulfate de plomb est lui-même rendu soluble par ce moyen, comme l'a établi M. Mialhe, l'emploi antidotique de la limonade sulfurique, préconisée par M. Gendrin, est peu fondé ; elle n'a pas tenu en effet ce qu'elle promettait. Tous les auteurs, MM. Chevallier, Rayer, Tanquerel, Mialhe, etc., regardent les préparations hydro-sulfureuses comme constituant l'agent prophylactique et curatif par excellence de l'empoisonnement par le plomb ; M. Orfila a de plus indiqué les sulfates de soude et de magnésie. En résumé, les préparations solubles ou insolubles, après un temps variable pour chaque composé, se retrouvent dans les sécrétions cutanées, alvines, etc., à l'état de chlorures alcalins. M. Chatin l'a prouvé ; les bains sulfureux et savonneux décomposent ceux-ci, et l'on voit le plomb rester déposé sur la peau noircie par le sulfure de plomb insoluble qui se forme. A l'intérieur, pareille neutralisation du plomb s'effectuerait aussi.

Telles étaient les idées que j'avais présentes à l'esprit quand je fus amené à rechercher, après tant d'autres, le rôle des eaux sulfureuses dans l'intoxication plombique. Le fait qui me frappa le plus, dans la série de mes essais chimico-physiologiques, ce fut de voir le précipité albumino-plombique, formé dans le sang par les sels plus ou moins solubles de plomb, acétate, azotate, chlorure, disparaître en grande partie par l'addition des sulfures alcalins de l'hopusulfite et sulfite de soude. Ces sels fludifient la liqueur, mais ils laissent, ce qui n'a pas lieu avec les sels mercuriels, un précipité leger de sulfure et de sulfite de plomb, qui tendent à disparaître dans un excès de liqueur. De toutes les expériences variées que j'ai tentées, je crois pouvoir conclure que dans ces cas, les composés sulfureux, introduits dans la circulation par l'emploi des eaux sulfureuses alcalines, agissent en détruisant la combinaison albumino-plombique qui retenait le sel toxique dans les organes, et en formant des composés qui peuvent plus facilement passer dans la circulation, acquérir une solubilité complète, et être peu à peu éliminés.

Les déductions que j'ai déjà posées pour le mode d'agir, et l'utilité des eaux sulfureuses dans le traitement de la cachexie mercurielle, me paraissent parfaitement applicables à l'intoxication saturnine; j'adopte tout à fait le point de vue auquel s'est placé M. Melsens, dans son mémoire sur l'emploi de l'iodure de potassium dans les mêmes affections, à savoir, la guérison par l'expulsion du poison retenu dans les trames organiques, expulsion favorisée par une action chimique qui le rend apte à être plus facilement éliminé. Il est bien entendu qu'il n'est ici question que de l'intoxication chronique, où une substance nuisible reste inhérente aux principaux organes, et très-difficilement éliminée, séjourne très-long temps dans l'économie dont elle entrave les fonctions. Ainsi, il résulte des recherches du Dr I. L. Orfila, que quand des sels plombiques ont pénétrés dans l'économie, on les retrouve dans l'estomac, le foie, le cerveau, l'urine, etc., et que le plomb a pu être retrouvé dans le foie, l'estomac et le cerveau des chiens qui avaient ingéré 50 centigrammes d'acétate de plomb, quoique les animaux eussent cessé de prendre le toxique depuis 104 jours. MM. Bouvier et Chatin ont trouvé du plomb dans le cerveau d'un cérusier mort d'encéphalopathie saturnine. Dans tous les cas d'intoxication plombique, les eaux sulfureuses alcalines nous paraissent présenter ce double avantage, 1° de rendre insolubles les sels plombiques qui peuvent être restés, ou qui se présentent dans le tube digestif, les voies respiratoires et sur la peau, par la formation de sulfures insolubles qui seront entraînés ensuite par les selles, les bains alcalins et l'expectoration ;

2° De rendre à la circulation, et de faciliter l'expulsion des composés plombiques combinés au tissus, par l'action décomposante des sels sulfureux résultant de l'introduction et de la transformation des sulfures alcalins dans l'économie ;

3° Les eaux hydro-sulfuriquées, l'hydrogène sulfuré, l'acide sulfurique et le sulfate de soude, résultats de leur introduction dans l'économie, n'ont que des effets chimiques, nuls ou peu sensibles sur les composés albuminoplombiques précipités en noir ou en blanc par ces agents. Il en est de même des sulfurées calciques.

4° La suractivité imprimée par le traitement thermal sulfureux, aux sécrétions principales, seconde parfaitement son action curative par élimination des sels toxiques. Le mode tonique de ces eaux combat utilement aussi l'anémie consécutive à l'intoxication. Les eaux fortement sulfurées, alcalines et chaudes, sont celles qui conviennent le mieux, Barèges, Luchon, le Vernet, Ax, Escaldas, etc. Les douches, les excitations locales, l'électricité secondent le traitement des accidents locaux, névralgiques et paralytiques.

5° La CACHEXIE GOUTTEUSE vient aussi demander secours à nos eaux sulfureuses. La diathèse goutteuse a des formes multiples ; la gravelle, l'arthrite, l'asthme, la migraine, les névralgies, les hémorrhoïdes, sont, chez les goutteux, ses principales manifestations. La gravelle, l'arthrite, sont les formes les plus régulières ; l'asthme, les migraines, les névralgies, les hémorrhoïdes, les formes irrégulières. Dans les affections goutteuses, l'on trouve un sang riche plastique ; pour cause, un excès d'alimentation azotée, et l'hérédité. La tendance habituelle aux formations acides et uriques est propre à la goutte, et le sang contient de l'urate de soude ; son fond humoral est une sorte de diathèse azotée, c'est-à-dire l'existence d'un excès d'azote dans l'économie, qui peut provenir d'une surabondance d'alimentation azotée, ou d'une insuffisance d'élimination normale de l'azote existant déjà dans nos tissus, ou de ces deux conditions réunies. Les recherches chimiques et médicales de MM. Dumas, Liébig, Garrod, Petit, Durand-Fardel, mais surtout le petit traité de Sydenham, *de Podagra*, ont éclairé la pathogénie, la marche de la goutte et son traitement. Les attaques de goutte ne constituent qu'une solution passagère de cette affection diathésique. Éteindre les accès de goutte, ce n'est pas guérir la goutte, pas plus qu'on ne guérit la vérole en faisant disparaître par des topiques une éruption syphilitique (Trousseau). Les troubles de la digestion, la dyspepsie acide, s'observent fréquemment dans la goutte. La diminution des fonctions cutanées est une des principales causes d'entretien des accès goutteux ; l'oisiveté les favorise, et ils ne se montrent presque jamais dans les pays chauds, dont le séjour suffit à la guérir. Les peuples chez qui l'usage des bains de vapeur est répandu connaissent à peine la goutte. Les purgatifs, dit Sydenham, amoindrissent la transpiration cutanée, et de là des récidives fréquentes. L'urine présente chez les goutteux tantôt un excès, tantôt un défaut d'acide urique ; ce défaut d'excrétion expliquerait, d'après M. Garrod, la présence de l'acide urique dans le sang, et les dépôts articulaires qui seraient comme une suppression vicieuse et supplétive de celle des reins.

Que l'on donne à un goutteux un régime végétal, quelques alcalins, des boissons abondantes, de l'exercice, de manière à ce que sa respiration, ses digestions, ses sueurs, ses urines, soient normales ou activées, et l'on aura modifié singulièrement ou guéri momentanément les accès de goutte (Dumas, *Cours de chimie organique*). Il faut respecter et tout au plus chercher à pallier, à modérer les accès de la goutte régulière ; c'est une crise réglée et périodique qui débarrasse l'économie de la surcharge des produits diathésiques. La goutte articulaire est celle dont on est malade, a dit Musgrave ; la goutte anormale est celle dont on meurt.

Depuis longtemps les eaux alcalines, et celles de Vichy en particulier, sont en possession de traiter la goutte. Voyons ce que pensent de l'application des eaux de Vichy à la goutte deux observateurs consciencieux et éclairés, MM. Durand-Fardel et Prunelle, médecins à cette station thermale. Nous avons à les comparer aux résultats donnés par nos eaux sulfurées, et quelques inductions utiles pourront ressortir de cet examen.

« Les déterminations mobides de la goutte vers les articulations demandent à être respectées aussi sévèrement que celles qui se font sur la peau dans la variole.

« Doit-on chercher à guérir la goutte, les accès aigus? Non, car leur existence est une condition salutaire aux goutteux, et les préserve d'accidents plus graves. Mais la goutte elle-même? Oui, on doit chercher à la guérir quand on peut, ou au moins à l'atténuer. Les eaux de Vichy ne doivent pas être administrées à l'époque des accès de goutte, soit pendant leur durée, soit pendant leur imminence, soit après leur terminaison, quand on n'est pas assuré que leur solution soit complète; le moment le plus favorable, dans la goutte régulière, est l'époque la plus éloignée possible des accès. M. Prunelle admet parfaitement l'emploi des eaux de Vichy dans la goutte chronique, atonique, ce qu'il appelle la goutte molle sans attaques déterminées, ou bien chez les goutteux dont les voies digestives en mauvais état semblent incessamment exposées à devenir elles-mêmes le siége d'accidents goutteux. L'action tonique et stimulante exercée par le traitement thermal sur l'ensemble de l'économie, et l'appareil digestif en particulier, lui paraît tout à fait propre à solliciter l'apparition d'accès de goutte francs et réguliers, et à préserver le reste de l'organisme des atteintes de la maladie; mais, dans la goutte aiguë régulière articulaire, l'usage des eaux de Vichy ne peut, au milieu de la surexcitation morbide qui accompagne un accès de goutte, que troubler la marche naturelle des accidents et faire disparaître l'accès de goutte, mais par un effet métasyncritique, et non par la spécificité du traitement.

« Appliquée dans les intervalles des accès de goutte, il semble que la médication thermale puisse devenir un prophylactique par excellence, car l'usage de ces eaux provoquant, en général, des sueurs et des urines abondantes, double voie par laquelle les crises spontanées de la goutte articulaire s'opèrent naturellement; les moyens employés pour provoquer ces excrétions agissent nécessairement dans l'esprit des méthodes naturelles de traitement. Le traitement de la goutte par les eaux de Vichy peut-il avoir quelques inconvénients ou quelques dangers? L'observation nous apprend que l'emploi des eaux de Vichy dans la goutte ne paraît pas posséder une innocuité telle, que soit pendant, soit après leur usage, on ne puisse voir survenir des accidents graves, dépendant d'une rétrocession de la goutte, suivant toute apparence. Dans plusieurs cas, leur usage inopportun a déterminé des congestions pulmonaires ou cérébrales suivies de mort subite; quelquefois il a réveillé ou augmenté les douleurs de goutte. Enfin il est à craindre que si les malades réussissent par un usage hardi des eaux à se délivrer de l'accès présent ou imminent, ils ne paient quelquefois chèrement, dans la suite, ce petit avantage par les désordres graves que causera l'agitation des humeurs et des accidents vers la tête ou les poumons. Dix-huit faits de ce genre sont cités par M. Finot.

« L'action d'une suppression de goutte articulaire se prolonge souvent pendant toute la vie, c'est l'épée de Damoclès sur la tête du patient; et souvent les accidents métastatiques consécutifs à la suppression surviennent à l'époque où les accès de goutte articulaire avaient lieu.

« Une métastase plus commune encore est la conversion de la goutte articulaire aiguë en goutte chronique, et les malades finissent par être cloués au lit, endoloris, faibles ou impotents. De légers accidents, tels que des étourdissements, des vertiges, de la dyspnée, des palpitations, des crachements de sang, doivent surtout, dans les gouttes anciennes, rendre très-prudents dans l'administration des eaux de Vichy, et même les contre-indiquer s'ils sont plus prononcés.

« Les dérangements des voies digestives sont, en général, heureusement modifiés.

M. Prunelle recommande de s'abstenir de pareils traitements chez les vieillards; chez eux, les lois physiologiques, qui régissent les rapports des organes entre eux sont plus ou moins altérées. La peau ne répond plus aux stimulations qu'on lui adresse, les divers appareils tendent à s'isoler, et le traitement thermal pourrait devenir un moyen perturbateur portant son action sur ce qui reste de plus actif dans l'organisme, le cerveau, le poumon et le cœur, qui finissent par résumer toute la vitalité des vieillards, et y déterminer des effets métasyncritiques qu'on ne supporte plus à un certain âge.

Ainsi, accès de goutte actuel ou imminent, ou à peine résolu, existence d'accidents quelconques vers la tête ou la poitrine, âge avancé : telles sont les principales conditions qui contre-indiquent l'emploi des eaux de Vichy dans la goutte.

Les eaux de Vichy sont prises à dose trop élevée en général. On en obtient d'aussi bons effets à dose modérée, et on se met ainsi à l'abri des inconvénients sérieux.

Si l'on songe que 12 verres par jour, en moyenne, bus dans un mois, représentent environ 480 grammes de bicarbonate de soude, sans compter celui absorbé dans les bains, on comprend que l'attention doive s'éveiller sur les conditions nouvelles que de pareilles doses médicamenteuses peuvent faire à l'organisme. »

Joignons à ces judicieuses considérations de M. Durand-Fardel les dangers de cette cachexie alcaline irremédiable produite par l'abus des eaux alcalines, et sur laquelle M. Trousseau a surtout fixé l'attention, et appliquons, mot pour mot, les mêmes indications à l'emploi des eaux sulfurées alcalines faibles et moyennes, et des sulfureuses dégénérées des Pyrénées, et l'on obtiendra des effets analogues, des accidents pareils, des résultats presque identiques à ceux que l'on vient de lire.

Le principe alcalin de ces eaux est en quantité plus faible qu'à Vichy, mais on peut en continuer l'usage plus longtemps sans avoir à redouter les dangers de la cachexie alcaline. Or, dans la gravelle, il faut boire beaucoup; l'eau est le meilleur lithotriptique, et les urines chargées d'acide urique contiennent aussi beaucoup de phosphate terreux; et l'acide libre étant saturé, il se déposerait encore des phosphates terreux, comme l'a bien établi M. Bouchardat. Ces eaux rétablissent les fonctions digestives, rendent la sécrétion urinaire libre et normale, surexcitent les fonctions de la peau, et, jointes à un régime sobre et surtout végétal, et au surcroît de l'activité respiratoire par l'exercice et l'air pur des montagnes, remplissent toutes les indications du traitement des goutteux. Cette étude comparée, les inductions de l'analyse chimique et les faits sont d'accord sur ce point.

La goutte, dit M. Lafore, peut être guérie, ou du moins considérablement soulagée par l'usage des *Eaux-Chaudes*, qui éloignent ses attaques et en diminuent beaucoup l'intensité.

Bordeu affirme le même fait.

L'eau de Challes, en Savoie, s'est montrée efficace dans plusieurs cas de maladies urinaires, et particulièrement chez les personnes affectées de gravelle. Les goutteux, après leurs accès, ont eu recours avec avantage à ces eaux qui rétablissent l'estomac, et souvent dissipent les engorgements des articuations passés à l'état chronique. Ces eaux rendent soluble la gravelle (Bonjean). L'Eau Bleue, faiblement sulfureuse et alcaline, d'Ax produit des effets analogues.

Que l'on parcoure les observations de gouttes traitées à Saint-Sauveur, à Aix-la-Chapelle, au Vernet, à Molitg, à La Preste surtout, et l'on y voit les mêmes phénomènes s'y présenter.

Si l'on ne doit recourir à Vichy qu'avec des ménagements extrêmes dans les cas de goutte régulière dont l'attaque est imminente ou vient d'avoir lieu, on doit s'abstenir avec encore plus de prudence des eaux sulfurées-alcalines un peu énergiques dans les mêmes cas; car l'excitation si vive qu'elles déterminent dans l'appareil sanguin pourrait être fort dangereuse. C'est ainsi que les eaux de Barèges renouvellent quelquefois les accès de goutte, même alors que l'attaque date de loin déjà. «Si l'on s'avisait, dit Anglada, de faire usage de nos eaux sulfureuses pendant que la fluxion goutteuse se prépare ou tant qu'elle jouit d'une certaine mobilité, on s'exposerait au risque d'aggraver sérieusement l'attaque et de favoriser les congestions arthritiques. C'est donc en l'absence de cette activité fluxionnaire qu'on peut recourir à nos eaux, en les employant encore avec une grande modération, dans le but d'activer les excrétions cutanées et urinaires, et d'enrayer ainsi le travail arthritique. » Barthez signale comme très-favorable l'intervention des eaux thermales contre quelques phénomènes consécutifs des attaques de goutte, notamment contre la paralysie goutteuse. Si le rhumatisme goutteux se prête moins à l'efficacité de nos eaux que le rhumatisme ordinaire, il le doit au caractère de complication qui le distingue. Ce n'est que quand il se trouve loin de son état aigu, et que toute mobilité fluxionnaire a disparu, que l'on peut se promettre quelques bons effets de ce mode de traitement.

Il est des cas où, par suite de l'abus des eaux de Vichy, par suite de traitements inopportuns, par les purgatifs, etc., l'on voit des gouttes régulières se convertir en gouttes atoniques et anormales; alors l'atonie remplace le spasme, l'engouement séreux, l'inflammation; et l'œdématie, les hydropisies, peuvent s'observer jusqu'à la cachexie extrême et la mort. Dans cette goutte atonique, vague, irrégulière, qu'aggravent les eaux alcalines simples, les eaux à sulfuréité forte, les eaux sulfurées, barégineuses et ferro-manganésiennes, conviennent seules. Elles reconstituent les forces, et par leur vive excitation générale, elles ramènent souvent cette forme grave à la goutte régulière avec fluxion arthritique, et font disparaître ces accidents si sérieux.

Les douches sulfureuses sont tous les jours employées avec succès contre les épanchements, les tophus, les reliquia de la goutte, et rendent souvent l'usage des membres impotents. Les sulfureuses salines n'ont qu'une médiocre importance dans quelques cas de goutte atonique, à moins qu'on ne leur ajoute un principe alcalin. C'est ainsi que M. R. Parize a vu un malade atteint de coliques néphrétiques prendre avec succès de l'eau d'Enghien coupée avec de l'eau de Vichy. Dans les coliques néphrétiques, et l'on sait que les enfants des goutteux et les goutteux eux-mêmes sont très-sujets à la néprhite, surtout quand ils ont employé des remèdes capables d'opérer une métastase arthritique, les eaux bues abondamment sont souvent utiles pour entraîner les petits calculs qui descendent des reins et deviennent dans la vessie le noyau d'une pierre. Darluc assure avoir vu dissoudre à la longue une pierre vésicale sous la douche de Barèges. Campardon affirme que Luchon est utile dans les coliques néphrétiques et les autres maladies des voies urinaires. Tous les calculs ne proviennent pas de la diathèse goutteuse, bien que celle-ci soit le plus fréquemment liée à ce qu'on a appelé la diathèse lithique. L'on sait combien diffèrent entre eux les calculs dans leur composition chimique, et leur production se lie toujours, je le répète, à des phénomènes de catarrhes des voies urinaires. C'est le mucus catarrhal qui est le ciment de réunion des sels prédominants dans les urines. Beaucoup de malades de cette sorte rendent souvent aux eaux d'Ax, de Luchon, d'Arles, de La Preste, Gréoulx, Aix, etc. une grande quantité de sables, de graviers, de glaires ; et si la nature chimique des eaux et surtout le régime sont bien appropriés à la nature des matériaux salins qui prédominent dans les urines, on empêchera la reprodution de nouveaux dépôts pierreux.

6° La PELLAGRE, maladie cachectique, souvent endémique, attribuée à l'usage exclusif du maïs altéré, est caractérisée par une éruption erythémateuse particulière à la face dorsale des main, et aux parties exposées au soleil ; un dérangement des fonctions digestives, un trouble profond du système nerveux, un altération de tout l'organisme, un état scorbutique du sang.

Depuis le 18e siècle, elle a paru en Europe, dans les Asturies, la Lombardie et les États vénitiens, et on la retrouve, en France, dans les Landes, les Pyrénées, la Haute-Garonne, l'Aude et quelques autres départements. L'on connaît la marche progressivement fâcheuse de cette maladie presque toujours mortelle ; l'apparition des troubles nerveux, de l'érythème spécial; l'amendement ordinaire vers la fin de l'été, leur réapparition plus grave au printemps suivant. Après un nombre variable de récidives, la maladie devient continue, la diarrhée, l'état scorbutique acquièrent une grande intensité. Des œdèmes, des hydropisies se montrent parfois ; les facultés intellectuelles sont atteintes jusqu'à la lypémanie, la démence, la stupidité. La mort survient souvent dans un affreux marasme. Quelques malades survivent à un grand nombre de récidives et résistent longtemps.

On n'a jamais pu encore instituer un traitement curatif de cette terrible cachexie ; aussi, est-ce avec une vive satisfaction que nous avons suivi les heureux essais de M. Verdoux, faits avec l'eau sulfurée-sodique de Labassère. Les 13 cas de guérisons, obtenues avec cette eau sur des cas graves de pellagre, se trouvent consignés dans les recherches sur l'emploi médical de l'eau de Labassère de M. L. Cazalas, ex-professeur de pathologie à Metz et au Val-de-Grâce. Nous ne saurions mieux faire que de rapporter les faits. Depuis 1817 jusqu'en 1829, M. Verdoux a observé dans sa pratique, à Labassère et dans les communes voisines, 39 cas de pellagre ; la mort en a été le terme constant. Depuis 1840, dans l'espace de onze ans, il a observé 19 sujets atteints de pellagre ; tous ont été soumis à l'usage de l'eau de Labassère, et tous ont guéri sans exception, malgré les vertiges, l'idiotisme, la diarrhée, l'œdème des extrémités inférieures dont plusieurs étaient atteints.

Depuis le 1er mai, il a fait prendre généralement l'eau le matin, sans mélange, froide ou réchauffée, à la dose d'un demi-litre par jour pendant 15 jours.

Les malades se reposaient alors quelquefois pendant 8, 10 ou 15 jours, et puis en reprenaient l'usage à la même dose et pendant le même temps. Malgré l'inflammation dont paraissent frappés les organes digestifs dans la pellagre, on ne doit pas hésiter à employer l'eau minérale sans la couper ; car, au lieu de l'aggraver, elle la dissipe toujours comme par enchantement. Sur les 19 malades traités et guéris par l'eau de Labassère, l'affection s'est reproduite au printemps suivant chez 5 individus qui l'avaient prise coupée avec du lait et en plus faible quantité que les autres, ou qui étaient plus gravement atteints; mais, après avoir recommencé le traitement d'après les mêmes principes, la maladie a été guérie, et ne s'est plus montrée jusqu'à présent. Il est utile de continuer l'usage de l'eau le plus longtemps possible et de le reprendre tous les printemps pendant plusieurs années, même après parfaite guérison. Quelques pellagreux ont fait des lotions avec l'eau minérale sur l'éruption érythémato-squameuse ; elles paraissaient agir favorablement, mais d'une manière secondaire. Quelques-uns ont été envoyés à Luchon, ou à Cauterets pour y prendre des bains qui sont toujours favorables, mais qui ne sont pas indispensables. Depuis lors, M. Verdoux regarde la pellagre comme la maladie la plus facile à guérir sans autre moyen que l'usage de l'eau de Labassère en boisson, tandis qu'auparavant elle devenait constamment mortelle. Il est très-probable que toutes les eaux sulfurées naturelles, fortement minéralisées, produiront des effets thérapeutiques semblables. J'ai cité sur 3 cas, observés à Ax, 1 guérison, 2 améliorations notables, et je suis convaincu que cette affection passe souvent méconnue comme pellagre, et est traitée comme maladie dartreuse à cause de l'érythème squameux des mains, du cou, etc. En appelant sur ce point l'attention des médecins des eaux sulfureuses, il est probable que de nouveaux faits seront signalés, qui fixeront désormais cette question importante du traitement de la pellagre.

6° La DIATHÈSE TUBERCULEUSE donne lieu, dans quelques points de son étude, à l'application des eaux sulfureuses. Affection essentiellement héréditaire, elle est caractérisée par la formation et l'évolution d'un produit morbide spécial, non organisé, le tubercule. Sous les divers états de granulation miliaire, de tubercule cru, infiltré ou enkysté, de tubercule ramolli, le tubercule se développe isolément ou simultanément dans un ou plusieurs organes, et surtout dans les poumons. Un état cachectique, traduit par l'amaigrissement, la disposition aux hémorrhagies, la faiblesse du système nerveux, une tendance à la mélancolie, etc., accompagnent cette diathèse. Il ne se forme dans le tubercule ni fibres ni vaisseaux, au contraire; les vaisseaux normaux de la partie qui devient le siége du dépôt phymique sont comprimés et s'oblitèrent; il y a congestion, et même parfois inflammation des tissus voisins. L'évolution naturelle en détermine le ramollissement et la désagrégation; le centre se transforme d'abord en matière caséeuse, demi-solide, puis en un liquide épais, puriforme. Les tissus ambiants participent plus ou moins à la fonte tuberculeuse. Aucun traitement actuellement connu ne peut résoudre le tubercule une fois formé, mais celui-ci peut s'enkyster et rester longtemps stationnaire en l'absence de tout travail fluxionnaire; il peut, après son ramollissement, être évacué au dehors, et ne laisser qu'une cavité qui se cicatrise; enfin il peut se faire dans le tubercule un dépôt abondant de matière calcaire qui le transforme en une substance blanche, pulvérulente et crétacée; ou dure et pierreuse, ordinairement entourée d'un tissu fibreux inodulaire, laquelle peut séjourner indéfiniment dans les organes sans y déterminer aucun changement ultérieur. A Paris, où le tubercule paraît endémique, tant il est commun, on trouve ces divers cas presque dans les deux cinquièmes des autopsies. Tout récemment encore, chez un homme de quarante ans, emporté par une variole grave, j'ai trouvé, au sommet du poumon gauche, un tubercule crétacé, gros comme un œuf de pigeon, et entouré de petites masses également crétacées; le reste du tissu ambiant était sain.

La diathèse tuberculeuse emprunte le plus souvent sa gravité et sa léthalité à la lésion profonde qu'elle détermine dans les organes importants, tels que le poumon et le cerveau. Elle a une grande affinité avec la scrofule, et l'ensemble des faits porte à penser qu'elle en dérive et en est une forme éloignée, tertiaire. On peut lui distinguer deux formes : une forme *générale*, dans laquelle le tubercule est disséminé à la fois dans presque tous les tissus, avec prédominance de l'état cachectique général plutôt que de troubles localisés à un organe ; sa marche envahissante est promptement funeste ; une forme *localisée*, où l'évolution de la lésion organique, limitée à un organe, paraît être toute la maladie. Si l'organe est peu essentiel, les accidents sont légers ; mais si la lésion porte sur le cerveau, sur les ganglions mésentériques ou bronchiques, elle acquiert une grande gravité. Dans ces deux formes, il est assez rare que le poumon ne soit pas envahi, et M. Louis a pu donner, comme une loi générale, ce fait, constaté bien de fois, que lorsqu'il existe des tubercules dans un organe quelconque, il en existe aussi dans les poumons ; assez souvent même, les dépôts tuberculeux sont limités aux poumons, et chez l'enfant aux ganglions bronchiques. On donne le nom de *phthisie pulmonaire* aux lésions tuberculeuses des poumons s'accompagnant de désordres locaux et généraux graves. La marche des tubercules est très-lente en général, et l'on voit des phthisiques qui ont craché le sang à plusieurs reprises, toussé pendant quelques années, paraître momentanément rétablis, et succomber beaucoup plus tard à de nouveaux progrès des tubercules. La phthisie affecte quelquefois une forme aiguë, galopante ; une éruption tuberculeuse envahit le poumon, une bronchite ou une pneumonie disséminée l'accompagne ou la provoque ; le ramollissement et la suppuration emportent rapidement les malades en vingt-cinq, soixante jours ; d'autres fois l'état inflammatoire, abattu une première fois, revient de nouveau, et hâte la marche funeste par des exacerbations fréquentes ; souvent des fluxions catarrhales répétées amènent une expectoration considérable qui nécessite des efforts de toux incessants, épuise les malades, et entretient autour des masses tuberculeuses un travail congestif.

Les phthisiques meurent par anémie post-hémorrhagique, par asphyxie lente, et plus souvent encore par colliquation catarrhale, diarrhéique, sudorale et bronchique. Cette consomption est liée à la fièvre hectique, fièvre réactionnelle impuissante à débarrasser l'oranisme des matériaux de la diathèse et des substances putrides et purulentes qui accompagnent le ramollissement des masses tuberculeuses au contact de l'air.

Ce n'est pas le tubercule qui tue le malade, ce sont bien plutôt les accidents qui le compliquent de phlegmasie pulmonaire, de fluxion catarrhale, de simples congestions sanguines provoquant des hémorrhagies répétées, enfin de fièvre hectique à la période de ramollissement.

Le tubercule agit comme un corps étranger, un produit inassimilable ; c'est l'épine qui appelle sur le poumon les fluxions diverses, sanguines, catarrhales, phlegmasipares, selon le tempérament et les habitudes morbides du malade. Mais un tissu peut s'habituer à un corps de cette nature ; et si l'on peut, par des moyens divers, s'opposer au travail fluxionnaire, l'on aura beaucoup fait pour l'organe atteint. Ne pouvant espérer la résolution du produit pathologique, dont le modificateur altérant spécifique est encore à trouver, il faut placer l'organe dans les meilleures conditions possibles : 1° pour que le tubercule reste stationnaire, s'enkyste ou se transforme en calcul crétacé, enkysté et inoffensif; 2° pour que de nouvelles fluxions, de nouveaux engouements, avec stase pulmonaire, ne favorisent pas le dépôt ou l'éruption de nouveaux produits hétéromorphes.

Cela posé, il est facile d'en déduire l'action et les indications des eaux sulfureuses dans cette maladie. Il est bien entendu qu'il n'est ici question que de la forme localisée pulmonaire, de la forme commune.

a. Dans la tuberculisation pulmonnaire, survenant chez un sujet lympathique, et s'accompagnant de fluxions catarrhales abondantes, de diarrhée, de sueurs, avec ramollissement même des tubercules et fièvre hectique, on peut hardiment recourir aux eaux sulfureuses ; elles débarrasseront le malade de ses fluxions, de son catarrhe et de sa fièvre hectique. Elles produisent tout d'abord dans ces cas un effet hypercrinique, souvent un flux critique qui paraît débarrasser l'organisme du molimen catarrhal de la pléthore humorale prédominante, impriment aux téguments et à la muqueuse pulmonaire une suraction fonctionnelle de dépuration utile, et à l'innervation languissante, des forces vives qui affranchissent ces sujets de cette impressionnabilité fâcheuse aux changements météorologiques. Leur peau résiste aux variations de froid et de chaud, et l'émonction continue, nécessaire dans ces cas, n'est plus troublée, suspendue, au détriment de fluxions internes impuissantes à la suppléer. Il ne reste plus dans le tissu pulmonnaire que des tubercules disséminés ou des excavations, provenant de l'évacuation de la matière phymique ramollie, et qui se cicatrisent en surface ou par rapprochement des parois : à moins de nouvelle éruption, à moins de nouvelles fluxions catarrhales, les tubercules restent stationnaires ou passent à l'état crétacé ; ou même ramollis lentement ils sont évacués et le malade conserve sa santé. C'est ainsi que l'on guérit la phthisie pulmonaire aux eaux hépatiques, en prenant le nom de *phthisie* comme synonime de *consomption*, d'état général grave. Mais l'on ne guérit pas la tuberculisation elle-même, même au début. Dans cette forme, il convient, on le comprend, de ne pas envoyer les malades dans un tel état de marasme, de colliquation et d'épuisement, que les eaux n'aient plus qu'à noyer le peu de vie qui leur reste. S'il ne reste plus de force réactionnelle, d'innervation à mettre en jeu, elles ne peuvent plus rien, c'est de la dernière évidence ; mais appliquées à temps, elles donnent souvent de beaux résultats.

b. Il n'en est plus de même dans ces formes de phthisie, propre surtout aux sujets sanguins, qui s'accompagnent d'état inflammatoire, de congestions phlegmasiques du poumon. Les émissions sanguines, les dérivatifs, sont la seule ressource; les eaux sulfureuses, quelqu'elles soient, ne feront qu'accroître les désordres inflammatoires. Il n'y faut pas songer.

c. Que peuvent-elles dans cette espèce de tuberculisation que l'on voit surprendre des constitutions délicates et nerveuses, que la moindre émotion fait rougir ou pâlir, chez qui l'appareil sanguin prend une mobilité congestive si facile, si prompte? Les toux sèches, les irritations, les fluxions hémorrhagiques répétées, et quelquefois très-sérieuses, sont le propre de ces tuberculisations. Les eaux sulfureuses sont dans ces cas une arme à deux tranchants. Administrées à dose trop forte ou innoportune, elles peuvent venir en aide au raptus pulmonaire, habituel ou imminent, et provoquer des hémorrhagies terribles; au contraire, données à dose très-faible et coupée avec du lait ou le sirop de gomme, et sous forme de demi-bains ou de bains de jambe dérivatifs, elles peuvent rompre ces habitudes fluxionnaires, les porter sur la peau, fortifier le système nerveux et la constitution. C'est dans ces cas qu'il faut graduer l'action thermale avec mesure et prudence, stimuler doucement, sans exciter, et porter la stimulation sur la surface cutanée. Le tubercule reste longtemps stationnaire, mais souvent, à propos d'une vive émotion, d'un coup d'air, d'un rien, l'habitude morbide reprend le dessus, de nouvelles hémoptysies surviennent, et le ramollissement tuberculeux s'accompagne souvent encore, dans ces cas, de phlegmasies périphériques qui hâtent la terminaison funeste. Il est dans cette forme, qu'on pourrait appeler *phthisie sèche, nerveuse, congestive,* un mode balnéaire qui convient parfaitement aux indications qu'elle présente; je veux parler des inhalations vaporeuses hydrosulfuriquées: action émolliente de la vapeur d'eau sur la muqueuse bronchique, action sédative et hyposthénisante des fonctions pulmonaires de l'hydrogène sulfuré, tels sont les éléments qu'elle offre, et qui, utilement associés au mode dérivatif et tonique précédent, complètent l'ensemble des ressources qu'offre la médication hydro-sulfureuse à ces maladies.

J'ai indiqué ailleurs le rapprochement curieux de composition chimique entre l'huile de foie de morue et de raie, analysée par M. Riegler, et certaines eaux sulfureuses; il me paraît expliquer cette analogie d'action utile que ces huiles ont montré dans plusieurs cas de phthisie pulmonaire.

Ces distinctions, qui me paraissent capitales dans le traitement de la tuberculisation pulmonaire aux eaux, m'ont été suggérées par la classification même que j'ai cherché à faire des nombreuses observations qui me sont passées sous les yeux; elles donnent la clef des indications principales, et mettront je l'espère à l'abri de nombreux accidents, et d'insuccès que l'on peut prévoir d'avance. En résumé, le traitement de la phthisie a surtout pour but de rendre définitif le temps d'arrêt, et de restituer les conditions normales au tissu pulmonaire qui environne le tubercule.

Répéterai-je encore que les tubercules, plus communément associés aux scrofules, peuvent se montrer chez des dartreux, des rhumatisants; que leur évolution rapide peut avoir été activée par les troubles résultant d'une suppression d'un flux habituel, d'une sueur aux pieds, d'hémorrhoïdes, etc.? Ces circonstances augmenteront les chances de bonne réussite des eaux hépatiques, et devront les faire préférer à tout autre moyen.

Il faut se méfier parfois de ce mieux trompeur qu'éprouvent les phthisiques, de cette augmentation de forces que leur donne l'excitation minérale; celle-ci peut en s'exagérant, si on n'y prend garde, se concentrer sur l'organe irrité et malade, et activer la phlogose désorganisatrice. Il faut éviter le mode excitant et ses crises dangereuses dans le traitement de toute phthisie, si l'on ne veut s'exposer à des hémoptysies graves, à des pneumonies perituberculeuses, etc. Il importe, avant d'en venir aux eaux sulfureuses, que tout phénomène aigu ait disparu, s'il en existe. Chose remarquable, la phthisie est une affection rare parmi les habitants des stations hépatiques d'Ax, de Luchon, d'Amélie-les-Bains, de Vernet.

Il me reste à déterminer quelles sont les eaux les plus propices au traitement de la phthisie. A en juger par les observations, Labassère, les Eaux-Bonnes, La Raillière, Cauterets, la Preste, Vinça, le Vernet, Enghien, Bagnols, ont à enregistrer d'heureux résultats : guérisons quelquefois, améliorations, temps d'arrêt souvent. Il m'a paru que les eaux sulfurées très-barégineuses, contenant de petites quantités de sels de chaux (Bonnes, Labassère) convenaient bien à ces formes morbides. A Bagnols, au Vernet, on voit des phthisies, aggravées tout d'abord par l'usage des eaux, se trouver très-bien des inspirations hydrosulfuriquées.

En y réfléchissant bien, je suis porté à penser qu'administrées à très-faible dose d'abord, en demi-bains dérivatifs et en inhalations vaporeuses, toutes les eaux d'une sulfuréité faible et moyenne, abondantes en glairine, un peu iodées et calcaires, peuvent être employées avec succès dans la forme catarrhale ou pituiteuse des anciens, et dans la forme congestive nerveuse; un climat doux, peu sujet aux variations atmosphériques, mais tempéré et léger, sera d'un grand secours pour le succès des eaux. Les principaux médecins de Paris envoient leurs phthisiques aux Eaux-Bonnes ou à Cauterets pendant l'été, et de là à Pau ou en Italie, pendant l'hiver. C'est une très-bonne pratique. On connaît l'heureuse influence du climat et des localités sur la marche des phthisies. Dans l'Italie, Nice ne justifie pas la vogue qu'on lui a faite, pas plus que Florence, Gênes ou Naples; Pise leur offre une température plus douce et plus constante, Rome leur convient encore; le midi de la France leur offre peu de retraites abritées, le littoral méditerranéen est en général à redouter, vu la fréquence du mistral; les îles d'Hyères offrent d'excellentes conditions, d'après la topographie de M. Barth. Il importe surtout que l'on défère aux indications et qu'on n'envoie pas des incurables aux stations thermales; l'on ne doit demander l'impossible pas plus aux eaux qu'aux personnes.

Les observations de phthisies guéries par les eaux sulfureuses abondent, mais il faut en faire un triage scrupuleux, car les médecins anciens, donnant le nom de phthisies aux consomptions de toute sorte, avec fièvre hectique et cachexie, portent sous ce nom des affections très-différentes; mais il en est qui offrent tous les caractères de la phthisie tuberculeuse, il en est de plus récentes parfaitement diagnostiquées, et avec l'indication des signes stéthoscopiques: ce sont celles-là que nous signalerons surtout. Les observations de plusieurs praticiens éclairés ont constaté sur leurs malades les bons effets des eaux sulfureuses, mais les guérisons définitives sont rares, il faut l'avouer.

8° LA CACHEXIE PALUDÉENNE se produit sous l'influence de causes miasmatiques qui altèrent les milieux ambiants, et engendrent une maladie générale endémique. La chaleur atmosphérique, l'humidité et les effluves marécageux, telles sont les conditions habituelles qui donnent lieu aux fièvres paludéennes, si communes dans certaines parties de la France et en Algérie. La cachexie, qui naît sous ces influences endémiques, est caractérisée par une altération du sang qui n'a plus son chiffre normal de globules et de fibrine, par une décoloration avec teinte terreuse subictérique du tégument, un affaiblissement considérable des forces, des troubles des fonctions digestives et surtout de la sécrétion biliaire, une singulière disposition aux congestions sanguines viscérales, pulmonaires, cérébrales, et enfin par une fièvre le plus souvent périodique, intermittente, régulière, à trois stades, de frisson, de chaleur et de sueur, mais parfois subcontinue, rémittente, etc.

On connaît la gravité des fièvres paludéennes, qui se prolongent, récidivent sans cesse, exténuent les organisations les plus vigoureuses, les jettent dans un état de prostration, de cachexie séro-humorale, avec œdèmes, épanchements séreux dans les cavités splanchniques, hémorrhagies graves, hématémèse. On sait combien sont graves et imminents les accidents de congestion d'organes importants, cerveau, poumons, cœur, etc., dans cette forme qui a reçu le nom de fièvre intermittente pernicieuse. La subintrance des accès, qui tendent à se rapprocher et à se confondre, est menaçante. La fièvre manque dans quelques cas, et l'on voit des douleurs névralgiques, des fluxions internes, affecter dans leurs retours et leurs intermissions la même marche que les accès fébriles périodiques.

L'engorgement de la rate se lie d'une manière intime à la cachexie paludéenne. Je ferai remarquer ici que l'on retrouve dans toutes les altérations morbides du sang la rate plus ou moins malade et modifiée. J'ai retrouvé ce fait dans la plupart de mes auptos'es de ce genre ; M. Bennet l'a signalé dans son travail sur la leucocythémie.

Dans les cas légers, le changement de lieu, le repos, les soins hygiéniques, suffiront souvent pour voir les accès fébriles cesser, l'intoxication chronique, à laquelle ils sont liés, se dissiper, et la cause morbide céder aux mouvements critiques de sueurs profuses,provoqués par le mouvement fébrile réactionnel.

De là, cette pratique des anciens, de Galien et de Boerhaave, qui, dans les cas simples, voulaient qu'on laissât la maladie livrée aux seules forces de l'organisme, et qu'on n'intervînt qu'au septième jour. Il est commun dans les hôpitaux de Paris de voir les fièvres intermittentes légères céder aux simples soins hygiéniques, et quelques prétendus succédanés du quinquina ont pu trouver dans ce fait une réputation éphémère.

Le quinquina est depuis longtemps le spécifique de la diathèse paludéenne. Par son action névrosthénique, directe, il est l'antipériodique par excellence; mais il est plus que cela, il en est le remède altérant spécifique ; il neutralise les effets de cette espèce de ferment miasmatique qui tend à détruire la constitution normale du sang.

On est trop habitué à ne voir que la superficialité des phénomones morbides, et pendant longtemps on a fait de la fièvre intermittente une fièvre essentielle, dont on n'a combattu que les manifestations fébriles; mais les nouvelles études faites au cœur même de l'endémicité paludéenne, en Grèce, en Algérie, en France, ont montré la relation intime qui rattachait à l'intoxication palustre, les accidents névralgiformes des prétendues fièvres larvées, les diarrhées, les dysenteries, les ophthalmies, les congestions spléniques, hépatiques, les anasarques, les fluxions pneumoniques, cérébrales, etc., si communs dans les foyers endémiques. Tout s'enchaîne et se tient dans l'étude des diathèses.

Lorsque la cachexie paludéenne a fait de profonds ravages dans l'organisme, que l'action du quinquina a été usée inutilement contre une cause sans cesse renaissante, que les fonctions générales, débilitées, frappées d'hyposténie, ne peuvent plus lui prêter un concours efficace pour débarrasser l'organisme des produits altérés qu'elle engendre, l'art est souvent dans l'embarras. Ici la médication thermale intervient avec les mêmes avantages qu'elle offrait dans la cachexie syphilitique, chloro-anémique, etc. Par les émissions humorales qu'elle provoque par la peau, par les reins, etc., elle enlève quelques-uns des matériaux de la pléthore veineuse ; par son mode stimulant et reconstitutif, elle relève les fonctions générales, et surtout les fonctions digestives, si souvent troublées, et met l'économie en état de ressentir l'action du quinquina et d'y répondre.

Il arrive très-souvent que, sous cette influence excitative générale, la cachexie paludéenne reprenne pour ainsi dire sa forme aiguë, sa forme franche et régulière, ses accès. L'association de cette médication au spécifique est, dans ces cas, très-utile. Un autre cas se présente souvent ; un malade arrive d'Afrique avec une cachexie paludéenne profonde ; le changement de climat seconde l'action du quinquina, les accidents de l'infection miasmatique cessent, mais les lésions qu'elle a produites restent ; la rate, fréquemment congestionnée, a perdu son ressort, reste engorgée, souvent modifiée dans sa texture ; les épanchements séreux ne sont pas résorbés, les sécrétions intestinales biliaires sont perverties par une sorte d'habitude morbide ; les chairs sont bouffies, l'innervation reste languissante. Que faut-il ici ? une médication stimulante, tonique, reconstitutive, qui, s'adressant à tout l'ensemble des fonctions, répare les désordres laissés par une affection guérie cependant dans sa cause. C'est encore ici l'histoire de l'ankylose qu'a laissée la fluxion rhumatismale prolongée, mais qui n'est plus le rhumatisme. Les eaux sulfureuses sont très-propres à remplir ces indications, et surtout les sulfurées alcalines ferro-manganésiennes. Les douches de formes variées, locales et générales, les bains de piscine, les boissons minérales, constitueront le fond de ce traitement. Sous leur action combinée aux influences hygiéniques, l'appétit renaît, les fonctions digestives se rétablissent, la circulation générale est activée, les engouements viscéraux et séreux disparaissent, le malade se rétablit peu à peu, et gagne tous les jours de la force et de l'embonpoint. Notre conquête d'Afrique a donné aux principales stations thermales un grand développement dans le traitement des suites de fièvre paludéenne. Quelques indications particulières ressortent des dispositions morbides individuelles, il nous suffira de les signaler; la complication d'une des diathèses précédentes, un tempérament lymphatique, devront faire préférer les eaux sulfureuses. Les mêmes accidents se présentant chez des sujets nerveux sanguins, bilieux, devront faire préférer les salines faibles de Bigorre ou les alcalines de Vichy. Si les accidents intestinaux, diarrhée, dysenterie, prédominent, il faut recourir surtout aux bains et aux douches, et n'employer la boisson qu'à petite dose et avec réserve, et l'on doit choisir le moment où les accidents inflammatoires sont le moins prononcés possible. Si des accidents fébriles persistent encore, il faudra recourir d'abord au quinquina, et puis lui associer le traitement thermal en boisson, en douches écossaises, avec frictions, massage, etc. Les bains ne sont pas favorables aux fiévreux. Si, pendant le cours du traitement thermal, un accès fébrile reparaît, il est indiqué de diminuer ou de suspendre l'excitation minérale, et de revenir au quinquina, pour reprendre ensuite la médication générale. Les mois de mai, juin et septembre paraissent préférables pour le traitement des accidents diarrhéiques et dysentériques. Le mois de septembre et l'automne ne sont pas, en général, favorables aux fiévreux.

Barèges, Arles, traitent surtout les militaires de l'Algérie; Ax les traite avec autant de succès; Cauterets, Carcanières, Cambo, les Escaldas, Molitg, etc., ont été très-souvent utiles dans les cachexies paludéennes (voir le n° 5 du tableau général).

OBSERVATIONS D'ANÉMIES, DE CHLORO-ANÉMIES ET DE CACHEXIES, TRAITÉES AUX EAUX SULFUREUSES.

Anémies et chloro-anémies.

1. Anémie et convalescence de fièvre typhoïde guérie par l'usage des eaux de Barèges, chez une dame de vingt-cinq ans, qui offrait une pâleur extrême; répugnance pour tout mouvement; peu d'appétit, digestion pénible. Après 15 bains, appétit prononcé, retour des forces, exercice possible pendant plusieurs heures sans fatigue marquée. Elle revint dans sa famille totalement rétablie. (Barèges, M. Carrère, obs. 7.)

2. Chlorose très-avancée et aménorrhée, chez une jeune fille de seize ans, qui avait eu seulement deux fois ses menstrues à quatorze ans. Pâleur extrême; elle respire avec la plus grande peine, palpitations violentes, bruit de soufflet dans toutes les artères; lassitude, tristesse, dégoût pour les aliments, digestions très-pénibles. On prescrit des demi-bains de quinze minutes, de 34°, à l'Esquirette, précédés d'une douche basse sur la région lombaire, et suivis de 1 pédiluve, 2 verres d'eau du Clot et de Baudot. Après le dix-huitième bain, les menstrues reparaissent, reviennent régulièrement pendant l'hiver, et l'année suivante elle est méconnaissable; elle prend 14 bains encore à l'Esquirette, et rentre chez elle très-bien portante, s'est mariée, a eu des enfants, et jouit toujours d'une excellente santé. (Eaux-Chaudes, J. Laffore, obs. 38.)

3. Une fille, qui n'était pas réglée, éprouvait des secousses si violentes du cœur, que tout son corps en était ébranlé, et qu'on eût dit que son cœur extravaguait, ce qui arrive souvent dans les pâles couleurs. Elle fut guérie par la boisson des Eaux-Chaudes, qui donna lieu à l'écoulement des règles. (Eaux-Chaudes, Th. Bordeu.)

4. Chlorose aménorrhéique chez une jeune fille. Sous l'influence des eaux de Saint-Antoine de Guagno, il se déclara un flux hémorrhoïdal, qui remplaça périodiquement le flux menstruel, et qui a rétabli la santé. (Eaux de Saint-Antoine de Guagno, Latestière, rapport de Patissier.)

5. Cinq jeunes filles chlorotiques, soumises à l'action combinée de l'eau thermale, de l'eau ferrugineuse et des bains de piscine, se guérirent de leurs battements de cœur, et reprirent leur teint avec une incroyable rapidité. (Eaux de Bagnoles, A. Teste, obs. 6.)

6. *Hypochondrie.* — Un Anglais de vingt-huit ans était atteint depuis huit ans d'une affection hypochondriaque, qui développait de loin en loin, et à des inter-

valles de temps égaux, des accidents nerveux très-violents, tels que des convulsions d'entrailles, des suffocations, et des douleurs intolérables dans les membres inférieurs. Après mille autres moyens, on l'envoya à Cauterets. Les eaux de la Raillère, en boisson et en bains, produisirent d'abord de bons effets : l'état de morosité était vaincu, des évacuations naturelles avaient remplacé des selles noirâtres et poisseuses. Le malade était en voie de guérison, lorsqu'il lui prit fantaisie d'aller prendre des douches à Pause, pour fortifier, selon son idée, son système viscéral. Le premier bain et la première douche furent suivis de douleurs d'entrailles si vives qu'il fallut y renoncer. Après avoir été à Saint-Sauveur, il retourna dans son pays peu soulagé. (Cauterets, obs. inédite de Labat; obs. 24 de L. Marchand.)

7. Hypochondrie, état cachectique, eczéma à la jambe droite, il y a quelques années, mal guéris par des moyens topiques. La position de ce malade ne lui avait pas permis de se médicamenter beaucoup. A son arrivée à Ax, décoloration de la peau, troubles digestifs, maigreurs, accès de coliques, ballonnement, palpitations; il ne peut travailler à rien, et est de suite lassé; découragement profond, il s'imagine souffrir partout; constipation. Il prend les bains et les boissons les plus sulfureuses; au bout de vingt jours, un changement remarquable était survenu dans son état; l'appétit, les forces, étaient revenus. Au bout de trente-cinq jours, il part enchanté de son bon état de santé, et surtout de son appétit. On lui conseille de suivre un bon régime. (Eaux d'Ax, G. Astrié, 1832.)

Pellagre.

8. Pellagre. — Aramond (Françoise), ménagère à Labassère, âgée de vingt-six ans, d'un tempérament sanguin, d'une constitution forte, n'ayant jamais eu de maladie antérieure, atteinte de pellagre depuis les premiers jours d'avril 1845, fait appeler M. Verdoux le 1er juillet suivant. Voici son état : Érythème squameux au front, aux pommettes, au nez, au cou, aux mains et à chaque cou-de-pied; sensation d'une grande chaleur, depuis la bouche jusqu'à l'estomac; lèvres très-rouges et gercées, ainsi que la langue, qui était dépouillée de son épiderme; salivation incessante, claire comme de l'eau et salée; céphalalgie frontale, vertiges provoquant des chutes fréquentes, idiotisme par intervalles plus ou moins rapprochés, diarrhée, œdème des pieds et des jambes, amaigrissement considérable; ne pouvant supporter l'usage du vin, qui lui causait un sentiment de brûlure dans tout le tube digestif; aversion extraordinaire pour le pain fait avec la farine de seigle, qu'elle trouvait rude et comme sablonneux; mangeant au contraire sans dégoût et sans éprouver la même sensation, le pain de froment du boulanger. Elle fut mise à l'usage d'une alimentation substantielle, sans être excitante, d'un demi-litre d'eau de Labassère par jour, coupée avec une égale

quantité de lait assez chaud pour avoir un mélange tiède; des lotions avec la même eau sur toutes les parties affectées. Après huit jours de traitement, l'érytème avait considérablement diminué. L'eau fut prise ensuite pure, réchauffée, à la même dose pendant trois semaines.

Au bout de ce temps, la guérison était complète. Il n'y a pas eu de récidive; la malade jouit, depuis cette époque, d'une très-bonne santé. (Verdoux, eaux de Labassère. Cazalas, obs. 14.)

9. Lafaille (Marie), trente-deux ans, tempérament sanguin, malade depuis deux mois et demi, offrant les mêmes caractères que la malade précédente; même traitement, même résultat. Après huit jours de traitement, la maladie est notablement amendée; guérison au bout de deux mois; pas de récidive, santé parfaite. (Id., obs. 15.)

10. Pécapéra (Jacques), soixante-cinq ans, cultivateur, tempérament sanguin, pas de maladie antérieure; malade depuis les premiers jours d'avril 1840. M. Verdoux est appelé le mois de juin suivant. Un médecin prend la pellagre pour une maladie syphilitique à laquelle il applique un traitement spécial, auquel on renonce, d'après l'avis de M. Verdoux. Mêmes symptômes que précédemment, et, de plus, idiotisme tel, que le malade ne pouvait soutenir aucune conversation. Un quart de litre d'eau sulfureuse pure et chaude pendant trois mois, en se reposant huit jours par mois. Le 1er novembre suivant, guérison complète. Pas de récidive; continuation du même régime tous les printemps. (Id., obs. 16.)

11. Lacraberie (Jeanne), cinquante-deux ans, tempérament sanguin, mêmes symptômes que les précédents, moins l'idiotisme. Un demi-litre d'eau de Labassère par jour, pendant cinq semaines. Guérison complète; pas de récidive. (Id., obs. 17.)

12. Dassibat (Étienne), neuf ans, tempérament lymphatique, constitution faible, chétif et valétudinaire, après une maladie confluente très-grave. Tous les symptômes de la pellagre, sauf l'idiotisme. Usage de l'eau de Labassère pendant un mois (un quart de litre par jour), lotions avec le même liquide. Rétablissement complet; pas de récidive. (Id., obs. 19.)

13. Assibat (Pierre et Marianne), frère et sœur, l'un âgé de trente-cinq ans, l'autre de quarante-deux, tempérament lymphatique, constitution faible. Chez le frère, malade depuis deux mois, caractères généraux de la pellagre, excepté l'idiotisme; chez la sœur, éruption squameuse sur le dos des deux mains. Ils sont mis tous les deux, pendant trois semaines, à l'usage de l'eau sulfureuse, à la dose d'un demi-litre par jour, sans mélange et chaude; lotions avec la même eau. Guérison au bout de trois semaines; ils vont passer quinze jours à Cauterets, où ils prennent douze bains à la Raillère. Le frère boit quatre verres de la même eau chaque jour; la sœur, deux. Santé parfaite; pas de récidive (Id., obs. 21 et 22.)

Tuberculisation pulmonaire.

14. Six autres observations analogues. (Idem.) M. Verdoux possède dix autres observations semblables.

15. Tuberculisation pulmonaire au premier degré. Irritation ancienne du larynx avec aphonie. Emploi des eaux de Labassère et de Cauterets. Disparition de presque tous les phénomènes morbides. — Une jeune personne de dix-neuf ans, blonde, d'un tempérament lymphatico-nerveux, irrégulièrement menstruée, faible et un peu amaigrie, sans aucun souffle anémique, avait depuis longtemps une toux généralement sèche, et de l'aphonie variable suivant les changements atmosphériques, et présentait tous les signes stéthoscopiques de la phthisie ; inquiétudes de la famille. Plusieurs moyens employés en pareil cas sont mis en usage. La malade fut mise à l'usage de l'eau de Labassère coupée avec du lait ; d'abord un demi, puis un verre par jour : ce traitement est suivi pendant tout l'automne et une partie de l'hiver. Amélioration notable; la voix reprend son timbre primitif, la toux devient rare, l'appétit devient bon, l'embonpoint fait quelques progrès. La malade va passer la saison à Cauterets, où elle prend les eaux de la Raillère en bains et en boisson. Elle s'en trouve bien d'abord; douze ou quinze jours après en avoir commencé l'usage, et peut-être à la suite de son action trop vive, les poumons se congestionnèrent, et l'hyperémie, qui parut d'abord assez sérieuse, ne tarda pas à se dissiper à l'aide de quelques moyens antiphlogistiques. Sans être complétement guérie, la malade dit elle-même *se trouver un million de fois mieux qu'avant l'usage de l'eau sulfureuse.* Elle a pris de l'embonpoint et des forces, les douleurs de poitrine et des épaules ont disparu, la toux est à peu près nulle, et tout fait espérer que la marche de la tuberculisation est enrayée pour toujours. (Cazalas, eau de Labassère et de Cauterets, obs 8.)

16. Tuberculisation pulmonaire au début du ramollissement. Insuccès des eaux de Cauterets. Emploi de l'eau de Labassère. Disparition de tous les phénomènes de la maladie. — Un enfant de neuf ans, d'un tempérament lymphatique nerveux, d'une constitution délicate, fut envoyé à Vichy, puis à Cauterets, et enfin à Bagnère de Bigorre. Il présentait tous les signes de la tuberculisation. Les eaux de Vichy furent sans résultat apparent; celles de Cauterets plutôt contraires, car lorsque l'enfant fut envoyé à Bagnères, les tubercules tendaient au ramollissement. L'eau de Labassère fut donnée au malade, coupée avec du lait, à la dose d'un verre pris en deux fois, avant le repas du matin et du soir. Au bout d'un mois, les symptômes avaient disparu, l'enfant continue l'usage de l'eau chez ses parens, et sa santé va en s'affermissant. (Id., obs 9.)

17. Tuberculisation pulmonaire à la période de ramollissement, laryngite

chronique. Emploi de l'eau de Labassère; disparition de tous les phénomènes de la maladie; rechute dix mois après. Mort.

M. C..., âgé de cinquante-deux ans, très-faible, très-amaigri, fut envoyé aux Pyrénées pour une maladie de poitrine et du larynx (signes de phthisie). Quel-jours de repos, boissons adoucissantes. M. Subervie lui fait prendre tous les jours un quart de verre d'eau de Labassère, coupée avec du lait, dont on augmente la dose, tous les trois jours, d'un quart de verre, jusqu'à deux verres, dans les vingt-quatre heures. Au bout d'une semaine, la toux et les crachats diminuent sensiblement, le malade se sent plus fort; après un mois de traitement, il reprend ses forces et sa gaieté; après deux mois, il ne crachait plus qu'une fois le matin; après l'hiver, l'amélioration s'était parfaitement soutenue.

Malgré l'avis des médecins, le malade ne revint pas aux Pyrénées; la saison suivante et l'hiver, à la suite d'une bronchite aiguë, l'affection laryngo-pulmonaire reprit toute son intensité, et après des progrès rapides, le malade succomba au printemps.

On peut, pour ainsi dire, affirmer que, si le malade avait suivi les conseils des médecins, l'affection tuberculeuse serait restée stationnaire et n'aurait pas repris une marche croissante. (Cazalas, eau de Labassère, obs. 10, extraite des notes du docteur Subervie).

18. Phthisie pulmonaire au troisième degré. Emploi de l'eau de Labassère; disparition de presque tous les phénomènes morbides.

Une dame, âgée de vingt-cinq ans, mère de deux enfants, d'un tempérament lymphatique nerveux, ayant perdu une de ses sœurs d'une maladie de poitrine, était arrivée à un état voisin du marasme et était condamnée comme phthisique. Cessation des règles depuis huit à dix mois, suivie de plusieurs hémoptysies; voix très-altérée, signes stéthoscopiques non équivoques. La malade est envoyée aux eaux. Un demi-verre d'eau de Labassère par jour, à prendre en trois fois, dans l'intervalle des heures du repas; elle arrive graduellement jusqu'à un verre et demi. Au bout de trois mois, quoique non guérie, la malade pouvait vaquer à ses occupations. (Cazalas, eau de Labassère, obs. 11.)

19. Tuberculisation pulmonaire, avec ramollissement et excavation. Emploi des eaux de Cauterets et Labassère; diminution très-notable des phénomènes morbides.

Un médecin rapporte l'observation suivante, faite sur lui-même :

Catarrhe chronique des bronches depuis longues années; première hémoptysie à l'âge de quarante-quatre ans; à l'âge de quarante-six ans, crachements de sang pour la seconde fois, plus opiniâtres. En 1848, il est atteint de la grippe, qui renouvelle ces symptômes d'une manière très-alarmante; toux, dyspnée;

cet état dure quarante jours; repos absolu; il se met à l'usage du lait d'ânesse; faiblesse extrême. Il se rend à Cauterets; il ne peut supporter les eaux que pendant quinze jours. Il rentre dans sa famille; les eaux ont produit une légère amélioration; néanmoins le crachement de sang reparaît tous les mois. Depuis le mois de février jusqu'à la fin de mars, il buvait, tous les matins, un grand verre de lait d'ânesse; il ne peut le supporter; il le remplace par un verre d'eau de Labassère, coupée avec du lait; après dix bouteilles, il se trouve beaucoup mieux; il continue jusqu'à vingt bouteilles; ses forces reviennent, il reprend son embonpoint, et peut vaquer à ses travaux. M. Cazalas a pu s'assurer lui-même sur son confrère de l'existence de tubercules ramollis dans les deux poumons. On peut donc dire que, si l'eau sulfureuse ne guérit pas la tuberculisation, elle guérit, dans quelques cas, l'expectoration purulente, le dépérissement et la fièvre. Les malades même voués à la mort peuvent, par son usage, être soulagés, car elle aide surtout à débarrasser les bronches des matières qui causent une dyspnée si pénible. (Cazalas, eau de Labassère, obs. 12.)

20. Phthisie pulmonaire au troisième degré, dyspnée extrême, expectoration très-difficile. Emploi de l'eau de Labassère; soulagement marqué. Mort.

Un jeune homme de Bagnères, âgé de dix-sept ans, d'un tempérament lymphatique, pâle, amaigri, était né de parents phthisiques. Il présentait, à l'auscultation, les signes d'une phthisie au troisième degré, tels que souffles caverneux, crachats épais, visqueux, difficiles à arracher, expiration très-gênée. Cinq verres d'eau de Labassère suffirent pour le soulager; il cessa plusieurs fois l'usage de cette eau, et toutes les fois les voies respiratoires s'embarrassèrent; pour se soulager, il était obligé d'y revenir. Le malade succomba, mais son agonie fut sans souffrance; l'eau sulfureuse, qui avait été prise jusqu'au dernier moment, rendait très-facile l'expulsion des matières. (Cazalas, eau de Labassère, obs. 13.)

21. Engorgement chronique de la partie supérieure du poumon gauche, menstruation irrégulière, leucorrhée, antécédents graves. Traitement rationnel; amélioration; eaux à petites doses. Guérison confirmée. (Bouland, eau d'Enghien, obs. 18.)

22. Phthisie tuberculeuse présumée, engorgement chronique du tiers supérieur des deux poumons, points emphysémateux, antécédents fâcheux, signes rationnels et physiques graves. Eau d'Enghien à petites doses; disparition des symptômes de l'engorgement et de l'emphysème; persistance de la rudesse, de la sécheresse et du prolongement du bruit respiratoire; santé depuis lors bonne. (Bouland, eau d'Enghien, obs. 20.)

23. Dans son rapport de 1835, M. Daralde cite 33 observations de phthisie au

premier et au deuxième degré, améliorées, avec disparition de la toux et des symptômes fâcheux, par l'emploi des Eaux-Bonnes, et 17 cas qui démontrent que dans la phthisie au troisième degré, ces eaux aggravent les symptômes et hâtent la terminaison funeste. (Eaux-Bonnes, Daraldes.)

24. Je dois à l'obligeance de M. Gueneau et de M. Horteloup, la connaissance de quelques faits de phthisies pulmonaires bien constatées, à marche lente, limitées, sans fièvre hectique, guéries ou restant stationnaires et ne donnant lieu à aucun accident, après une ou deux saisons aux Eaux-Bonnes ou à Cauterets.

MM. Louis, Andral, Chomel, ont dans leur pratique des faits semblables; mais les faits heureux se comptent; les insuccès et les aggravations sont nombreux; cela est vrai, mais a-t-on un moyen plus efficace dans cette cruelle maladie? je ne le pense pas, et cela seul suffit à donner quelque importance aux eaux hépatiques dans le traitement de cette affection.

25. Les eaux de Challes sont administrées avec succès par le Dr Gilibert, de Lyon, dans la tuberculisation pulmonaire. Il se propose de publier ces cas intéressants. (Eaux de Challes, Domenjet.)

26. Une malade atteinte de tubercules pulmonaires, à marche lente, qui avaient amené une fausse chlorose, prit les eaux de Challes et obtint un succès inespéré; reprit des couleurs, de l'appétit, de la force. La cause persistant, l'état anémique s'est reproduit; mais le même remède a toujours un excellent résultat, et la maladie qui doit tôt ou tard faire explosion est ainsi tenue en échec. (Eaux de Challes, Dr Carret.)

27. Un gentilhomme dont le frère était mort d'un ulcère aux poumons cracha le pus vers l'âge de quarante ans; il avait aussi craché quelquefois du sang. Il avait la fièvre, et son appétit était presque éteint; des sueurs nocturnes, la diarrhée et la purulence des crachats paraissaient déjà. Les accidents allaient empirant chaque jour; les Eaux-Bonnes réveillèrent les forces et l'appétit, dégagèrent la poitrine et tarirent, dans l'espace de soixante jours, la source des crachats, que leur usage avait d'abord rendus plus abondants. (Eaux-Bonnes, Bordeu.)

28. Hémoptysies renouvelées plusieurs fois chez une demoiselle de vingt-sept ans. Elle reparut dans l'hiver de 1816, à la suite d'un rhume qui traîna en longueur et ne céda point au changement de saison. Arrivée à la Preste, elle avait de la fièvre, la peau sèche, une chaleur mordicante, une maigreur extrême, une toux sèche, fréquente, revenant tous les soirs par quintes opiniâtres, avec douleur entre les épaules; un sentiment d'ardeur dans la poitrine, perte d'appétit et tristesse. Boisson à la dose d'un demi-verre coupé; tisane pectorale et julep calmant le soir. Le vingt-huitième jour, toux moins fréquente; crachats jaunâ-

tres ; sommeil ; bains à 38°. Vers le trente-cinquième jour, une forte quinte de toux décida l'expectoration d'une matière grisâtre très-épaisse. Après quarante-cinq jours, elle partit dans l'état le plus satisfaisant. Elle y revint les deux années suivantes, la guérison fut complète. (Eaux de la Preste, Anglada, obs. 62.)

Cachexie paludéenne, — syphilitique mercurielle, — goutteuse.

29. A la suite d'une fièvre intermittente, il était resté à un homme de l'art des empâtements de la rate et du mésentère qui se réveillèrent après deux ans de persistance, causèrent de pénibles anxiétés et semblaient menacer de cachexie. Il fit usage des eaux de la Preste, en 1814, et leur dut bientôt le rétablissement de sa santé. (Id., obs. 71.)

30. Un soldat avait eu de nombreux accès de fièvre intermittente longtemps rebelles à l'action du sulfate de quinine, aux doses de 7 à 8 décigrammes et 1 gramme même. Après un séjour de dix-huit mois dans plusieurs hôpitaux de France et d'Algérie, il fut envoyé à Barèges.

Il offrait une constitution détériorée à un degré extrême, une maigreur considérable des membres, contrastant avec l'ampleur de l'abdomen développé par une quantité notable de sérosité. Peau rugueuse, sèche ; teinte jaune-paille subictérique de tout le corps.

Foie et rate augmentés de volume ; peu d'appétit, les digestions laborieuses s'accompagnent souvent de selles diarrhéiques.

Il prit des bains de piscine qui amenèrent une diaphorèse d'une abondance excessive. Après deux mois, toutes les fonctions s'accomplissaient avec régularité. (Eaux de Barèges, M. Carrère, obs. 6.)

31. Une femme d'un banquier de Paris a été guérie par l'eau de la Pêcherie, d'une fièvre quarte qui durait depuis deux années. (Enghien, P. Boulaud, p. 81.)

32. Cachexie avancée ; infiltration des extrémités. Teint jaunâtre, yeux excavés ; perte d'appétit et dévoiement continuel, chez un paysan de trente-deux ans, atteint depuis cinq ans de fièvres paludéennes, coupées plusieurs fois avec le quinquina, mais récidivées. Les bains et la boisson du Couloubret réveillent les fonctions digestives, mais, au bout de dix jours, rappellent un accès de fièvre. L'adjonction du quinquina au traitement thermal en fit justice, et au bout de deux mois, ce malade paraissait revenu à la vie ; il avait encore de temps à autre du dévoiement ; son ventre était singulièrement diminué. Il partit dans un état très-satisfaisant et n'est pas revenu. (Eaux d'Ax, G. Astrié, 183 .)

33. On traite aux Eaux de Cambo beaucoup de fièvres intermittentes anciennes à différents types. Après quelques jours de l'usage des eaux, les accès reparaissent ordinairement pour disparaître bientôt, soit par l'usage du liquide minéral, soit par une faible dose de sulfate de quinine. (Eaux de Cambo, Délissalde. Rapp. de Patissier, p. 54.)

34. Un malade dut revenir jusqu'à sept fois au sulfate de quinine pour couper une fièvre rebelle; il fatigua tellement l'estomac que l'on craignit une gastrite. L'eau de Challes fut tolérée, l'accès fut atténué, et après peu de jours, le malade fut délivré pour toujours de la fièvre, et sa convalescence fut franche et assez prompte.

C'est surtout quand la fièvre paludéenne est compliquée d'engorgements des viscères abdominaux que les eaux sont utiles. (Eaux de Challes, Domenjet.)

35. Cachexie paludéenne.— C..., roulier, fut atteint à vingt-deux ans d'une fièvre maligne, un peu plus tard, de coliques bilieuses; accablé par ces maladies, fatigué par son état pénible, il prit des accès de fièvre. Tous les fébrifuges échouent, sa constitution est délabrée; fièvre quarte, accès longs et terribles. Le malade prit les eaux de Cauvalat en bains et en boisson; les accès sont arrêtés; imprudence du malade; rechute; petite dose de quinine, continuation des bains; rétablissement du malade. (Eaux de Cauvalat, Verdier, obs. 41.)

36. *Syphilis*, vérole incomplétement traitée. Usage des bains d'Arles chez un jeune homme qui, au milieu du traitement, éprouva tout à coup une vive douleur vers la région frontale; c'était le résultat d'une exostose rapidement survenue. L'usage des eaux fut suspendu, et l'on n'eut qu'à s'occuper de l'affection qui venait de manifester ses effets. (Eaux d'Arles, Anglada, obs. 55.)

37. Vieille syphilis chez un homme de quarante ans; jambes couvertes d'ulcères hideux et infects; traitements infructueux. Pâleur, amaigrissement, débilité; voix rauque, faible.

Traitement par le proto-iodure mercuriel, associé aux bains à 36°, à quelques douches, à la boisson minérale à dose purgative tous les jours. Au bout de deux mois, ulcères presque tous cicatrisés; il ne restait que deux points en voie de cicatrisation. (Eaux d'Uriage, V. Gerdy, second mémoire.)

38. Vastes ulcères syphilitiques sur tout le corps, chez un manœuvre de quarante et un ans, dont l'origine remontait à des ulcérations primitives mal traitées. A l'âge de dix-sept ans, cet homme ne pouvait plus marcher, et présentait un état déplorable; aux jambes et au tronc, les ulcérations étaient, en certains endroits, plus larges que la main. Un traitement thermal de trois semaines seulement, et puis le proto-iodure de mercure continué pendant quatre mois, le guérirent. A la saison suivante, il n'avait plus que des cicatrices épaisses, rouges,

sensibles, principalement sur le flanc droit, où l'on aurait pu croire à une kéloïde. Un traitement thermal de 15 bains, à 36°, et 15 douches, à 45, fit disparaître en grande partie l'exubérance et la sensibilité des cicatrices. A la troisième saison, il ne restait qu'une cicatrice saillante et douloureuse; elle fut aussi heureusement modifiée. (Eaux d'Uriage, V. Gerdy, obs. 67.)

39. Syphilis tertiaire chez une dame de quarante-deux ans.—Douleurs de gorge, au front, à la jambe droite; ulcérations sur les membres. Elle prit plusieurs mois des pilules, des sirops sans succès; sa santé s'altéra; elle fut réduite à garder le lit pendant près d'un an; elle salivait presque continuellement. Apportée à Luchon dans cet état, elle offrait des tumeurs gommeuses sur le front, aux membres, des ulcères phagédéniques aux membres, au voile, aux amygdales. Traitement thermal; les forces, l'appétit reviennent un peu; les ulcères ont meilleur aspect; accidents de surexcitation au 8e bain. Reprise du traitement après cinq jours de repos et d'emploi de bains émollients et d'une saignée. De loin en loin, lorsque la surexcitation minérale est trop vive, des bains émollients la calment. Bon aspect des ulcères, amélioration de l'état général, mais progrès lents; adjonction d'un traitement mercuriel. Départ après trois mois de traitement et 80 bains; n'ayant plus qu'un petit ulcère à la jambe, qui se ferma deux mois après. Depuis, elle n'a rien éprouvé. (Eaux de Luchon, Fontan, *Bulletin de l'Académie*, juin 1845.)

40. Ulcère serpigineux de la face, sur une dame de soixante ans, consécutif à des tubercules ulcérés; emploi inutile de remèdes internes et de topiques de toute sorte. Traitement thermal: après huit jours, meilleur aspect; adjonction d'un traitement mercuriel pendant deux mois; cautérisation avec le nitrate acide de mercure; émollients de temps à autre pour calmer l'irritation. Guérison. Après plusieurs années, la cicatrice n'avait pas bougé, elle était plate, régulière, et la malade peu défigurée. (Eaux de Luchon, Fontan, id.)

41. Plaques squammeuses du cuir chevelu; tumeurs syphilitiques, la plupart ulcérées, de la langue; salivation, faiblesse générale; dégoût des aliments. Trace de cicatrice ancienne de chancre entre le gland et le prépuce; traitement thermal; amélioration. Après vingt jours, cuisson au niveau des chancres primitifs, qui deux jours après suppuraient; adjonction des mercuriaux; amélioration rapide, pas de salivation. Après deux mois, le malade prit 0,30c de muriate d'or et de soude, en commençant par 3 milligrammes et finissant par 5 milligrammes. Guérison complète, forte constitution, il a été revu deux ans après. (Eaux de Luchon, Fontan, id.)

42. *Cachexie mercurielle;* abus des frictions mercurielles pour le traitement d'une maladie syphilitique, chez la femme d'un officier d'artillerie. État de lan-

gueur; peau sèche, détérioration graduelle des forces et mouvement fébrile. Quelques moyens avaient été inutilement tentés lorsqu'elle arriva à Molitg, en 1808. Les bains ne tardèrent pas à provoquer l'éruption d'un grand nombre de petits boutons qui excitaient une vive démangeaison, et d'où l'on voyait s'échapper, en les grattant, des globules de mercure visibles à l'œil nu. Cette dépuration persista une quinzaine de jours, après quoi la malade reprit son appétit, ses forces et une santé florissante. (Eaux de Molitg, Anglada, obs. 54.)

43. Stomatite chronique avec salivation abondante, boursouflement et induration des gencives, avec sécrétions fétides. Gastrite chronique chez une demoiselle de dix-sept ans, qui avait été traitée par de trop fortes doses de calomel. Emploi des eaux de Challes à la dose d'un demi-verre, trois fois le jour, puis d'un litre. Après un mois, guérison parfaite de la stomatite et de la gastrite. (Eaux de Challes, Dr Veyrat.)

44. *Goutte.* Un ecclésiastique devint sujet à des attaques de goutte fort irgulières et accompagnées de douleurs néphrétiques avec des pesanteurs au fondement : difficulté d'uriner; ses urines étaient tantôt claires, tantôt boueuses, tantôt sanguinolentes. Il prit les Eaux-Bonnes en boisson; sa mixton devint naturelle, sa santé redevint florissante. (Borden, 40e obs., Eaux-Bonnes.)

45. Coliques néphrétiques et migraine chez un homme d'Alby, âgé de trente-deux ans, dont un frère, âgé de quarante-ans, a des attaques de goutte. Il est malade depuis trois ans; ses urines sont briquetées, et des hémorrhoïdes fluentes, qu'il avait eu pendant quatre années, se sont supprimées. C'est de cette époque qu'il a commencé à souffrir des reins. On lui prescrit les bains et boisson du n° 4, au Teich, des douches périnéales, de l'exercice. Amélioration graduelle; congestion ano-rectale sans flux; épistaxis, puis flux léger par l'anus. Il part, après cinquante jours, dans l'état le plus satisfaisant. (G. Astrié, eaux d'Ax.)

46. Des observations de M. Fabas, il résulte que les eaux de Saint-Sauveur conviennent aux affections graveleuses, aux gastro-entéralgies. (Fabas, Saint-Sauveur.)

47. Colique néphrétique. Deux hommes, dont les urines étaient parfois épaissés et blanchâtres, guérirent de leur colique par l'usage de l'eau de la Raillère en boisson et en bains. Expectoration de petits tubercules terreux et calcaires emmenée par la boisson de Pose chez un malade sujet à une toux sans expectoration. (Camus, 1817, p. 125, Cauterets.)

(Voir le tableau comparé des maladies.)

6° PHLEGMASIES CHRONIQUES ET HYPERÉMIES CHRONIQUES.

Je réunis dans un même article ces deux espèces morbides, parce que c'est à elles que doit être rapporté tout ce que les auteurs ont décrit sous le nom d'*obstructions*, d'*empâtements*, d'*engorgements des viscères*. Il est difficile de retrouver toujours dans leurs observations des distinctions qu'il eût été fort utile de connaître. Il importe cependant de savoir à quoi s'en tenir sur cette matière.

1° Les phlegmasies, caractérisées surtout par la lésion inflammatoire d'un organe ou d'un tissu dans lesquelles les symptômes dominants ont pour siége l'organe lésé, surviennent sous l'influence d'une diathèse spéciale, phlegmasipare, à hypersthénie sanguine et nerveuse, avec augmentation de la fibrine du sang qui s'élève toujours à 3 et jusqu'à 10 millièmes, à marche aiguë, à produits fibrinoïdes et purophlegmoneux ; ces phlegmasies, quel que soit l'organe affecté, doivent fuir les eaux sulfureuses. Les émissions sanguines et les hyposthénisants leur conviennent seuls.

Mais que l'on suppose le travail inflammatoire terminé, l'état phlegmasique général abattu, il reste parfois dans les tissus des produits, des reliquats, des désordres fonctionnels contre lesquels le traitement antiphlogistique reste souvent impuissant. Une infiltration fibrinoïde, un foyer purulent, ont été produits dans un organe ; la longueur de la maladie, son étendue, un traitement hyposthénisant trop énergique ou mal supporté, ont affaibli l'activité fonctionnelle de l'organe lésé ; il lui faudrait cependant un surcroît d'énergie et de vitalité pour résoudre, résorber les produits plastiques ou les transformer en pus, et éliminer celui-ci par la distension atrophique et l'ulcération du foyer. Il semblerait que l'excitation sulfurée minérale fût ici indiquée; eh bien non. Il vaut mieux dans ces cas recourir aux stimulants, aux irritants locaux, aux toniques purs, qu'aux excitants généraux de cette nature ; ou s'expose à voir, sous leur influence, se raviver la diathèse inflammatoire assoupie, et à amener sur l'organe déjà malade ou sur un autre point quelque lésion phlegmasique nouvelle. C'est un des points les plus délicats de la pratique hydro-thermale. Les eaux sulfureuses les plus faibles dépassent elles-mêmes souvent le but de la stimulation graduée, et provoquent des désordres graves. Ce n'est qu'en dernier ressort et alors que toute apparence de phlogose paraît depuis longtemps éteinte qu'on peut y recourir avec beaucoup de réserve et en ayant toujours la main sur le pouls, et la lancette à la main. Ce sont ces maladies qui, avec la classe des névroses sthéniques, remplissent le catalogue des accidents et des dangers des eaux hépatiques.

Nous sommes tout à fait de l'avis de M. Carrère, lorsqu'il dit que, dans des cas pareils, les bains de Barèges auront une application d'autant plus heureuse que le mal sera de date plus reculée, et l'organe souffrant physiologiquement moins irritable; aussi les phlegmasies chroniques des os et du tissu fibreux sont-elles mieux traitées que toute autre aux sulfureuses fortes. Avec les eaux tempérées d'une sulfuréité faible et barégineuses de Saint-Sauveur, la Preste, des Eaux-Chaudes; avec les quelques sources sulfureuses dégénérées d'Ax, de Cauterets, d'Arles, etc., avec l'irritation révulsive cutanée des bains de Louesche associés à leur arsenal de ventouses et de saignées, on peut espérer provoquer la résolution ou l'éjection des produits phlegmasiques chroniques, sans trop de risques; et leur indication sera d'autant plus complète que les sujets seront plus mous, plus lymphatiques, ou enclins à quelque autre disposition cachectique, scrofuleuse ou dartreuse. Les phlegmasies chroniques qui affectent les poumons, les reins, le foie, ne doivent recourir qu'à des eaux faibles. Si l'on a affaire, au contraire, à des sujets irritables, nerveux, sanguins, il vaut mieux ne pas songer aux eaux sulfurées, et leur préférer toujours les eaux salines, douces de Bigorre, de Bains, de Néris, Balaruc, de Bourbonne, de Plombières, etc. On agira de même dans les phlegmasies chroniques des centres nerveux. On cite à nos eaux des cas remarquables de vomiques rompues, d'abcès pharyngés et laryngiens vidés, des obstructions phlegmasiques du foie guéries, des paralysies par myélite ou ramollissement améliorées. J'en rapporterai quelques-uns pour mémoire ; mais, à côté de ces succès, le martyrologe est si étendu, qu'on ne saurait, je le répète, y recourir avec trop de circonspection.

2° Les hyperémies chroniques, peu connues et mal étudiées encore, s'observent fréquemment à la clinique hydro-thermale. Leur rôle dans la production de certains phénomènes et de certaines lésions morbides est des plus importants à connaître ; je vais essayer de l'indiquer : Stahl regardait la congestion sanguine comme la principale cause des maladies aiguës et chroniques. M. Andral définit la congestion sanguine ou hyperémie une accumulation insolite de sang dans les réseaux capillaires. Il y a, pour lui, une hyperémie *cadavérique*, produite par l'effet de la pesanteur sur les liquides de l'organisme privé de vie ; une hyperémie *physiologique*, accidentelle, passagère, parfois périodique ; une hyperémie *pathologique*, qui peut être active, sthénique, aiguë, ou bien passive, asthénique, chronique.

Il ne peut être question ici que des hyperémies asthéniques. Ces congestions sanguines chroniques sont essentiellement liées à deux ordres de faits : 1° à un état de pléthore humorale ; 2° à un affaiblissement de l'innervation viscérale, à laquelle se rattache la diminution de tonicité des vaisseaux capillaires, signalée par M. Andral. On les observe chez les sujets cachectiques, anémiques, chloro-anémiques ; chez les individus débilités, énervés, épuisés par les excès ou les maladies. C'est dans les organes les plus vasculaires, dans ceux surtout où afflue le plus souvent le sang, où des efforts physiologiques et morbides l'y appellent plus fréquemment, que s'établissent ces congestions : la rate, le foie, l'utérus, les poumons, les reins, la vessie, le rectum, le cerveau, la moelle épinière, peuvent être le siége d'hyperémies chroniques. Les varices des membres, les varicocèles, les hémorrhoïdes, sont des formes fréquentes de congestions chroniques veineuses, liées à la pléthore humorale. La fluxion physiologique menstruelle et la déclivité de l'utérus, la position déclive des membres inférieurs, du rectum, du foie, favorisent le développement hyperémique de ces organes.

Les expériences de M. Bernard sur le système nerveux démontrent d'une manière directe l'influence considérable, immédiate, de l'innervation ganglionnaire sur les circulations capillaires, sur cette partie du cercle circulatoire intermédiaire aux artères et aux veines, où se passent les phénomènes de sécrétion et de nutrition interstitielle. Si la contractilité propre aux vaisseaux capillaires diminue, on comprend très-bien que des congestions répétées d'un organe amènent, avec un afflux plus considérable de liquides, une sorte de stase, d'engouement momentané de ces vaisseaux, dont la tonicité ne suffit plus à les faire passer promptement dans le système veineux. De là la production de ces états connus sous le nom d'*engorgements simples*.

Les troubles généraux et locaux varient et selon l'espèce de pléthore cachectique à laquelle paraît lié l'engorgement, et selon l'organe qui en est le siége. D'une manière générale, on les rencontre ordinairement chez des sujets présentant des troubles des fonctions digestives (dyspepsies, constipation, appétits bizarres), de l'amaigrissement, une vive impressionnabilité aux variations météorologiques; affaiblis, languissants, sans désirs vénériens, jetés par la moindre émotion dans un éréthisme, une inquiétude extrême, etc. Une tension, un sentiment de pesanteur, parfois des élancements, s'observent du côté de l'organe hyperémié : son poids et son volume augmentés, comme le montrent la palpation et la mensuration plessimétrique; l'absence de douleurs à la pression, de bosselures, de dureté et de fièvre, indiquent assez la congestion chronique. L'hyperémie ne s'établit pas tout d'uu coup dans un tissu; c'est peu à peu et par congestions répétées, qu'elle modifie les caractères et les fonctions de l'organe. Restée stationnaire pendant un temps variable, elle se développe souvent très-vite sous l'influence de nouvelles causes.

a. Les *hyperémies chroniques du foie et de la rate* sont le plus souvent liées à la cachexie paludéenne ; mais on les observe assez souvent en dehors de cette influence, surtout chez des sujets qui ont longtemps habité les pays très-chauds.

Dès que l'innervation viscérale et les fonctions digestives et pulmonaires languissent, l'hyperémie du foie survient très-souvent ; elle s'observe surtout chez les hommes de cabinet, d'une grande activité cérébrale, qui dépensent, au détriment des fonctions digestives, une somme trop considérable d'innervation, et chez lesquels le défaut d'exercice et d'hématose complète, amène une pléthore veineuse, et surcharge le foie de matériaux carbonnés et graisseux. La peau revêt dans ces cas une teinte bilieuse, plus particulièrement autour des yeux et sur la lèvre supérieure ; les individus sont blêmes, et jaunissent, comme on dit vulgairement. Il y a souvent, dans ces cas, une espèce de dyspepsie saburrale, remplacée parfois par un état d'éréthisme gastrique avec besoins irréguliers d'alimentation ; digestions lentes, pénibles ; rapports nidoreux, flatuosités ; le lait est ordinairement mal supporté. Les hémorrhoïdes, les varices, sont une suite assez fréquente des engorgements du foie.

Si l'on se reporte à la manière dont nous avons envisagé l'hypochondrie, l'on comprendra que l'hyperémie hépatique, l'hyperémie hémorrhoïdale, ne sont, dans cette cachexie chloro-anémique, qu'une altération, qu'une lésion symptomatique ; aussi est-ce au trouble général et profond de l'innervation viscérale, foyer commun des passions affectives, des phénomènes instinctifs et des spasmes, que l'on doit rattacher cette impressionnabilité vive, ces anxiétés spasmodiques, qui portent ces individus à exagérer leurs souffrances, et non à l'hyperémie hépatique.

Les engorgements du foie sont plus communs qu'on ne le croit généralement. J'ai indiqué cette relation fonctionnelle avec le poumon, qui les rend solidaires et pour la formation du sucre dans le foie sous l'impression d'une action nerveuse réflexe venant du poumon, et pour l'élimination des matières hydro-carbonées qui se fait au poumon sous forme d'eau et d'acide carbonique, et au foie sous forme d'acides cholique et choléique. Que par un mauvais régime hygiénique ou par maladie le poumon fonctionne peu ou mal, on est exposé aux engorgements gras du foie.

Les eaux sulfureuses faibles et moyennes provoque souvent dans ces cas des évacuations bilieuses ou urinaires, ou des flux hémorrhoïdaux, avec lesquels l'affection hépatique ou splénique s'améliore ou disparaît; l'appétit revient, les vomissements, la constipation, l'ictère, les douleurs, s'en vont; mais une longue persévérance dans le régime est nécessaire pour maintenir et consolider la guérison.

b. Les *hyperémies chroniques du poumon* et du système vasculaire cardiaco-pulmonaire s'observent dans les mêmes circonstances, dyspnée et palpitations s'enchaînent. M. Beau a fort bien indiqué, dans la chloro-anémie, la pléthore séreuse et la distension passive du cœur. C'est aux changements des qualités physiques du sang et au défaut de tonicité générale que se rattachent les troubles circulatoires des chloro-anémiques.

Les asthmes essentiels me paraissent devoir être rapportés très-souvent à des hyperémies de cette nature, et si l'on y joint les dyspnées, les suffocations hypersthéniques et à congestion aiguë active de l'hystérie, il restera, je crois, bien peu de place pour cette affection dite essentielle, et qui n'est qu'une manifestation symptomatique se rattachant à des troubles divers de la circulation et de l'innervation générales.

Les hémoptysies se montrent assez souvent à la suite de la suppression de flux hémorrhoïdal ou menstruel, et les eaux sulfureuses faibles et moyennes peuvent les traiter avec succès; elles peuvent aussi prévenir le retour d'hémoptysies périodiques liées à des mouvements congestifs.

c. L'*hyperémie chronique de l'utérus* joue un grand rôle dans la pathologie de la femme. La dysménorrhée, la leucorrhée utérine se lient très-souvent à une hyperémie physiologique trop considérable. Les causes d'action externe, la position déclive et les crises cataméniales incomplètes, et surtout les couches abortives, et les relevailles trop peu ménagées, favorisent singulièrement son développement et rendent compte de sa fréquence. Les déplacements et les abaissements utérins, dont les modes actuelles, les corsets à taille basse et serrée, favorisent beaucoup la production, sont la conséquence habituelle de l'augmentation du poids et du volume de l'organe hyperémié. L'antéversion utérine, qui est l'état normal du fœtus à sa naissance, est aussi le déplacement de totalité le plus fréquent.

J'ai démontré dans le mémoire sur les inflammations spécifiques du col utérin, cité plus haut, combien les diathèses scrofuleuses et dartreuses accompagnaient fréquemment l'engorgement utérin; les ulcérations granuleuses, les éruptions eczémateuses, érythémateuses, acnoïdes et un catarrhe, sont presque toujours liés à cet engorgement. La chloro-anémie aménorrhéique se lie assez souvent aussi à cet état.

L'on sait combien celui-ci est rebelle, et récidive facilement quand on n'emploie que le repos prolongé et les saignées dérivatives. Les cautérisations au crayon d'argent, utiles contre l'érosion granulée catarrhale, influent peu sur le volume du col; l'emploi du fer rouge réussit très-souvent, surtout dans les engagements mous et fongueux, mais il faut y revenir à plusieurs reprises d'ordinaire, et bien qu'il ne soit pas douloureux, ce moyen effraie, ne guérit pas toujours, et ne remédie qu'à un accident, lié à un état plus général, qui pourra reproduire les mêmes phénomènes là où ailleurs. Si une médication générale et locale rationnelle, n'a pas suffi à faire disparaître la lésion utérine, ou n'y arrive que trop lentement, l'association du fer rouge est indiquée. Mais le plus souvent les simples cautérisations au nitrate d'argent pour cicatriser les ulcérations, et puis l'application du traitement minéro-thermal direct et général, suffisent pour guérir, par les eaux, de graves engorgements.

Les douches sulfureuses sont ordinairement données à 33° contre les engorgements utérins. Il y a dans beaucoup de cas avantage à les administrer froides, générales en pluie ou en nappe, pendant une à trois minutes, et locales, en même temps. On favorise la réaction par l'exercice modéré. M. Bouland s'est bien trouvé de ce mode tonique, qui convient surtout dans certains engorgements simples avec ou sans déplacement de l'utérus. Il faut laisser tomber les phénomènes d'acuité, avant d'employer dans les affections utérines le traitement thermal. Celui-ci peut prévenir cette disposition fâcheuse aux avortements habituels, auxquels sont sujettes quelques femmes d'une complexion délicate. L'on traite avec succès, à Saint-Sauveur, beaucoup d'affections utérines. Les leucorrhées résistent rarement, dit M. Fabas, à l'emploi des douches et à l'injection des eaux. A Cauterets, les eaux du Pétit-Saint-Sauveur sont utiles dans certaines irritations de l'utérus, et dans les engorgements du col accompagnés de sensibilité. Après que celle-ci a disparu, on fait passer les malades à la Raillère, pour hâter la résolution et compléter le traitement. Les Eaux-Chaudes, Luchon, Ax, La Preste, Vernet, Molitg, Enghien, etc., conviennent aux affections utérines, avec engorgements et leucorrhée. Le mode balnéaire a ici une grande importance, et M. Fleury a pu avec des douches froides simples traiter avec succès certains engorgements utérins.

d. Les *congestions chroniques des reins* produisent souvent ces états hypertrophiques avec arborisations corticales, surface mamelonnée, marbrures, coloration blanchâtre, avec ou sans infiltration de lymphe plastique, que l'on rattache presque toujours aujourd'hui à la maladie de Bright. Parmi les cas assez nombreux que j'ai pu en observer dans les hôpitaux de Paris, j'en ai conservé et dessiné deux qui m'ont frappé plus spécialement ; ils appartenaient à des sujets manifestement scrofuleux, et présentaient, disséminés à la surface de la coque rénale, et vers le voisinage du bassinet, de petits dépôts grisâtres séro-purulents ; les malades avaient succombé avec tous les signes de l'albuminurie. Il est un fait certain, c'est que l'albuminurie ne saurait caractériser une lésion spéciale des reins, car on le voit se produire à la suite de congestions de ces organes, à la suite des fièvres éruptives, de la scarlatine, de l'application des vésicatoires cantharidés, etc. Il y a là une de ces questions de diagnostic diathésique beaucoup trop négligées aujourd'hui, et où l'on pourrait puiser les indications d'un traitement vraiment utile; la mort n'en serait pas si souvent, j'ose le croire, la terminaison habituelle.

Les eaux sulfurées faibles et alcalines, conviennent le mieux à ces maladies de l'appareil rénal. Les eaux de La Preste, de Saint-Sauveur, des Eaux-Chaudes, d'Ax, de Vinça, etc., sont surtout avantageuses dans ces cas. Du reste les sources désulfurées ou dégénérées, peuvent encore être ici fort utiles.

e. Les *hypérémies congestives chroniques des centres nerveux* surviennent absolument dans les mêmes conditions générales que les précédentes.

On voit parfois la suppression d'un flux hémorrhoïdal, d'un flux dartreux, être suivie de troubles généraux de l'innervation, névralgiformes, paraplégiques ou hémiplégiques, qui cèdent dès la réapparition des flux supprimés. La classe des paralysies rhumatismales et saturnines me paraît devoir être rapporté à des effets de cet ordre dont l'énervation propre à ces maladies favorise le développement rapide. La congestion de la moelle aurait, d'après Ollivier (d'Angers), les caractères symptomatiques suivants : engourdissement plus ou moins douloureux avec affaiblissement du mouvement, s'étendant successivement des membres inférieurs aux supérieurs et au tronc; paralysie incomplète, disparaissant et se reproduisant alternativement à des intervalles plus ou moins rapprochés, douleurs dorsales, tremblements et mouvements convulsifs. Que l'on joigne à ce tableau, des fourmillements, des élancements qui se font sentir de loin en loin tout d'abord dans les membres, des lassitudes spontanées, une faiblesse des jambes, qui vacillent au sortir du lit, une démarche par moments pénible et traînante; de l'agitation, des rêves pénibles et des pollutions fréquentes, pour peu que le malade reste couché sur le dos, dans un lit mou et chaud; des coliques très-vives survenant sans cause appréciable, et l'on aura une idée générale des phénomènes qui accompagnent le début du travail congestionnel. Puis des fausses attaques de paralysies, des éblouissements, une syncope se montrent parfois ; ces accidents surviennent souvent au réveil, après une fatigue, une contrariété ; l'excrétion urinaire ne peut plus se faire, les membres inférieurs ne peuvent plus soutenir le corps ou ne sentent plus le sol... ; ou bien c'est la main qui ne peut plus écrire ni serrer un objet, et parfois la langue en même temps bégaie, se dévie, etc. ; la paralysie s'établit.

Dans quelques cas, il n'y a que faiblesse des mouvements avec anesthésie complète, limitée aux membres inférieurs ou à un côté ; mais le plus souvent, après des alternatives de bien, de mal, d'état stationnaire, la paralysie porte à la fois sur le mouvement et la sensibilité, et est à peu près constamment incomplète ; il y a par moment des retours d'innervation qui donnent espoir au malade, puis le mal progresse encore.

Les individus débilités par des fatigues excessives, par les excès vénériens, surtout le coït dans la station debout, les rhumatisants, les cachectiques, offrent seuls ces congestions chroniques de la moelle, si souvent traitées pour des myélites.

Je ne puis, dans un ouvrage de cette nature, étudier dans leur ensemble les congestions chroniques de la moelle et de l'encéphale, montrer en quoi elles s'éloignent ou se rapprochent de ces cas, récemment décrits par M. Valleix dans le *Bulletin de thérapeutique*, sous le nom de *Névralgie générale*, et qu'il a guéris par la cautérisation transcurrente le long du rachis et sur les trajets des nerfs douloureux ; comment les folies hypochondriaques, et diverses formes de délire chronique peuvent se rattacher aux congestions chroniques de l'encéphale ; il me suffira de signaler ces divers points, qui pourraient peut-être fournir plus tard des données nouvelles pour l'application du traitement hydro-thermal.

En parcourant la série d'observations publiées aux diverses eaux minérales, et surtout le compte rendu des paralysies, des affections paralytodées, des impotences traitées aux eaux de Balaruc par le Dr Rousset, dont les observations, en 1839, s'étendaient à 662 paralysies, on arrive facilement aux conclusions suivantes :

1° On a singulièrement exagéré les paralysies par myélite.

2° Les paralysies par congestions chroniques des centres nerveux et des troncs nerveux, sont aussi fréquentes que celles par apoplexie, par lésions organiques, par inflammation, par traumatisme.

3° Elles sont les seules auxquelles le traitement hydrothermal puisse remédier avec le plus de chances de succès.

4° Le traitement hydro-thermal est contre-indiqué contre les paralysies entretenues par une lésion organique, par une phlegmasie, par une apoplexie récente.

5° Il peut être employé, mais avec une grande réserve, dans les paralysies consécutives à des hémorrhagies cérébrales ou médullaires, alors que celles-ci datent de loin, et que toute imminence d'attaque paraît éloignée.

Les demi-bains, les bains partiels dérivatifs, les douches froides ou tempérées, générales ou locales, la boisson à doses variées, les heureuses conditions hygiéniques : tels sont les principaux moyens d'action de la plupart des stations sulfureuses dans ces formes morbides.

f. Les *congestions chroniques du réseau capillaire et veineux du rectum,* des organes du petit bassin, du col vésical, de la vessie elle-même, donnent lieu à ces engorgements de tissu, à ces tumeurs vasculaires, à ces bourrelets, qui ont reçu au rectum le nom d'*hémorrhoïdes.* Le flux sanguin rectal, l'hématurie vésicale, relèvent presque toujours de ces hyperémies, et en sont la solution. Il est assez commun de trouver chez les vieillards hémorrhoïdaires ce que l'on a appelé l'*état variqueux* de la vessie; de là ces conseils de tous les vieux praticiens de respecter et hémorrhoïdes et flux hémorrhoïdal, de modérer les accidents qu'ils peuvent produire, de chercher à les rappeler quand leur suspension éveille quelques troubles. On doit y voir, dans le plus grand nombre des cas, une dérivation naturelle propre à neutraliser ou à combattre les mouvements congestifs qui pourraient se faire vers différents organes ; elles servent à débarrasser, à temps opportun, l'organisme de la surcharge des matériaux des pléthores sanguines et humorale.

Dans certains cas de délibitation profonde, le flux hémorrhoïdal peut prendre le caractère hémorrhagique, comme le flux menstruel, dans la métrorrhagie et les déperditions sanguines qui le suivent, augmentent l'anémie et la facilité de leur reproduction. Il est ainsi des malades qui ne peuvent aller à la selle sans perdre de sang. Le traitement reconstitutif des anémies leur est alors applicable et les indications sont les mêmes.

La constipation est une cause fréquente d'entretien des congestions hémorrhoïdales chroniques ; les douches ascendantes sont utiles dans ces divers cas. C'est surtout chez les dartreux, les rhumatisants, les goutteux et les pléthoriques, que l'on observe les hémorrhoïdes. Dans les deux premiers cas, elles sont plutôt passives, peu ou rarement fluentes, et tournent souvent à l'hémorrhagie passive. Dans les deux autres cas, elles sont surtout actives, périodiques, à flux régulier et abondant, à résolution rapide, à tubercules peu développés.

Parmi les complications de l'affection hémorrhoïdale, l'on trouve deux sortes de phénomènes : les uns immédiats, résultant immédiatement des récidives ou de l'intensité des mouvements fluxionnaires (hémorrhagies, tubercules, tumeurs et marisques, inflammation et douleur, blennorrhée anale) ; les autres consécutifs aux précédents (fissures, douleurs fixes, contracture, abcès et fistules, prolapsus du rectum, endurcissement du tissu cellulaire, irritation et inflammation de la vessie et des organes voisins, squirrhe, etc.). Les hémorrhagies internes peuvent remonter jusque dans le colon.

Les eaux minérales ne conviennent pas aux flux actifs, périodiques ou accidentels, liés à la grossesse, par exemple, etc.

Elles sont bonnes à les rappeler quand, à leur disparition, se lient des accidents graves ; et à les régler, à les modérer, à les guérir même, quand elles ont été amenées, par exemple, par des causes accidentelles, l'abus des purgatifs, des lavements irritants, la constipation, etc.

Dans ces divers cas, on aura le choix entre les sulfureuses thermales des divers groupes; mais les eaux sulfurées-alcalines faibles, moyennes et barégineuses paraissent mieux s'adapter à la généralité des cas.

g. En résumé, le mode général de *traitement des phlegmasies chroniques* consistera surtout en bains tempérés, en douches locales, en boissons prises à petites doses.

Les eaux sulfureuses les plus douces seront préférées lorsque la phlegmasie porte sur un organe très-vasculaire et doué d'une large solidarité fonctionnelle, le poumon, le foie, les reins.

Dans le cas contraire, on ne doit pas craindre d'employer des eaux plus sulfurées; si le tissu osseux, le tissu fibreux, sont le siége de la phlegmasie, Barèges, Luchon. Uriage, etc., seront préférées.

Dans les *hyperémies chroniques*, le traitement devra recourir surtout au mode révulsif et au mode stimulant et tonique. Les bains partiels très-chauds, les douches très-froides, de quelques minutes (au plus deux à trois), ou très-chaudes et prolongées, sur la peau, les douches tempérées ou froides sur l'organe hyperémié ou à son voisinage, la boisson à petite dose, un régime et un exercice appropriés aux forces, l'éloignement de toutes les causes qui pourraient entretenir la congestion locale, tels sont les meilleurs moyens à employer.

Dans les engorgements utérins avec déplacement, l'on abrégera singulièrement la durée du traitement en remettant l'organe en position normale dès que la réduction de volume le permettra; le redresseur de Simpson, celui de M. Valleix, un pessaire momentané, une ceinture hypogastrique, prêteront une action mécanique utile au traitement thermal. Les douches sur le sacrum, sur le bas-ventre, sur le trajet des ligaments suspenseurs, souvent affaiblis, sont indiquées.

Dans les congestions chroniques de l'axe nerveux, les bains partiels très-chauds, les douches sur toute la périphérie cutanée, les projections locales sur le rachis, la région lombaire, les douches écossaises, feront la base du traitement.

Bains généraux, douches périnéales, douches injectantes chaudes quand il faut rappeler le flux hémorrhoïdal, tempérées et froides quand il faut le modérer, vaincre des constipations opiniâtres, boissons chaudes et très-sulfurées quand on cherche à le déterminer, tempérées, fraîches, faiblement hépatiques et ferro-manganésiennes, quand il faut modérer l'hémorrhagie, remédier à l'anémie, tels sont les points principaux du traitement hydro-thermal des congestions hémorrhoïdaires. (Voir le n° 6 du tableau général.)

OBSERVATIONS DE PHLEGMASIES ET DE CONGESTIONS CHRONIQUES TRAITÉES AUX EAUX SULFUREUSES.

Phlegmasies chroniques.

1. Amygdalite chronique, chez une demoiselle de quinze ans, sujette depuis plusieurs années à des amygdalites qui se répétaient plusieurs fois l'hiver, et avaient considérablement augmenté le volume des amygdales. — On avait proposé, après bien d'autres moyens, la résection. Traitement thermal : gargarismes, demi-bains chauds, suivis d'un pédiluve très-chaud et d'une douche de dix minutes sur les côtés du cou ; tisane amère. Amélioration rapide de l'engorgement amygdalien qui obstruait l'arrière gorge. Les règles, qui n'avaient pas paru depuis trois mois, se montrèrent assez abondamment après dix jours de l'usage des bains. A la fin du deuxième mois, guérison complète ; voix douce et fraîche. Revue deux ans aprés, elle n'avait plus eu d'accidents. (Fontan, *Bull. de l'Académie*, mai 1845, eaux de Luchon.)

2. Hépatite chronique. — Une dame de quarante ans fut atteinte d'une hépatite aiguë que l'on combattit par le traitement antiphlogistique ordinaire, mais on ne put en obtenir la résolution ; elle devint chronique. Un ictère bien prononcé se manifesta ; le foie était volumineux et douloureux à la pression, surtout dans la partie correspondante à la vésicule biliaire. Les aliments les plus légers

étaient rejetés fréquemment ; divers remèdes furent mal supportés. M. Levrat conseilla les eaux de Challes, qu'on donna d'abord par demi-verre, puis en augmentant. L'eau ayant manqué quelques jours au dépôt de Lyon, le traitement dut être interrompu quelques jours, et les vomissements reparurent. L'eau fut reprise et continuée pendant plus d'un mois, et il s'ensuivit une entière et parfaite guérison.

3. Affection du foie. — Une femme de quarante-deux ans, d'un tempérament bilieux, est sujette depuis plusieurs années à des rhumatismales vagues contre lesquelles aucune médication n'a été mise en usage. Depuis un an, pesanteur et douleur sourde dans l'hypochondre droit, se propageant à l'épaule droite et quelquefois à la région lombaire ; hoquet fréquent, avec nausées, amertume à la bouche et vomissements verdâtres ; teint fortement ictérique; constipation; couleur safranée de l'urine. Traitement par huit demi-bains de l'Esquirette ; 2 verres du Clot le matin, et 2 de Baudot le soir. Douleurs vagues, mais les selles se régularisent; il y a même un peu de diarrhée; l'appétit revient. Après le onzième bain, fièvre violente avec déjections abondantes, parfois sanguinolentes. Traitement antiphlogistique; la crise se calme, la malade rentre chez elle. L'hiver se passe bien. Elle revient l'année suivante, n'éprouvant plus qu'une légère pesanteur dans la région du foie ; elle suit pendant quatorze jours le traitement déjà prescrit, et rentre chez elle parfaitement rétablie. A la troisième saison, bonne santé, teint bon, n'éprouve plus rien au foie, et revient pour combattre des douleurs rhumatismales vagues, qui ont disparu. (Lafore. Eaux-Chaudes, obs. 24.)

4. Engorgement du foie attribué à la suppression subite du flux hémorrhoïdal chez un homme de quarante-sept ans, bilieux, ayant habité longtemps les Antilles : teint jaune verdâtre; langue recouverte d'un enduit jaune très-épais ; appétit nul ; constipation. — Après 12 bains de l'Esquirette, et 4 verres du Clot par jour, tous les symptômes s'amendent; le malade est étonné de la quantité considérable d'urine qu'il rend journellement. L'appétit revient. Après vingt-deux jours, il est parfaitement guéri ; il prend cependant 30 bains. L'urine, excessivement abondante d'abord, rouge brique et déposant une grande quantité de sédiment, est devenue plus tard claire et transparente. M. Laffite a pu reprendre ses occupations, et jouit encore d'une excellente santé. (Id., obs. 23.)

5. Engorgement du foie, douleurs vives dans l'hypocondre droit et à l'épigastre, teint bilieux, chez un commerçant, âgé de trente-trois ans, qui avait eu, à la suite d'une impression prolongée de froid humide, des douleurs rhumatismales aux membres inférieurs. Traité pour une gastrite, on lui avait appliqué le traitement broussaissien dans toute sa rigueur, et le mal n'avait pas cédé.

Un mois de séjour, et l'usage prudent des eaux d'Ax en bains et en boisson coupée amenèrent une guérison complète, après avoir provoqué des sueurs et des urines plus abondantes et un peu safranées. (G. Astrié, eaux d'Ax, 1832.)

6. Suite de pneumonie.— Un ecclésiastique fut attaqué d'une fièvre compliquée avec un point de côté violent. Les remèdes généraux calmèrent les symptômes les plus puissants; ses forces vinrent à diminuer; sa respiration était très-laborieuse; ses crachats très-épais. Après quelques remèdes inutiles et même nuisibles, il prit des Eaux-Bonnes; ses crachats vinrent tout d'un coup si librement et si abondamment, que le malade croyait que les eaux s'évacuaient par le poumon; sa respiration devint très-libre, son point de côté disparut; il reprit ses forces, et a joui depuis d'une santé parfaite. (Bordeu, Eaux-Bonnes, obs. 44.)

7. Vomique. — Un sujet d'un tempérament mélancolique eut une fièvre continue, qui dura fort longtemps, et qui se changea en fièvre lente avec des chaleurs aux extrémités, des sueurs nocturnes et surtout une toux sèche, et beaucoup de difficulté de respirer, avec un embarras marqué vers un des côtés du poumon. Les frissons survinrent, on ne douta plus qu'il n'y eût un dépôt au poumon; les forces diminuaient. Les Eaux-Bonnes firent cracher, dès les premiers jours, une grande quantité de vrai pus, et elles cicatrisèrent la partie au point que le malade n'a rien senti depuis. (Bordeu, Eaux-Bonnes, obs. 47.)

8. Laryngite chronique, aphonie ancienne, chez un homme de trente-deux ans qui, ne comptant plus sur la guérison de sa mutité, ne vient à Ax que pour se traiter de quelques douleurs rhumatismales du thorax et de la tête, et d'une conjonctivite. — L'aphonie remontait aux suites d'une fièvre scarlatine qu'il avait eue à vingt et un ans.

Après un traitement actif jusqu'à l'imprudence (bains très-chauds, 4 litres de boisson du bain fort du Couloubret), au treizième bain, il sentit un craquement dans les voies aériennes, rendit des matières sanguines et purulentes, et recouvra la parole par la rupture de l'abcès interne placé probablement sur le trajet ou au voisinage des voies aériennes. La poche continua à donner du pus pendant trois jours, et la voix acquit une netteté parfaite. On cria au miracle, et on fut célébrer une messe d'actions de grâces. (G. Astrié, eaux d'Ax, 1832.)

9. Fait tout à fait analogue arrivé en 1819 (id.)

10. Accidents consécutifs à une pleurésie. — Un paysan âgé de vingt-cinq ans eut une pleurésie; il cracha peu ou presque point de sang. Il fut saigné 18 fois,

et purgé 10 à 12, dans l'espace de 30 jours. La douleur du côté s'apaisa; la fièvre se calma, elle devint lente. Le malade était très-faible; ses pieds devinrent œdémateux : l'enflure remonta jusqu'au bas du ventre; léger gonflement sur le cartilage xyphoïde, fluctuation. Ponction avec le trois-quarts; on obtient un pot de matière purulente. Injections avec les Eaux-Bonnes. Guérison complète. (Bordeu, Eaux-Bonnes, obs. 17.)

11. Dysenterie. Des ulcères aux intestins, qui avaient succédé à des dysenteries, et qu'il avait été impossible de cicatriser par les remèdes ordinaires, le furent en peu de temps par des injections des Eaux-Bonnes (id., obs. 29).

12. A la suite d'une dysenterie opiniâtre, un jeune homme avait conservé une douleur obtuse vers le rectum. Ses déjections étaient fréquentes, glaireuses, grisâtres, douloureuses; il survenait souvent des cardialgies. Douze jours de l'usage interne des eaux décidèrent la guérison. (Anglada, eau de Molitg, obs. 73.)

13. Otite chronique, avec engorgement des parties adjacentes du conduit auditif externe, chez un soldat de l'infanterie.—Bains, boisson, et injection, qui décidèrent un écoulement par l'oreille. Après quelques jours la doûleur cessa, et le malade guérit. (Anglada, eaux d'Arles, obs. 24.)

14. Ascite, phlegmasie ovarique. — Une demoiselle de dix-sept ans, lymphatique, réglée depuis quelques mois seulement, fut prise tout à coup de vives douleurs dans l'abdomen, de fièvre, et d'épanchement abdominal. Au bout de vingt-quatre heures, les accidents généraux cèdent aux antiphlogistiques, mais l'ascite résiste à tous les moyens. Trois mois après, on emploie l'eau de Challes (1 à 2 verres par jour) : une sécrétion urinaire abondante survient, l'épanchement diminue; on reconnait l'existence d'un engorgement indolent de l'ovaire droit. Celui-ci avait disparu, ainsi que l'épanchement, au sixième mois du traitement. (Dr Revel, eaux de Challes.)

15. Épanchements pleurétiques, chez trois individus dont les moyens ordinaires n'avaient pu déterminer la résolution.—L'usage des eaux de Carcanières amena assez promptement la guérison. (Lettre du Dr Mis, eaux de Carcanières.)

16. Engorgement de l'utérus avec douleurs vives, et catarrhe survenu depuis quinze mois, chez une femme de trente-six ans, lymphatique et faible, après une couche laborieuse. — Menstrues irrégulières, écoulement abondant, sanieux; douleurs vives dans les lombes, les hanches et l'hypogastre; pesanteur au siége. Des médecins avaient vu là un cancer utérin. Les bains doux d'Ussat, les antiphlogistiques, les calmants, des injections diverses, avaient été sans succès. Traitement thermal gradué avec une grande réserve, aux eaux d'Ax. La crainte d'une dégénération cancéreuse faisait redouter leur emploi; nécessité de sus-

pendre quelquefois les bains à cause de l'exaspération des douleurs. Au départ, légère amélioration ; mais l'année suivante, la malade est revenue avec une grosse santé de paysanne : tous les symptômes avaient disparu peu à peu un mois après son retour chez elle, et elle ne revenait que pour remercier mon père, qui ne comptait guère sur cette cure. (G. Astrié, eaux d'Ax.)

17. Antéversion utérine. — Mme M..., de Lyon, vingt-cinq ans, lymphatique, vint à Uriage pour une antéversion utérine, suite de couches, et compliquée de pertes blanches anciennes et abondantes, d'une gastralgie habituelle, de chaleurs lombaires, etc. Première guérison après 48 bains. Les accidents avaient reparu après une deuxième couche (bains à 34°, douches à 36°, purgation deux fois par semaine). La malade partit après 5 bains et 6 douches, ne conservant qu'un peu de faiblesse de reins. (V. Gerdy, eaux d'Uriage.)

18. Engorgement du col utérin, plus prononcé à la lèvre antérieure, antéversion, granulations discrètes à la lèvre postérieure, état fongueux à la lèvre antérieure, chez une dame de vingt-sept ans, lymphatique.—Les cautérisations ne firent qu'augmenter les douleurs. Arrivée à Enghien, on prescrit des bains sulfureux à 34° ; douches froides sur les lombes et l'hypogastre, à l'aide d'un arrosoir fin, pendant cinq à six minutes; 2 verres de boisson minérale; promenade à pied. Après cinquante-quatre jours, elle partit : l'engorgement avait disparu, l'état fongueux de la membrane était bien diminué, les granulations étaient affaissées. Pendant l'hiver suivant, elle eut, à la suite d'imprudences, une métro-péritonite. On lui enleva, après sa guérison, un petit polype qui s'était développé dans l'intérieur du col ; les granulations ont disparu depuis les eaux. Aujourd'hui, santé bonne. (P. Bouland, eaux d'Enghien, obs. 23.)

19. Prolapsus utérin complet, survenu chez une femme de vingt-cinq ans, après un accouchement. — Elle le garda quatre ans, par fausse honte. Arrivée à Luchon en 1838, elle offrait une tumeur utérine pendante au milieu des cuisses, grisâtre, couverte d'ulcérations. Le col, très-hypertrophié, était entr'ouvert et presque effacé, et le bas-fond de l'utérus venait faire une hernie de quelques lignes à travers le col entr'ouvert. Les règles paraissaient. Elle était très-amaigrie, très-faible, par suite de ses souffrances et de la longue suppuration de la tumeur. Huit jours après son arrivée, et l'emploi de quelques émollients et de légères cautérisations, on prescrit les bains, et puis les douches légères en arrosoir, à 36°, pendant deux à dix minutes; diminution rapide de la tumeur. Après un mois, réduction facile, maintenue avec un sachet garni d'espèces astringentes; après deux mois, départ dans un état satisfaisant. Elle devint enceinte et accoucha heureusement. En 1844, elle allait toujours bien. (Fontan., *Bull. de l'Acad.*, 1845 ; Luchon.)

20. Dysménorrhée, règles peu abondantes, stérilité, chez une dame de vingt-quatre ans fort robuste. — Les demi-bains à 34°, avec injections vaginales, les pédiluves, et 4 verres de boisson, sont donnés pendant vingt jours. Ses menstrues deviennent plus abondantes pendant l'hiver, et coulent sans souffrance. Six mois après, elle devient enceinte, accouche fort heureusement, et n'éprouve plus d'accidents. (J. Lafore, Eaux-Chaudes, obs. 30.)

21. Engorgement léger, rougeur ulcéreuse du col, écoulement, chez une dame de trente ans qui a eu six enfants et souffre depuis sa dernière couche qui a été fort laborieuse.—Demi-bains à 34°, 4 verres de boisson; douches utéro-vaginales de trois minutes, à faible jet, au troisième jour; à la septième douche, légères coliques, calmées par un lavement laudanisé. Au 19e jour, guérie et de ses douleurs, et des ulcérations, et de l'engorgement. (Id., obs. 34.)

22. Engorgements du mésentère et de la rate, suite de fièvre intermittente, chez un médecin.— Après deux ans de persistance, ils se réveillèrent, causèrent de pénibles anxiétés, et semblaient menacer de cachexie. Il fit usage des eaux de La Preste en 1814, et leur dut bientôt le rétablissement de sa santé. (Eaux de La Preste, Anglada, obs. 71.)

23. Engorgement du foie, avec teint pâle et jaunâtre, figure bouffie, douleur à l'épigastre et pesanteur à l'hypochondre droit, chez un Espagnol, qui traînait depuis longtemps une existence maladive. Bains, boisson, et douches modérées, en 1819. En trois semaines amélioration notable, et peu après guérison complète. (Id., obs. 72)

24. Observations d'irritation du foie, de dyspepsies douloureuses, avec ictère et vomissements fréquents mucoso-bilieux, succédant à des maladies aiguës, et que les eaux du Vernet soulagèrent promptement et parvinrent à guérir. (Vernet, Dr Barrère.)

25. Subinflammation de l'appareil digestif; absence totale d'appétit, coloration paille ou terreuse de la peau; petite diarrhée chronique que rien n'a pu suspendre; prostration générale, mouvement fébrile presque continu, chez le vice-amiral D., âgé de soixante-huit ans. Au bout d'un mois, les eaux de Bagnols le rétablirent parfaitement. (Bagnols, Orne, A. Teste, obs. 4.)

26. Engorgement de la rate et du foie. Un enfant de treize à quatorze ans, fortement constitué, fut atteint de la fièvre quarte à la suite de travaux au-dessus de ses forces. Le quinquina fut employé longtemps et à fortes doses sans le guérir. Le foie et la rate devinrent très-enflés; ces deux organes devinrent le siége de douleurs vives; la peau était sèche et brûlante; dix ou douze selles par jour. L'eau de la Raillère fut prise en bains et en boisson; le malade fut complétement guéri au bout de dix-huit jours. (Cauterets, C. Camus, p. 170, obs .2.)

27. Engorgements du foie, observés chez plusieurs malades, tous hommes de cabinet, menant une vie sédentaire. Les eaux de Carcanières, administrées soir et matin, à la dose de 6 verres, avec l'obligation de se promener un quart d'heure après chaque verre, ont produit une amélioration rapide et la guérison, après évacuations bilieuses par l'anus. Quelques-uns ont rendu des flots de bile a l'état de pureté. (Eaux de Carcanières, Lettre du Dr Mis.)

28. Hémorrhoïdes sèches, enflammées et très-douloureuses, tourmentant nuit et jour un homme, et le réduisant à se coucher sur le ventre, le drap de lit relevé, à l'aide d'un cerceau. Il eut recours à l'eau de Vinça. Peu de bains suffirent pour calmer ces douleurs et rappeler le sommeil. Toute douleur avait disparu quand il s'éloigna. (Eaux de Vinça, Anglada.)

29. Cystite chronique, chez un Américain qui éprouvait depuis plusieurs années une pesanteur douloureuse sur la région de la vessie; il n'urinait qu'avec peine et très-souvent goutte à goutte, avec vives douleurs. Au moindre exercice à cheval qu'il prenait, des urines paraissaient abondamment, teintes de sang. Application de sangsues sans succès. Bains de Saint-Sauveur, en 1790, à 26° : les douleurs se calment. Alors on essaie une sonde de gomme élastique, le canal s'élargit. Dès lors ce malade urine à plein jet, et les urines entraînent par intervalles des matières graveleuses et quelques calculs gros comme des fèves. La continuation du même bain rétablit, après quelques jours, le flux hémorrhoïdal par les voies ordinaires, dernier résultat qui compléta la guérison. (Saint-Sauveur, Fabas; obs. 60 de L. Marchand.)

30. Aberration du flux menstruel. Une dame de trente-six ans portait depuis quatre ans, sur le sein gauche, un ulcère large, suite d'un coup reçu dans le temps de ses règles, qui se supprimèrent subitement; maux de nerfs fréquents. Arrivée à Saint-Sauveur, en 1791, l'ulcère laissait transuder des matières sanieuses, mélangées de beaucoup de sang, ce qui arrivait à l'époque où ses règles auraient dû paraître. Bains à 27° pendant deux mois et demi, fomentations sur le sein. Au deuxième mois, le flux menstruel reparut, et l'ulcère bientôt après n'offrit qu'un pus louable, qui amena une prompte cicatrisation. (Fabas, Saint-Sauveur, obs. 61 de L. Marchand.)

31. Hémorrhoïdes. Fistule anale, suite d'une incision faite aux hémorrhoïdes, chez un Espagnol atteint d'une dartre vive. Quelques bains, avec des pilules savonneuses, firent disparaître la dartre; des douches, des injections pendant trois mois, guérirent et cicatrisèrent parfaitement la fistule. (Eaux de Saint-Sauveur, Fabas, id.)

32. Hémoptysie à la suite de la suppression des menstrues, chez une dame de trente-huit ans; ce crachement de sang se reproduisait de temps en temps. Après

dix-huit jours d'usage des eaux de La Preste, coupées avec une tisane de guimauve, elle vit renaître l'appétit et le sommeil. Quelques gouttes de sang se montrèrent du côté de l'utérus, les règles ne tardèrent pas à survenir. Elle revint l'année suivante; dans l'intervalle, le cours des menstrues avait été régulier; mais des crachats striés de sang avaient parfois reparu. La poitrine ne fut complétement dégagée qu'à la suite de cette seconde saison. (Eaux de La Preste, Anglada, obs. 67.)

33. Hémoptysie abondante, éprouvée depuis plusieurs années, pendant l'été, par un muletier de Puycerda, âgé de cinquante-six ans, sanguin et robuste. — L'attaque s'annonçait par une toux incommode, un sentiment de froid aux extrémités, l'oppression de la respiration, une douleur à l'hypochondre gauche, et l'excrétion de plusieurs onces d'un sang vermeil et écumeux. Les antiphlogistiques et les astringents combattaient ces accidents, mais n'en prévenaient pas les retours. Il prit, en 1818, les eaux d'Escaldas, une pinte tous les matins. Leur effet diurétique fut très-énergique; il ne les prit que douze jours. Cependant l'été de 1819 s'écoula sans le retour de l'hémoptysie; le malade ne ressentit à cette époque qu'une légère difficulté de respirer. Il revint une seconde fois aux eaux; depuis lors il a pu continuer sa pénible profession, sans éprouver de récidive. (Eaux d'Escaldas, Anglada, obs. 69.) Voir le tableau comparé de ces maladies.

7° NÉVROPATHIES.

Les fonctions complexes dévolues au système nerveux rendent raison de la multiplicité et de la diversité des phénomènes nerveux morbides qui portent sur les actes soit de la vie de relation, soit de la vie organique. La sensibilité générale et locale, le mouvement volontaire, la contractilité et la sensibilité organiques, les fonctions intellectuelles, peuvent être lésées isolément ou simultanément. P. Frank a divisé les névroses en quatre groupes principaux : en douloureuses, convulsives, paralytiques et tétaniques, suivant que les fonctions sensibles, motrices, intellectuelles, sont atteintes. L'intermittence physiologique des fonctions nerveuses se retrouve dans toutes les maladies nerveuses. La marche des névroses est, en général, lente, les retours fréquents; opiniâtres et prolongées, elles peuvent déterminer un véritable état de cachexie nerveuse; elles peuvent donner lieu à des lésions secondaires, des congestions, des troubles nutritifs; ainsi l'atrophie musculaire suit la paralysie. Les névroses ont une tendance marquée à s'étendre et à envahir successivement toutes les parties du système nerveux. La marche franchement périodique des accès est assez souvent un signe favorable.

Les névroses de la sensibilité peuvent offrir :

L'exaltation hyperesthésique, névralgique, l'anesthésie ou la paralysie du sentiment, la perversion, lès sensations de froid, de chaud, etc.

Les névroses du mouvement offrent de même :

L'exaltatation convulsive, la contracture, l'abolition paralytique, la perversion, l'instabilité choréique, les trépidations, et les spasmes.

Les névroses peuvent affecter 1° les fonctions de la vie de relation où elles sont les plus plus communes; 2° les fonctions de la vie végétative où elles constituent les gastro-entéralgies, les spasmes viscéraux, les constipations opiniâtres paralytiques etc.; 3° les fonctions de la respiration et de la circulation où elles produisent la dyspnée, l'aphonie nerveuse, la syncope, le spasme de la glotte, l'asthme, l'angine de poitrine; 4° les fonctions de la reproduction, et dans cette classe se rangent le satyriasis, la nymphomanie, l'anaphrodysie et l'hystérie féminine; 5° les fonctions intellectuelles avec les formes diverses de la folie, de la démence, de l'imbécillité et de l'idiotie.

En se plaçant au point de vue non plus de la localisation anatomique ou fonctionnelle, mais au point de vue des influences diathésiques, on arrive, je crois, à des données thérapeutiques plus précises, et plus efficaces que celles fournies par les premières, qui conduisent toujours à l'usage banal et palliatif des calmants et des narcotiques ou des excitants. Dans les différents états diathésiques que nous avons passés en revue, nous avons vu des troubles nerveux très-variés et portant sur toutes les fonctions nerveuses, se lier à la cachexie humorale. Il en est de même dans les diverses intoxications. C'est dans le sang que le système nerveux puise les éléments de son action. Que ce soit à un mode catalytique ou à une transmission électroïde puisée dans les réactions chimiques et les mouvements moléculaires de l'organisme ; que soient dus les phénomènes de l'innervation et de la circulation nerveuse, il n'en est pas moins certain que si les proportions et les qualités du sang, comme celles des stimulants nervins extérieurs (lumière, air, calorique, électricité), viennent à changer, l'innervation est de suite modifiée en plus ou en moins, ou pervertie. Les accidents de l'asphyxie par le charbon, les troubles, les douleurs, les spasmes, les paralysies, l'affaiblissement intellectuel des anémiques, des chloro-anémiques, des intoxications plombiques, des pellagreux, des rhumatisants, des syphilitiques, des scorbutiques, etc., démontrent amplement cette assertion.

Dans ces névropathies symptomatiques des cachexies, quelles que soient leur forme, leur localisation, leur production, il suffit le plus souvent de traiter la diathèse, et à mesure que l'on reconstitue le sang et les liquides à l'état normal, les troubles nerveux disparaissent ou cèdent avec une extrême facilité aux modificateurs appropriés du dynanisme nerveux (narcotiques anesthésiques dans les formes douloureuses, éréthiques; excitateurs dans les formes paralytiques, stimulants affectifs et moraux dans les formes vésaniques).

C'est ainsi que, lorsque le sang des chloro-anémiques est reconstitué par le fer et les analeptiques, l'on voit les accidents nerveux s'apaiser, disparaître ou céder facilement aux stimulants de l'innervation. C'est ainsi qu'en guérissant la cachexie saturnine, en éliminant le poison qui a causé l'état toxhémique, on voit les coliques atroces, les névralgiques, les spasmes, les paralysies céder ; de même pour le traitement mercuriel, pour la pellagre, pour le rhumatisme, pour les dartres.

Sanguis frenat nervos, disait Hippocrate, et il y a dans ces trois mots une large source d'indications dans les maladies nerveuses. Dans toutes ces névroses, symptomatiques d'un état anémique ou cachectique, que les eaux sulfureuses peuvent améliorer ou guérir, leur indication est précise.

Leur action est encore utile dans les maladies nerveuses liées à l'*intoxication alcoolique* (névralgies, paralysies ou folie). On sait que les alcooliques coagulent l'albumine des humeurs ; je me suis assuré que les sulfures alcalins et les sulfites dissolvaient le précipité, comme le fait aussi l'ammoniaque, et l'empêchaient de se former jusqu'à addition d'un excès. Alors la liqueur se prend en gelée transparente.

Il est des affections nerveuses qui paraissent liées aux suites d'un état puerpéral, où la solution de l'état humoral particulier qu'il engendre ne s'est faite qu'irrégulièrement ou incomplétement par les sécrétions nouvelles du lait et des lochies. C'est à des affections de ce genre que les anciens réservaient le nom de *maladies laiteuses*, de *rhumatismes laiteux*. Sans entrer dans la discussion théorique que soulève cette question, et sans affirmer l'existence de la galactémie, il me suffit d'indiquer ici que les affections nerveuses qu'il est possible de rattacher à cet ordre étiologique se trouvent, d'après le dire des auteurs, très-heureusement traitées par les eaux sulfureuses.

Un tempérament lymphatique, une constitution scrofuleuses, sont, parmi les conditions individuelles, celles qui doivent le plus décider en faveur de l'emploi des eaux hépatiques dans les névroses.

Il est un autre ordre de névropathies qu'il est bien important de distinguer des précédentes : on pourrait les appeler les *névroses pures* ou *essentielles*, si l'on veut. Ici le dynamisme nerveux est directement et primitivement atteint, et modifié soit par une disposition organique ou physiologique héréditaire, soit par l'action répétée des fluides impondérés, qui agissent sur le système nerveux d'une manière immédiate (lumière, électricité, calorique, émotions morales, transmises par la parole, le geste, la vue ou le souvenir) ; dans cet ordre encore, toutes les fonctions nerveuses peuvent être atteintes, à des degrés divers, suivant le mode d'action de l'agent impondéré lui-même. C'est ainsi que l'application à l'œil d'une lumière éblouissante produit la cécité, de même que l'absence prolongée de la radiation lumineuse produit un affaiblissement de la vue. C'est ainsi que le calorique surexcite les actions nerveuses jusqu'à la dépravation et à l'épuisement ; de même que le froid les abaisse jusqu'à l'engourdissement et l'inertie. Le simple chatouillement d'un réseau nerveux, comme le contact d'un nerf par le pôle d'un appareil électrique surexcite l'innervation jusqu'aux contractions, aux spasmes, et ces moyens, à dose excessive ou prolongée, peuvent amener la mort par épuisement nerveux, comme les vives douleurs traumatiques, etc. De même le défaut absolu, l'insuffisance, le peu de variété des stimulations nerveuses, peut conduire, par un effet inverse, à l'apathie, à la faiblesse, à l'inertie fonctionnelle. Les émotions affectives tristes, dépressives, retentissent toujours sur les centres nerveux viscéraux, et amènent l'éréthisme, la faiblesse et les spasmes viscéraux, ces sortes de sensations et de mouvements désordonnés, sans but, sans motif, sans utilité fonctionnelle. Les concentrations intellectuelles amènent, dans l'innervation cérébrale, des phénomènes analogues, les actes de distraction, d'excentricité, de manie intellectuelle ; le défaut complet de stimulations affectives et intellectuelles mènent à l'insensibilité, à l'apathie, à l'abrutissement. Aussi y a-t-il dans toute organisation des besoins instinctifs de stimulation nerveuse, morale, émotive, comme il y a des besoins de respirer, de boire, de manger : la curiosité, l'attrait des choses nouvelles, ne sont pas autre chose, à mon sens.

C'est dans une juste proportion, dans un équilibre physiologique entre les systèmes nerveux et sanguin, que réside la condition qui assure l'absence de maux de nerfs ; qu'il soit rompu d'un côté ou d'un autre, en plus ou en moins, ou dans sa modalité, il faut chercher à le reconstituer, et par des moyens un peu différents.

Quelque séduisantes que soient les considérations physiologiques de cet ordre, nous ne leur devons demander ici qu'une chose, une indication pour l'emploi de la médication thermale sulfureuse dans les névroses pures. On peut trouver, et je l'ai établi, dans l'association de la thermalité, des procédés balnéaires et des moyens hygiéniques qu'offrent les stations thermales un mode stimulant, tonique, excitateur ; c'est celui auquel il faudra recourir dans le traitement des névroses pures par *atonie*, par *asthénie*, par *énervation*.

Il importe d'avoir présent à l'esprit ce fait capital, c'est que les névroses pures s'accomodent mal de tout agent médicamenteux minéral ou autre. Les modificateurs hygiéniques, dynamiques, thermalité, aération, insolation, distractions physiques et morales, leur conviennent mieux que tout autre moyen. Montanus voulait que les hypochondriaques et les hystériques fuient les médecins et les médicaments ; c'est ce qu'ils font en bonne partie aux eaux.

Les eaux très-faiblement minéralisées, les sulfureuses dégénérées, les immersions froides de courte durée ou les bains de piscine tempérés et prolongés, les douches écossaises, sont les moyens les plus utiles dans ces cas : Saint-Sauveur, les Eaux-Chaudes, les sources très-faibles (Ferras, Soulerat), à Luchon ; Montmenrency, Gourguette, n° 1 et 3 du Breil, à Ax ; Grande-Source à La Preste ; Source Éliza au Vernet ; source du Bain-Doux à Carcanières ; Allevard tempéré ; eau n° 2 Massia, à Molitg ; Rieumizet et le Petit-Saint-Sauveur, à Cauterets ; eau d'Alun à Aix, en Savoie ; source de la Boisson, à Saint-Gervais ; bains tiédes et prolongés de Lavey, etc., etc. conviennent surtout à ces maladies.

Dans les névroses pures par hypersthénie, par suractivité du dynamisme nerveux, par pléthore nerveuse, qui sont le propre des tempéraments nerveux, de l'hystérie, de l'épilepsie, et qui se traduisent souvent par des accumulations de véritables congestions nerveuses sur un organe, sur un système (mobilité nerveuse, maux de nerfs, attaques convulsives, migraines violentes, apoplexies nerveuses, agitations incessantes, besoin de mouvement, loquacité, etc.), il faut modérer l'hyperdynamisme nerveux, auquel se lie presque toujours une production plus considérable de calorique ; dépenser l'excès d'innervation, changer la congestion nerveuse, désordonnée, spasmodique, en une action stimulante et nutritive portée sur le système musculaire, sur l'appareil nerveux de la vie de relation. Ici la part des eaux sulfureuses devient nulle ou à peu près. Mais les bains tempérés et frais prolongés, les boissons et les aliments froids, les affusions froides, les douches écossaises, l'exercice fréquent, porté jusqu'à la fatigue, les courses, les plaisirs, les danses, tout ce qui peut consommer utilement l'action nerveuse et la porter sur l'appareil de la vie de relation; les occupations intellectuelles sérieuses et suivies, l'éloignement de toute émotion triste ou affective, à retentissement fâcheux dans l'innervation viscérale, sont des moyens très-efficaces, et on peut les réaliser aux stations sulfureuses aussi bien qu'ailleurs, surtout à celles qui ont des eaux faibles et tempérées, et des eaux sulfureuses dégénérées.

Les eaux très-douces et tempérées de l'Esquirette, Saint-Sauveur, les bains mitigés de petit-lait d'Allevard, les bains désulfurés et à 32° de Montmorency (à Ax), ceux de La Preste, etc., peuvent être utilement employés au traitement des névroses hypersthéniques et hystériques. Mais il est des eaux faiblement salines et très-tempérées qui réussissent mieux encore dans ces affections : ce sont les eaux d'Ussat, celles du Salut à Bigorre, celles de Néris, etc.

Je ne quitterai pas ce sujet sans rappeler ici l'utilité incontestable des eaux hydro-sulfuriquées froides, dans le traitement des névroses gastriques, des névroses respiratoires, asthmatiformes, de cette nature, mais surtout l'emploi efficace des inhalations vaporeuses hydro-sulfuriquées, dans les névroses pulmonaires qu'elles modifient à titre d'agent émollient et hyposthénisant.

Enfin, pour n'omettre aucun point de cette vaste question des névroses, il faut admettre un ordre de *névroses mixtes* ou *névro-humorales*, c'est-à-dire avec altération humorale consécutive aux troubles du dynamisme nerveux; l'hypochondrie, la chlorose de la puberté, les fièvres nerveuses, la cachexie qui suit souvent les attaques prolongées d'hystérie et d'épilepsie, me paraissent rentrer souvent dans ce mode étiologique. Sous l'influence de troubles répétés de l'innervation viscérale par des chagrins prolongés, de vives émotions, par l'établissement d'un appareil nouveau qui appelle et concentre sur les organes de la reproduction une somme considérable d'innervation, l'on voit souvent survenir des perturbations digestives, la nutrition se fait mal dans les viscères privés du stimulus normal, le sang ne se répare qu'incomplétement, l'élément globulaire s'altère, et une chloro-anémie s'établit. Dans ces cas, il faut combattre surtout l'élément de perturbation nerveuse, et en même temps la chloro-anémie comme si elle était primitive. Les deux altérations dynamique et humorale s'entretiennent réciproment : il faut s'adresser à toutes deux ; et ces indications, le traitement minéral peut les remplir selon les données précédemment établies.

Certains cas de stérilité paraissent dépendre seulement d'une inégale répartition de l'excitabilité nerveuse qui empêche la fonction régulière de l'utérus. L'emploi des eaux régularise, augmente et répartit mieux l'innervation comme la circulation, et peut ainsi rétablir l'harmonie physiologique dans ces cas. Plusieurs faits semblent déposer en faveur de cette manière de voir ; mais cette matière est délicate, et il n'est pas toujours possible de tenir compte des influences de toute sorte qui, en dehors du traitement thermal, auront pu faire cesser la stérilité.

L'on peut dire, d'une manière très-générale, que les eaux sulfureuses conviennent seulement dans les névropathies où la mobilité nerveuse dépend de l'atonie des autres systèmes, car toujours la sensibilité augmente à mesure que le principe des forces diminue ; l'éréthisme ou cette susceptibilité morbide que contracte un organe par suite de la privation ou de l'insuffisance de ses stimulants physiologiques ou naturels, est un signe certain de faiblesse ; une diète intempestive jette aussi l'estomac dans un état d'éréthisme ; l'anémie, l'hydroémie, exercent une pareille action, et le système nerveux général tombe dans l'éréthisme par insuffisance du stimulant physiologique, le sang. Les névroses, si répandues aujourd'hui dans la classe aisée, et cette vive sensibilité physique et morale, fruit des travaux excessifs de l'intelligenceet de l'abus de plaisirs, sont un des caractères saillants de notre époque. Ce fait rend compte de ce nombre prodigieux de maladies nerveuses qui courent les eaux minérales.

Ces considérations générales nous dispensent d'étudier à part les anesthésies, les analgésies, les névralgies, les paralysies, les amyosthésies; les affections spasmodiques, choréiques, les névralgies cérébro-spinales, les paralysies générales anerviques, et ces mille variétés de formes et de noms donnés aux névropathies; ce serait nous exposer à des redites à chaque pas. Je me contenterai de signaler quelques faits généraux, à savoir, dans les cas morbides d'hypersthénie nerveuse, l'emploi souvent heureux des applications métallo-thérapiques, mises en honneur et employées avec succès par notre collègue et ami, M. Burq (thèse sur l'anesthésie et l'amyosthésie; 1851); dans les cas d'affections paralytiques, l'adjonction utile au traitement thermal de l'électricité dynamique; un moyen curieux, proposé par M. Duchenne (de Boulogne), pour distinguer la paralysie saturnine de la paralysie rhumatismale par l'électricité, que cet habile expérimentateur emploie si heureusement. Voici en quoi consiste ce moyen : l'électricité d'induction, appliquée sur la face dorsale de l'avant-bras d'un malade atteint de paralysie plombique des extenseurs, ne produit pas d'effet électro-moteur, la contractilité électrique est perdue dans la paralysie saturnine; mais, si l'on applique l'appareil d'induction à une même paralysie de nature rhumatismale, les muscles paralysés se meuvent, ils ont conservé la contractilité électrique et n'ont perdu que la contractilité nerveuse, et cependant, dans les deux cas, l'électricité agit favorablement.

L'électricité de contact ou galvanique agit peu sur la motilité musculaire, mais très-vivement sur la sensibilité de la rétine, lorsque l'excitation est dirigée sur un des points de la face où se ramifie la cinquième paire; elle peut, à l'état normal, amener des troubles graves de la vision ; elle peut, dans l'état morbide, agir efficacement sur les troubles purement dynamiques de la vue, tandis que l'électricité d'induction ou faradique agit faiblement sur la rétine et vivement sur la motilité musculaire (Duchenne, communication à la Société médicale du Temple, 1852).

Des expériences faites par M. Bernard sur les animaux montrent que certains agents, tels que le curare, peuvent paralyser l'action électro-dynamique du cordon nerveux et laisser subsister la contractilité propre à la fibre musculaire, tandis que d'autres, comme la strychnine, produisent des phénomènes inverses.

Dans les paralysies avec rupture, avec lésion d'une branche nerveuse, le mouvement peut revenir par le surcroît d'activité des fibres épargnées, et par une sorte de circulation collatérale nerveuse plus développée, comme l'a établi M. Horteloup, d'après des observations très-probantes.

Il y a des atrophies musculaires par lésion de nutrition, avec transformation graisseuse fréquente des muscles, et par suite affaiblissement de la myotilité. On doit distinguer ces cas des paralysies vraies (Duchenne).

J'ai cru utile d'indiquer ces faits intéressants et récemment acquis à la science.

Le traitement sulfuréo-thermal varie un peu dans ses modes, selon les diverses formes morbides nerveuses.

Dans l'*asthme*, les demi-bains chauds et la respiration des vapeurs sont deux moyens très-utiles. Presque toujours les attaques d'asthme cèdent en peu de minutes dans les salles de vapeur.

Les douches de vapeur hydro-sulfuriquée, dirigées sur le trajet des *nerfs douloureux* sont un excellent moyen sédatif et dérivatif, et triomphent parfois de *névralgies* faciales opiniâtres, et du *tic douloureux*.

Les *hémiplégies*, qui sont le plus souvent dues à des apoplexies cérébrales, sont rarement modifiées par les eaux sulfureuses, qui y sont en général plus nuisibles qu'utiles.

Les *paralysies* consécutives à une myélite, à une méningo-encéphalite, à un ramollissement, sont aggravées en général par les eaux sulfureuses.

Les *névroses* du tube digestif, les gastralgies et les entéralgies, se trouvent souvent très-bien des eaux sulfureuses.

Rarement, dit M. Lafore, les *Eaux-Chaudes* guérissent la *névralgie sciatique*, quand elle se montre isolée des douleurs rhumatismales; quelquefois même, elles exaspèrent la névralgie d'emblée qui débute sur le nerf, tandis qu'elles la combattent très-efficacement, lorsqu'elle marche avec le rhumatisme; d'autres fois les douleurs rhumatismales disparaissent, tandis que la sciatique concomitante persiste encore.

Les *palpitations* sont loin d'accuser toujours une lésion des gros vaisseaux. Les veilles, les émotions, les excès vénériens, l'abus des alcooliques, la chlorose, l'anémie, l'hystérie, l'hypochondrie, les longs travaux de l'esprit, les occasionnent souvent. Elles sont d'ordinaire irrégulièrement intermittentes; les bains tempérés, le mode tonique des eaux, l'exercice, les distractions, ont le plus souvent raison de ces palpitations; celles qui sont liées à l'affection rhumatismale cèdent aux modes stimulant et sudorifique. Il importe dans tous ces cas que les eaux soient administrées avant tout commencement de lésion valvulaire ou d'hypertrophie.

Dans les palpitations liées à la pléthore sanguine, à l'hystérie, les eaux sulfureuses n'ont rien à faire.

Dans ces cas de perversions nerveuses, dont nous avons parlé, nous trouvons la *chorée* dans le traitement de laquelle l'on a depuis longtemps constaté l'utilité des bains sulfureux ; mais la chorée elle-même n'est qu'un phénomène nerveux pouvant être dû à diverses causes générales. C'est ainsi qu'il y a des chorées séniles, des chorées alcooliques, des chorées maniaques ou apoplectiques, des chorées générales, des hémichorées, des chorées partielles, etc. Il faut, avec M. Trousseau, réserver le nom de *danse de Saint-Guy* à cette lésion nerveuse si commune chez les enfants et les adolescents qui ont eu des attaques de rhumatismes, offrent de l'endo-péricardite rhumatismale, comme M. Shée l'a établi ; ou qui ont eu quelque flux supprimé, ou quelque frayeur vive et dont les principaux caractères sont un défaut d'harmonie, une incohérence singulière dans les mouvements, une perversion dans la force motrice et l'intelligence.

La gymnastique est un précieux auxiliaire dans le traitement de cette affection bizarre et parfois fort rebelle. La médication strychnique est souvent utile ; mais il est encore difficile d'établir dans quels cas elle convient mieux que l'emploi des bains froids ou des bains sulfureux.

L'emploi des demi-bains chauds est fort utile quand on veut éviter des congestions cérébrales fâcheuses. Les douches sur les membres, des compresses fraîches sur la tête, les purgatifs, un régime sévère conviennent dans ces mêmes conditions. L'on agira de même contre les *céphalalgies* opiniâtres,

Dans les engourdissements des membres, signe avant-coureur des paralysies, dans les tremblements semi-paralytiques, dans les paralysies partielles et récentes, indépendantes d'une lésion des centres nerveux ; dans celles qui sont liées aux rhumatismes, aux cachexies, aux intoxications plombiques, les eaux sulfureuses peuvent être appliquées avec confiance. Elles sont à redouter dans la plupart des autres cas. Le mode balnéaire occupe une place importante dans le traitement des paralysies. Aix en Savoie, Aix-la-Chapelle, Luchon, Cauterets, etc., comptent tous les ans de beaux succès. Dans les paralysies tenant à une affection de la moelle, un traitement thermal prudent n'offre pas de dangers comme dans les affections cérébrales. Ce n'est guère que dans les désorganisations de la moelle et dans sa compression par une tumeur, comme dans le mal de Pott, que les accidents sont exaspérés par les eaux.

Les maladies nerveuses pures sont de ces affections que toutes les eaux se disputent, et pour lesquelles les moyens hygiéniques et les modes balnéaires ont une influence prédominante ; ce qui rend compte des succès obtenus à diverses eaux.

OBSERVATIONS D'AFFECTIONS NERVEUSES TRAITÉES AUX EAUX SULFUREUSES.

1. Névroses. — M... (Adèle), quarante ans, tempérament nerveux. Accès d'oppression tous les matins de six heures à midi, vomissements fréquents, douleurs d'estomac, de la tête, du ventre. Les vésicatoires, les sangsues, les bains, ne soulageaient la malade que momentanément; elle vint à Uriage. Bains mitigés, tièdes, alternés avec des douches écossaises à 25 et 42°; elle se purge trois fois, à la fin de son séjour, avec 6 verres d'eau; au bout de vingt-deux jours, elle part complétement guérie, sauf quelques douleurs de loin en loin. (V. Gerdy, eaux d'Uriage.)

2. Motton, tourneur de vis, trente-deux ans, sanguin nerveux, constitution peu forte, étant sujet à des douleurs très-vives de l'estomac, s'étendant dans tout le membre supérieur droit; il vint à Uriage pour un eczéma et lichen agrius. Cette affection cutanée ne guérit pas complétement, mais ses douleurs d'estomac disparurent complétement. (Id.)

3. Mme R., de Lyon, quarante-huit ans, tempérament sanguin nerveux, constitution assez forte; elle éprouvait depuis quatorze mois, des crampes d'estomac qui revenaient souvent, au moins une fois par mois. Elle vint à Uriage après avoir essayé en vain des antispasmodiques; elle prit d'abord des bains mitigés, puis des bains d'eau pure. Depuis ce moment les crampes n'ont pas reparu; cependant elle eut une crise définitive à son retour chez elle; dès lors elle s'est bien portée. (Id.)

4. M. B., de Grenoble, quarante ans, tempérament nerveux, constitution faible, susceptibilité extrême du tube digestif, particulièrement de l'estomac. Les eaux d'Aix en Savoie, les eaux de Plombières, ne lui procurèrent qu'un soulagement passager. Il se décida à aller à Uriage; là, son traitement se composa de bains mitigés et peu prolongés, de quelques bains purs seulement à la fin, de douches tièdes et de douches écossaises. Tout le temps qu'il fit usage des eaux, sa susceptibilité extrême fut tenue en éveil, puis il éprouva peu à peu une diminution notable de son excitation. Chaque année il revint à Uriage, et chaque année sa santé se fortifia; de sorte que peu à peu, il revint à un état de bien-être complet. (Id.)

5. M. X., de Romans, était atteint de constipation extrême, avec selle pénible tous les 8 ou 10 jours. Il lui était survenu, depuis un ans, une irritation eczéma-

teuse légère sur les cou-de-pieds et la rainure sacrée. Traitement à Uriage : un bain pendant trente et un jours, douches ascendantes en lavement tous les deux jours, purgations à peu près sans effet; la liberté du ventre se rétablit peu à peu, et les irritations de la peau disparurent. (Id.)

6. Asthme spasmodique. — M. X., âgé de vingt ans, fut affecté d'une éruption pustulo-croûteuse, liée à un asthme spasmodique. Guérison momentanée par le changement d'air et les eaux du Mont-d'Or, suivie de récidive. Il vint à Uriage, où il prit 41 bains, se purgea à peu près tous les deux jours avec 5 ou 6 verres d'eau minérale, et fit beaucoup d'exercice. Le jour de son arrivée, il éprouva un accès qui dura deux jours; mais au bout de quelques jours de traitement, il n'en a plus ressenti; les plaques croûteuses ne tardèrent pas aussi à disparaître. (Id.)

7. Contracture et fissure à l'anus.—Une femme de la campagne, affectée d'une fissure à l'anus, était très-constipée et n'osait pas aller à la selle à cause de la douleur intolérable causée par la défécation. Douches ascendantes, bains, boissons purgatives. Guérison après la première saison; récidive; guérison présumée après une deuxième saison, car elle ne s'est plus présentée à Uriage. (Id.)

8. Accidents nerveux. Hémorrhoïdes. — Un homme de quarante ans, fort, sujet à un tressaillement continuel du genre nerveux, fut atteint d'hémorrhoïdes qui pourtant ne fluaient que rarement; il était sans cesse tourmenté par un mal de tête violent, et souffrait de tout le corps, comme s'il eût été battu de verges; digestions mauvaises. Il dormait peu et jasait sans fin. Divers remèdes l'avaient jeté dans un abattement extrême, et les symptômes allaient de mal en pis. Il fut parfaitement guéri à la deuxième saison passée à Barèges, par l'usage des bains tièdes et de la boisson, qui lui causèrent une grande agitation dans tout le corps, des sueurs et un flux d'urine abondant. (Bordeu, eaux de Barèges.)

9. Vomissements nerveux, fréquents chez une dame faible et pâle, de vingt-deux ans, arrivée à Ax en 1826. Elle ne peut rien supporter et se nourrit de lait coupé avec de l'eau et des biscuits. Depuis deux ans, santé compromise. La boisson et les bains doux du Couloubret lui redonnèrent, avec l'appétit, les forces, l'embonpoint et la faculté de digérer les viandes et les œufs. Légère récidive pendant l'hiver. Une deuxième saison, avec les bains forts, la guérit définitivement (G. Astrié, eaux d'Ax, 1827).

10. Vomissements nerveux et graves, chez une dame des environs de Gaillac, guérie par une saison à Ax.—Récidive dans l'année; ils ne cédèrent qu'à des bains plus forts. Ils reparurent encore dans ces bains et ne cédèrent qu'aux eaux les plus fortes. Il y a eu là ce fait d'accoutumance que nous avons signalé, et qui va contre les traitements incomplets. (Dr Rigal, eaux d'Ax, obs. inéd.)

11. Surdité double, ancienne, chez un curé. — L'usage des étuves, douches et injections dans les deux oreilles, l'améliora au bout de huit jours, et l'intégrité de l'audition s'est bien maintenue depuis cette époque. (Chevallier, eaux de Bagnols, obs. 55.)

12. Aphonie. — Une religieuse perdait chaque année la voix pendant le carême.—Elle ne parlait plus qu'à voix basse. Au huitième jour de l'usage des eaux, la voix revint, et puis reprit son timbre et sa clarté première. (Id., obs. 122.)

13. Mouvements convulsifs qui se répétaient plusieurs fois le jour, chez une jeune fille; elle avait opposé à cette maladie une longue série de bains domestiques, sans succès. Les bains tempérés de Bagnols, pendant vingt-cinq jours, eurent le privilége de faire cesser le spasme et d'en prévenir le retour. (Id., obs. 46.)

14. Catalepsie depuis trois ans, chez un enfant de douze ans; il avait des attaques qui se prolongeaient jusqu'à un et deux mois. Des bains tempérés, à Bagnols, pris pendant dix-huit jours, le rendirent exempt de toute attaque, et lui donnèrent une santé parfaite. (Id., obs. 44.)

15. Chorée générale chez une jeune fille de Mende.—Les eaux de Bagnols, employées en bains, dont on baissa progressivement la température, la délivrèrent de cette maladie. Avant d'avoir fini sa cure, cette fille avait acquis le pouvoir de maîtriser ses mouvements; le bras et la jambe avaient perdu leurs mouvements désordonnés. (Id. obs. 47.)

16. Palpitations de cœur survenues depuis plusieurs mois, chez un homme, sans cause apparente.—Arrivé à Molitg en 1816, on lui fit une saignée, puis il prit une vingtaine de bains; le mal diminua sensiblement, et finit par disparaître après son retour dans ses foyers. Revenu aux mêmes eaux, l'année suivante, nul trouble de la circulation ne fut appréciable (Anglada, eaux de Molitg, obs. 104.)

17. Chorée avec agitation continuelle de la tête, des mains et des pieds.—Après divers traitements infructueux, les eaux de Vinça, prises sous diverses formes, dissipèrent cette maladie qui n'a plus reparu. (Anglada, eaux de Vinça, obs. 105.)

18. Phénomènes convulsifs intermittents, chez une femme de Collioure, survenus après une fausse couche, accompagnée d'un catarrhe violent.—Les bains d'Arles la guérirent. (Anglada, 106e obs.)

19. Névroses de l'oreille, avec difficulté d'apprécier les sons, chez deux demoiselles de Barcelone, qui avaient offert, à différentes époques, la difficulté d'apprécier les sons tout en percevant le bruit.—Cette aberration sensitive provenait, dans les deux cas, de la suppression des menstrues; en les rétablissant,

les eaux de La Preste dissipèrent la maladie. (Anglada, eaux de La Preste, 107ᵉ obs.)

20. Palpitations violentes chez un fermier âgé de trente ans, lymphatico-nerveux. — On avait cru à une affection organique du cœur; mais d'autres membres de sa famille en ont de pareilles. Chez lui, de vifs chagrins paraissent les avoir amenées depuis trois ans. Des bains tempérés et graduellement sulfureux, des distractions, un régime tonique, l'ont guéri en un mois et demi. (G. Astrié, eaux d'Ax.)

21. Névrose générale chez deux sœurs des environs de Carcassonne, atteintes toutes deux d'accès de vapeurs intenses.—Les convulsions, les tiraillements, les agitations des membres, les palpitations, les étouffements, les cris plaintifs, etc., accompagnaient les attaques qui se renouvelaient par la moindre impression. Ni l'une ni l'autre n'étaient convenablement réglées; elles se baignèrent journellement aux bains de Béségua. Après le douzième bain tempéré, accès moins fréquents et moins forts. Quelques infusions calmantes et les bains les laissèrent enfin sans accès dans les deux dernières décades qu'elles passèrent à Saint-Sauveur. (Fabas.)

22. Asthme sec avec toux violente, respiration stertoreuse, affections flatulentes et douleurs vives à l'hypocondre gauche, revenant par attaques fréquentes chez un Espagnol.—Les eaux de La Preste, prises en 1816, avec de grandes précautions, produisirent de grandes améliorations. Le malade assurait longtemps après, qu'il lui suffisait de recourir à ce remède pour se maintenir longuement à l'abri des récidives. (Anglada, eaux de la Preste, obs. 64.)

23. Accès d'astme violent, chez un nègre de quarante-huit ans, qui toutes les nuits, après le premier sommeil, était forcé de quitter le lit, et de passer plusieurs heures, quelquefois même des journées entières, à tousser. Arrivé à Molitg en 1816, il but les eaux presque journellement, et prit le bain de temps en temps. Les quintes de toux ne revinrent plus que rarement, et eurent peu de durée. Aucun traitement essayé n'avait été jusque-là. (Anglada, eaux de Molitg, obs. 60.)

24. Oppression et palpitations chez une demoiselle de vingt-six ans, à la suite d'une suppression menstruelle.—Aucun moyen n'ayant pu maîtriser ces accidents, elle se rendit à Bagnols, où elle prit pendant un mois des demi-bains chauds, qui firent revenir les règles et cesser les palpitations. (Chevallier, eaux de Bagnols, obs. 156.)

25. Asthmes secs ou humides, guéris ou très-améliorés, dans neuf cas cités.— Dans l'observation 155, on voit un homme de trente-sept ans, auquel plu-

sieurs rhumatismes longs et douloureux, avaient laissé la respiration courte, et les battements du cœur forts et tumultueux. Les eaux en boisson et en étuves, dissipèrent en vingt-quatre heures tous ces graves symptômes qui faisaient craindre une lésion organique du cœur. (Id., 147 à obs. 156.)

26. Danse de Saint-Guy, chez une petite fille de douze ans, traitée pendant un mois par les bains d'Ax, qui amenèrent une amélioration sensible, et puis la guérison un mois après son départ (G. Astrié, eaux d'Ax, 1827).

27. Névrose générale, hystériforme, spasmes presque continuels et bizarres, portant sur les viscères abdominaux et thoraciques ; étouffements, hoquets, tympanites, pleurs et rires.—Cet état date de huit mois et a épuisé toutes les recettes antihystériques. Les bains tempérés d'Ax, et la boisson du n° 4, joints à des exercices continuels, rétablirent cette dame, âgée de trente-cinq ans, dans tous les droits de la santé. Revenue l'année suivante par reconnaissance, elle était dans un état parfait. (Id., 1832.)

28. Névralgies sciatiques. — Sur 12 malades atteints de sciatique et traités à Barèges en 1828, 5 sont partis guéris, 7 autres plus ou moins soulagés. (Mém. de M. Gasc., eaux de Barèges.)

29. Sciatique et douleurs rhumatismales chez une femme de cinquante ans. Le moindre contact, la chaleur du lit, exaspèrent ses douleurs; dès le second bain de l'Esquirette, la douleur diminue par l'immersion; après le cinquième bain, sueur abondante; disparition des douleurs après le huitième, et de la sciatique au quatorzième. (Lafore, Eaux-Chaudes, obs. 28.)

30. Migraines violentes revenant deux fois par semaine, et dont l'apparition a coïncidé avec la suppression d'un flux hémorroïdal très-abondant, chez un homme de trente-deux ans. — 18 demi-bains de l'Esquirette, avec des douches basses sur les pieds et le sacrum, des pédiluves et 4 verres de boisson, le guérirent, après l'apparition d'un grand nombre de furoncles. Il n'a eu sa migraine qu'à de rares intervalles et peu intense. L'année suivante, après une deuxième saison de vingt jours, il se retire, parfaitement guéri. (Id., obs. 27.)

31. Sciatique ancienne, chez un gendarme. Guérie après 24 bains, 7 douches et 6 étuves. (G. Astrié, 1829, eaux d'Ax.)

32. Douleurs d'estomac, avec éructations nidoreuses et fétides, chez un homme de quarante-deux ans, dyspepsique depuis plusieurs années. — Il fut rétabli, dans l'espace de quinze jours, par la boisson, à la dose de 8 verres par jour, de l'eau de Bagnols. (Chevallier, eaux de Bagnols, obs. 157.)

33. Gastralgie, douleur constante à l'estomac, digestions lentes et laborieuses, rapports et coliques flatulentes, chez un jeune homme de dix-huit ans. Il éprou-

vait, par intervalles, un sentiment de constriction des viscères abdominaux; après avoir bu les eaux de Bagnols pendant vingt jours, sa santé fut rétablie. (Chevallier, eaux Bagnols, obs. 163.)

34. Anorexie et serrement convulsif dans les entrailles chez une veuve de trente-cinq ans qui avait eu de violents chagrins; digestions pénibles. Elle n'osait pas manger, parce que tout lui faisait mal. Elle prit à Bagnols, en 1826, les eaux en boisson et en bains tempérés, qui la délivrèrent de tous ses maux. (Chevallier, Bagnols, obs. 164.)

35. Sciatique. — Sur 12 malades atteints de sciatique et traités à Allevard par M. Castaing, 7 ont été complétement guéris, 3 très-améliorés, 2 ont éprouvé une exaspération de leurs douleurs qui peut être attribuée à leur constitution sanguine; toutefois ces 2 malades ont guéri plus tard, après une seconde saison aux eaux. (Castaing, eaux d'Allevard.)

36. Gastralgie, chez une fille de dix-neuf ans, après une suspension des règles par un chagrin. Traitements de toute sorte sans succès. Après quinze jours de demi-bains et de boissons de Baudot, les règles, qui n'avaient pas paru depuis huit mois, reparaissent. La guérison se consolide pendant l'hiver. (Lafore, Eaux-Chaudes, obs. 19.)

37. Sciatique, chez un homme qui, depuis neuf mois, était perclus de la jambe gauche. Traitement pendant vingt-quatre jours par les bains et les douches, qui le guérirent parfaitement. (Chevallier, eaux de Bagnols, obs. 29.)

38. Sciatique chez une femme de vingt-six ans. — Divers traitements infructueux. La jambe n'offrait que la peau et les os; elle était froide et rétractée. Par l'usage des bains et des douches, elle s'est rétablie un peu chaque année, au point qu'on n'aperçoit aujourd'hui aucune trace de cette longue et cruelle maladie. (Id., obs. 36.)

39. Gastralgie chez une jeune fille de seize ans chez qui le cours des règles ne pouvait s'établir; elle éprouvait des vomissements tels que son estomac ne retenait des aliments qu'elle prenait que ceux qui avaient quelque chose d'acerbe. Les eaux de la Raillère et de Mahourat, prises en boisson, et les demi-bains frais de Bruzaud, ont fait disparaître les vomissements, en déterminant l'hémorrhagie mensuelle. (Dr Labat, Cauterets, obs. 33 de L. Marchand.)

40. Vomissement, douleur épigastrique, dégoût absolu pour les aliments, chez un jeune homme qui tomba de sa hauteur sur la partie inférieure du sternum et se meurtrit l'épigastre. Les eaux chaudes de Barèges en boisson procurèrent le calme à l'estomac, et, dès le troisième jour, l'appétit et les digestions allèrent assez bien; cependant, les accidents ayant reparu le dixième jour avec plus de force, on suspendit l'usage des eaux, qui fut repris au bout de quelque temps;

on y joigait celui des bains tempérés, et le malade fut rétabli dans l'espace de trente jours. (Bordeu, Barèges.)

41. Gastro-entéralgie; état convulsif des viscères abdominaux, dont les accès avaient lieu après les repas, chez une fille de vingt-cinq ans, d'un tempérament mobile, très-irritable. — La persévérance dans l'usage des bains à 25°, pendant deux mois et demi, fit cesser cet état grave; et rendit les attaques de nerf extrêmement rares. (Fabas, Saint-Sauveur.)

42. Gastralgie chez une jeune demoiselle espagnole, appétit nul; digestion douloureuse, difficile; nausées, vomissements, flatulences, cardialgie, faiblesse. En peu de jours, les eaux de La Preste dissipèrent ces symptômes, et la santé fut pleinement consolidée la saison suivante. (Anglada, La Preste, obs. 78.)

43. Mêmes succès obtenus sur des individus qui se plaignaient de digestions pénibles, de douleurs à l'estomac et de vomissements habituels, après l'ingestion des aliments. Les faits de ce genre sont communs à la plupart de nos sources.

44. Plusieurs observations de dyspepsies douloureuses qui succédaient à des maladies aiguës, s'accompagnaient d'ictère, de vomissements fréquents, d'irritation du foie, guéris ou soulagés par les eaux du Vernet. (Dr Barrère.)

45. Gastro-entéralgie chez une dame de vingt-cinq ans, pâle, faible, amaigrie, et ayant parfois de la toux sèche. — Vingt jours de traitement thermal lui rendent les facultés digestives, et elle avait gagné onze livres et demie d'embonpoint.

Pendant deux années de séjour à Bagnols, M. Teste n'a pas vu un seul insuccès de ces eaux dans la gastralgie. (A. Teste, eaux de Bagnols, Orne, obs. 3.)

46. Sur 3 cas de névralgie rachidienne avec paralysie des extrémités inférieures, traités, en 1829, à Barèges, 2 ont été guéris. (Gasc, eaux de Barèges.)

47. Paraplégie après une chute chez un jeune homme qui était réduit à marcher sur ses genoux. Traitement par les eaux de Barèges; guérison. (Bordeu.)

48. Paralysie du bras, consécutive à un coup reçu sur la tête, guérie à Barèges. (Bordeu.)

49. Mademoiselle Bérard, de Lyon, dix-huit ans, constitution faible, tempérament indécis; elle ne commença à marcher qu'à l'âge de quatre ans; menstrues irrégulières, jambes affaiblies, douleurs habituelles dans les flancs, surtout en hiver, marche presque impossible. Bains à 35°, douches à 42°, douches écossaises à 44° et 25°, purgation le jour des bains; amélioration rapide; après 28 bains ou douches et 13 applications d'acupuncture, les règles s'établissent bien plus abondantes que de coutume. Il y avait là congestion de la moelle. Cette affection reparaît plus tard et enlève la malade. (V. Gerdy, eau d'Uriage, obs. 78.)

50. Paralysie progressive du bras droit depuis cinq mois, de nature rhuma-

tismale, chez une femme de Belcaire, âgée de soixante-deux ans, mère de onze enfants; la malade, affaiblie, ne peut serrer aucun objet; tendons rétractés, tête libre. Eaux, bains et douches du Teix. Après trente-cinq jours, mieux très-sensible. La guérison se complète après le départ. (G. Astrié, 1840, eaux d'Ax.)

51. Paralysie faciale droite survenue chez une homme de quarante ans qui la contracta, il y a quinze mois, en dormant la fenêtre ouverte.—Traitée à Ax, elle s'améliora à la première saison, et disparut presque entièrement à la seconde. (G. Astrié, 1842, eaux d'Ax.)

52. Hémiplégies ayant donné quelques cas rares de guérison, et parfois de fâcheux résultats, par l'usage des Eaux-Chaudes.

53. Un homme de cinquante et un ans, adonné à la boisson, offrant une hémiplégie gauche complète du sentiment et du mouvement, peut faire une course de 2 kilomètres après le vingt-quatrième bain, et guérit après la seconde saison. Son bras reste toujours un peu faible. (Lafore, Eaux-Chaudes, obs. 10.)

54. Hémiplégie droite, suite de froid pris sur la montagne, chez un homme de vingt-sept ans, qui guérit par les bains et les douches d'Ax.—Trois ans après, cet homme revint aux eaux avec un obscurcissement amaurotique de la vue, et des douleurs rhumatismales aux bras. Nouveau traitement; disparition presque complète des accidents; mais il est probable que, restant exposé aux mêmes influences fâcheuses, il sera repris de quelque autre maladie. (G. Astrié, 1841, eaux d'Ax.)

55. Paralysie consécutive à la répercussion d'une dartre, et guérie par les bains de vapeurs hydro-sulfuriqués, qui rappellent la dartre et la guérissent. — Un homme de quarante-deux ans, robuste, avait, depuis plusieurs années, une dartre sur la cuisse. Disparition de cette dartre par l'emploi des répercussifs; bientôt après, pesanteur extraordinaire dans les membres abdominaux, difficulté de marcher, diminution de la sensibilité, puis perte absolue du sentiment et du mouvement. Moxas et puis excitants de toutes sortes employés sans succès. Après plusieurs mois de souffrance, il a recours à la méthode fumigatoire. Deux bains entiers de vapeurs hydro-sulfuriquées, puis fumigations sèches à mi-corps, frictions avec la pommade d'Autenrieth, sur le siége de la dartre. A la seconde fumigation, la sensibilité du membre revient; légers mouvements. La pommade détermine son éruption ordinaire; on en cesse l'usage. A la quinzième fumigation, la dartre reparaît en eczéma étendu. A la vingtième fumigation, paralysie entièrement guérie. Continuation du traitement huit jours encore. Dartre guérie. (Dr Carcassonne, Bains et douches de vapeurs, p. 89.)

56. Paraplégie complète du sentiment et du mouvement après une chute élevée sur l'occiput et les épaules; léger amendement par de fortes saignées, des pur-

gatifs, des vésicatoires. — A son arrivée aux Eaux-Chaudes, en 1839, le malade ressent un engourdissement considérable dans les jambes; il ne peut marcher que soutenu; défécation et excrétion des urines très-difficiles. Demi-bains, 5 verres de boisson, douches faibles en arrosoir le long du rachis pendant dix minutes avant le bain. Amélioration progressive. Après vingt-neuf jours, guérison. Il fait de longues courses sans se fatiguer, mais il lui est, dit-il, impossible de courir. (Lafore, Eaux-Chaudes, obs. 14.)

57. Paraplégie complète chez un homme de quarante-quatre ans, sujet, depuis plusieurs années, à un rhumatisme vague. Les douleurs se fixèrent, il y a un an, sur tout le trajet du rachis, après une exposition prolongée à une pluie abondante; il lui est impossible de remuer, sans provoquer les plus vives douleurs; il reste sur son lit, et a ses membre inférieurs qui présentent un fourmillement incommode, une diminution de la chaleur et de la sensibilité et une impossibilité des mouvements. Quatre bains du Clot diminuent beaucoup ses souffrances, et lui permettent de se tenir debout, appuyé sur une personne. La boisson cause de la diarrhée, qui l'affaiblit; on la suspend. Les douches en arrosoir sur les parties affectées calment les douleurs, d'abord exaspérées. Après quinze jours, il marche facilement à l'aide d'un bâton. Il revient deux mois après, et 15 bains et douches amènent la guérison. (Lafore, Eaux-Chaudes, obs. 15.)

58. Paraplégie chez une jeune fille de douze ans, à la suite d'une maladie chronique produite par des obstructions dans tous les viscères du bas-ventre, avec anasarque, et probablement infiltration séreuse de la moelle. — Des étuves, et la douche appliquée principalement sur la région lombaire, lui rendirent le mouvement après douze jours.

59. Hémiplégie commençante, avec faiblesse de tout le côté gauche, et contorsion de la bouche du côté opposée, chez la mère de la malade précédente, âgée de soixante ans. Elle fut guérie aussi par la douche et les étuves. (Chevallier, eau de Bagnols, obs. 51 et 52.)

60. Hémiplégie à la suite d'une attaque d'apoplexie, chez un notaire, guérie par les bains et les douches de Bagnols. — Il put s'en revenir à cheval, et a joui d'une bonne santé jusqu'à un âge très-avancé (quatre-vingt-trois ans), trente-deux ans après son attaque. (Id., obs. 48.) Voir le tableau comparé des maladies.

8° AFFECTIONS TRAUMATIQUES ET CHIRURGICALES.

On voit affluer aux eaux sulfureuses une grande variété de lésions consécutives à des plaies, des fractures, des entorses, des luxations, des contusions, des vieilles blessures, à la présence de corps étrangers, etc.; on y voit des ulcères variqueux, atoniques, calleux, fistuleux, liés le plus souvent aux dartres, aux scrofules, aux caries des os; des ankyloses de toutes sortes, vraies ou fausses, résultant d'une longue immobilité des membres; de vieilles arthrites; des rétractions tendineuses ou musculaires, dues à l'immobilité prolongée, à des contractions rhumatismales, à des phlegmasies du tissu fibreux, à d'anciennes névralgies avec ou sans ankylose; des engorgements articulaires, suites d'entorses, de luxations mal traitées; des atrophies musculaires, des rigidités des membres à la suite de rhumatismes, ou de fractures avec ou sans glonflement osseux, et accompagnées souvent de roideurs des articulations voisines; des gênes de mouvement produites par des cicatrices vicieuses, irrégulières, adhérentes; des tumeurs de diverses natures, kystiques, sanguines, lypomateuses, hypertrophiques, etc.

Quel est le mode d'action des eaux sulfureuses dans des affections en apparence si diverses? Ici, comme dans les cas précédents, la notion des modes thérapeutiques, tels que je les ai établis dans la 2ᵉ partie de l'ouvrage, suffit à tout expliquer : stimulation vive de la circulation capillaire locale, excitation du système sanguin, nutrition plus complète; phénomènes de réparation et de bourgeonnement, augmentés dans les plaies; résorptions des engorgements cellulaires activées; résolution plus rapide des phlegmasies fibreuses, dont la marche est d'ordinaire si lente, si chronique; augmentation de la vitalité des tissus malades; modification de l'état général, débile, lymphatique, ou travaillé par quelque diathèse dartreuse, strumeuse ou rhumatismale; tels sont, dans ces lésions chirurgicales, les principaux moyens curatifs que la médication hydro-thermale met en jeu.

Les phénomènes de fluxion sécrétoire et nutritive déterminée sur les parties malades vont parfois jusqu'au travail phlegmasique ; il faut alors s'empresser de suspendre les moyens employés, de recourir aux antiphlogistiques, aux topiques émollients, pour recommencer ensuite avec précaution, si l'exacerbation aiguë produite n'a pas suffisamment modifié l'état des tissus. A mesure que la circulation de la partie malade est accrue, que la peau est rouge, chaude, et couverte souvent de sueurs, que les tissus reçoivent un surcroît de sucs nutritifs et d'innervation, on voit les parties engorgées revenir à leur volume normal, les ulcères devenir vermeils, se recouvrir de bourgeons ; les esquilles, les séquestres osseux, soulevés par le même fait de la réparation et du bourgeonnement activé, se séparent des parties sous-jacentes et sont éliminés ; les corps étrangers, baignés de sécrétions abondantes, pressés par le développement des bourgeons et par le gonflement des tissus ambiants, car la fluxion est toujours plus considérable autour de l'épine, sont poussés progressivement et chassés à travers les trajets fistuleux ; enfin les chairs viennent au contact, et ulcères et fistules se ferment.

La surface des ulcères, celle des fistules, où l'on fait des injections sulfureuses, blanchit un peu, comme si celles-ci produisaient là une modification cathérétique analogue à celle du nitrate d'argent, qui change le mode sécrétoire, et soustrait la plaie à l'influence habituelle de l'air extérieur en lui faisant une sorte d'épithelium pseudo-membraneux.

C'est ce surcroît d'activité imprimée aux fonctions intimes de la partie affectée qui hâte la résolution des épanchements sanguins, régularise et rend plus parfait le travail cicatriciel, rétablit le cours de l'innervation, insuffisante ou suspendue, rend leur volume et leur mouvement aux muscles atrophiés rigides, rétractés, aide la résorption des fausses membranes, des produits plastiques, disjoint les fausses ankyloses, réduit des tumeurs volumineuses, favorise la formation d'un cal régulier, assouplit et relâche les tissus imbibés de suc, en même temps que les fonctions générales reprennent de l'energie et de la vie. C'est surtout dans ces affections atoniques locales que les eaux sulfureuses déploient toute leur puissance, d'autant mieux qu'il est rare que des contre-indications sérieuses viennent alors affaiblir leur efficacité.

Les *tumeurs blanches* de cause rhumatismale guérissent le mieux. Alors même que la déformation des jointures, l'ankylose, la rétraction musculaire ne cèdent pas aux douches, aux étuves, il est ordinaire de voir disparaître l'amaigrissement des parties, les membres recouvrent de la force et de l'agilité, les douleurs s'amendent, et l'état général se reconstitue.

Dans les *coxalgies,* ce n'est qu'après que la première période aiguë est passée que l'on peut recourir au traitement thermal.

L'*expulsion des os nécrosés* s'opère, en général, assez vite. Il est rare qu'on doive venir, par quelque opération, au secours des malades.

Lorsque la nécrose est profonde et étendue, le résultat n'a lieu, souvent, que quelques mois après le départ des Eaux ou à une autre saison.

Les Eaux amènent, le plus souvent, l'élimination de quelques parcelles, de quelques esquilles, et tarissent quelques fistules, alors même que l'os reste encore malade.

Les *caries,* qui appartiennent presque toujours aux accidents scrofuleux, sont mieux traitées par les eaux sulfurées-alcalines, moyennes et fortes, que par les autres; elles sont parfois longues à guérir. Suppuration abondante, exfoliation nécrosique, bourgeonnement, telles sont les phases que paraît leur imprimer le traitement thermal.

Les *luxations* non réduites se trouvent bien de l'usage des eaux qui souvent favorisent la réduction, auparavant tentée inutilement.

Dans les déplacements anciens, avec fausses articulations, les eaux calment les douleurs, remédient aux rigidités et à l'impuissance consécutive du membre.

Un *cal* volumineux comprime plus ou moins les vaisseaux et les nerfs voisins, change la direction et gêne le jeu des muscles : de là les fourmillements, l'engourdissement, la gêne, dont se plaignent les malades qui ont des fractures mal coaptées, ou mal consolidées. Le repos, le défaut d'exercice, contribuent aussi beaucoup à entretenir cet état du membre; dans ces cas, les douches donnent des résultats très-favorables. Que de malades, aux membres restés impotents, douloureux, rigides, gonflés, à la suite de luxations et de fractures surtout, laissent leurs souffrances et leurs béquilles aux stations sulfureuses ! M. Patissier recommande de ne prescrire les bains d'eaux thermales aux convalescents des fractures des membres que six mois après l'accident, lorsque le cal est complétement solidifié, parce que l'eau opère le ramollissement du cal récent, et détermine la désunion des fragments, particulièrement dans les fractures de la rotule. Cette action a été constatée à Bourbonne par M. Lefaivre, à Néris par M. de Montluc, à Barèges par M. Duplan. Cela peut arriver quelquefois, mais c'est chose rare. Dans la plupart des observations, c'est quarante-cinq jours à trois mois après l'accident que le traitement a été commencé et a parfaitement réussi. Quant aux fractures de la rotule, elles se désunissent parfois toutes seules; l'on sait combien est rare, dans ces cas, la formation d'un cal osseux. Les mouvements, les efforts, ont suffi, dans deux observations que j'ai recueillies dans les hôpitaux, pour amener la désunion des fragments.

L'opiniâtreté *des ulcères fistuleux,* suites de blessures ou de coups de feu, dépend souvent de quelque morceau de drap ou de chemise, ou de tout autre corps étranger, qui y est retenu. L'inflammation éliminatrice et suppurative, déterminée dans ces cas par les bains et la douche, expulsent ces causes d'entretien des fistules, qui se guérissent alors rapidement. Les injections, les dilatations, les contre-ouvertures, sont quelquefois nécessaires pour faciliter la sortie de ces corp profondément logés.

Les eaux à thermalité et à sulfuréité un peu élevées, et surtout les plus alcalines, jouissent d'une activité plus prononcée dances divers cas. Citons Baréges, Luchon, Molitg, Vernet, Ax, Arles, Carcanières, Saint-Antoine de Guagno, Escaldas, etc.

Ces affections sont encore traitées avec succès à Uriage, à Aix en Savoie, à Aix-la-Chapelle, à Lavey, à Bagnols, etc.

Les bains de piscine, les douches chaudes et puissantes, les bains de vapeur, les fomentations chaudes, unies parfois à la boisson, constituent la base du traitement des affections chirurgicales.

Il faut savoir l'arrêter à temps quand l'excitation locale est trop vive, sauf à recommencer plus tard le traitement. Dans ces cas, les douches doivent être suspendues, et on doit s'en tenir momentanément aux bains tempérés.

OBSERVATIONS D'AFFECTIONS TRAUMATIQUES ET CHIRURGICALES TRAITÉES AUX EAUX SULFUREUSES.

1. Engorgement considérable, suite d'une entorse, survenu à la malléole interne gauche d'un militaire. Il y avait à la fois douleur vive dans l'articulation et gêne extrême des mouvements. Les eaux d'Arles calmèrent bientôt les douleurs, rétablirent la souplesse des parties, l'aisance des mouvements, et dissipèrent l'engorgement. (Eaux d'Arles, M. Anglada, obs. 88.)

2. Engorgement et gêne des mouvements de la jambe droite, par suite de fracture. A la suite du traitement, il y eut engorgement, tension, faiblesse du membre, sensibilité extrême du cal, péniblement éveillée par le moindre contact d'un corps extérieur. Ce malade fut envoyé aux eaux d'Arles, en 1823; l'enflure disparut, le membre reprit ses forces, et cette excessive sensibilité du cal et des parties adjacentes fut apaisée. (Eaux d'Arles, Anglada, obs. 89.)

3. Claudication et engorgement par suite de fracture compliquée. Une grave difformité affectait le membre inférieur, du côté droit, chez un militaire; c'était l'ouvrage d'une fracture compliquée du fémur. L'articulation iléo-fémorale était tuméfiée, œdémateuse; il y avait claudication douloureuse. Les eaux d'Arles dissipèrent l'infiltration et la douleur, rétablirent les mouvements, et firent cesser la claudication. (Eaux d'Arles, Anglada, obs. 90.)

4. Engorgement du genou et fausse ankylose, par suite de fracture du fémur.

Une jeune Espagnole de treize ans avait eu le fémur gauche fracturé; après un traitement de cinquante jours de durée, les mouvements du genou, ceux même du pied de ce côté, furent comme nuls; la première de ces articulations était fortement engorgée. Les eaux de La Preste furent utilisées en 1817; au bout d'un mois, les mouvements du genou étaient rétablis, son engorgement dissipé. L'articulation du pied, quoique sensiblement améliorée, fit plus de résistance: une seconde saison de l'usage des mêmes eaux fut nécessaire pour compléter la cure. (Eaux de La Preste, Anglada, obs. 92.)

5. Paralysie et autres accidents, à la suite de blessures graves. Un habitant de Joncet, travaillant sur la montagne, était tombé de très-haut. Il en était résulté trois plaies sur le coronal, avec dénudation de l'os; une forte contusion sur les vertèbres cervicales, et l'impuissance de mouvoir la tête non plus que les extrémités supérieures, notamment le bras droit. Deux des trois plaies furent guéries en peu de jours, la troisième fournit quelques esquilles, et devint fistuleuse. Loin de gagner quelque chose pour les mouvements compromis, les extrémités inférieures se montrèrent comme paralysées. Tel était l'état du malade, lorsqu'un mois après la chute, il eut recours aux eaux du Vernet: en peu de jours, les extrémités inférieures et la main gauche reprirent leur mobilité; il fallut un mois à la main droite pour recouvrer la sienne. Ce ne fut que l'année d'après que les mouvements de la tête et du tronc furent parfaitement rétablis. (Eaux du Vernet, Anglada, 93e obs.)

6. Rétraction musculaire à la suite d'une brûlure. La déflagration d'une grande quantité de poudre avait atteint un artilleur, et causé une brûlure profonde, qui s'étendait de la région hypogastrique sur toute la surface latérale externe et postérieure de la cuisse et de la jambe. Après le traitement de cet accident, le malade ne put marcher qu'en s'aidant de deux béquilles, et tenant constamment les talons repliés sur les fesses. Les eaux du Vernet, employées à des températures modérées, dissipèrent cette infirmité. Cet individu put reprendre du service. (Eaux du Vernet, Anglada, obs. 96.)

7. Plaie d'arme à feu, avec esquilles. Un coup de feu avait fracturé, en 1817, le bras droit d'un jeune homme de Puycerda, et produit une fracture comminutive, d'où l'on avait extrait plusieurs esquilles. Le traitement fut long; les articulations restèrent à demi ankylosées; le membre n'exécutait plus de mouvements, et les doigts se refusaient à toute flexion. Divers moyens furent tentés; on eut recours aux bains de vapeurs. Ces divers essais restèrent improductifs. Comme les plaies se maintenaient ouvertes, on présuma qu'elles recélaient quelques esquilles, et les eaux d'Escaldas, si puissantes à cet égard, furent conseillées. Le malade les prit en boisson, et s'en servit pour le bain local. L'effet ré-

pondit bientôt aux espérances : plusieurs esquilles sortirent, et le membre recouvra ses mouvements. L'année suivante, il ne se plaignait que d'une légère douleur à l'avant-bras ; les mêmes eaux furent de nouveau utilisées ; de nouvelles esquilles furent expulsées ; l'ouverture qui leur avait livré passage fut promptement cicatrisée ; ce bras reprit dès lors toutes ses aptitudes. (Eaux d'Escaldas, Anglada, obs. 94.)

8. Plaie d'arme à feu, avec esquilles. Dans le printemps de 1817, un jeune homme de Canneilles reçut un coup de feu au pied. Après six mois de traitement, sa plaie n'était pas encore cicatrisée : les bords en étaient rouges, enflammés ; d'atroces douleurs s'y faisaient sentir, et le malade, incapable d'appuyer le pied, n'exécutait quelques mouvements qu'à l'aide de deux béquilles. Les eaux de Molitg furent employées ; on eut recours à la douche. En peu de jours, la suppuration devint abondante ; quelques esquilles se détachèrent ou furent extraites. Peu à peu la cicatrice se forma, et le malade fut entièrement guéri. (Eaux de Molitg, Anglada, obs. 95.)

9. Adhérence des cicatrices entraînant la gêne des mouvements. Une blessure du genou avait laissé, chez un soldat, deux cicatrices irrégulières, avec forte adhérence. Les tendons des muscles fléchisseurs avaient été lésés ; il restait encore de la douleur et une grande roideur des parties adjacentes. Il fut envoyé en 1823, aux eaux d'Arles. Bientôt la douleur cessa, les parties tendineuses et ligamenteuses reprirent leur souplesse, le tissu des cicatrices acquit de l'extensibilité, et la jambe retrouva la liberté de ses mouvements. (Eaux d'Arles, Anglada, obs. 97.)

10. Des nécroses du cubitus, du péroné, du radius, du tibia, ont été observées par M. Fontan, et guéries par les eaux de Luchon. Il a vu des séquestres se détacher dans moins d'un mois, qui étaient comme encastrés dans les chaires. (Eaux de Luchon, Fontan.)

11. Nécrose du tibia, chez un jeune homme de treize ans. Sous l'influence des bains et des douches de Bagnols, une esquille de plusieurs pouces de long tomba au bout ds dix jours ; la plaie marcha ensuite rapidement vers la cicatrisation. (Bagnols, Chevallier, obs. 208.)

12. Portion d'humérus nécrosé, chez un homme de vingt-sept ans. Il avait plusieurs ouvertures fistuleuses autour du bras ; un fragment d'os vascillait au milieu des chairs fongueuses et saignantes : les eaux de Bagnols, employées pendant quinze jours, obtinrent l'expulsion de l'os frappé de mort. (Id., obs. 209.)

13. Carie des os du tarse, chez un enfant de treize ans, malade depuis vingt-sept mois. Il prit les eaux pendant plusieurs années, en boissons, bains et dou-

ches; elles procurèrent la destruction de la carie, en nécrosant toute la surface osseuse altérée, qui tomba à la longue par exfoliation. (Id., obs. 215.)

14. Carie de l'os coxal, avec trois fistules autour dé la hanche, et flexion de la cuisse sur le bassin et de la jambe sur la cuisse. Après quarante jours du traitement thermal, la contracture des muscles de la cuisse sur le bassin était dissipée, celle des fléchisseurs de la jambe persistait à demi; deux fistules sur trois étaient fermées. (Id., obs. 216.)

15. Suites d'entorse. Cénat avait été retenu longtemps au lit pour une entorse du genou; un gonflement chronique de cette jointure maintenait la jambe dans un état de demi-flexion. Les bains tempérés de Bagnols, avec le concours des petites douches, firent disparaître le gonflement et la rigidité articulaire. (Id., obs. 220.)

16. Entorse du pied, chez un homme qui était obligé de se faire porter pour le moindre déplacement, à cause de l'engorgement et de la douleur articulaire. Les eaux effacèrent, en vingt-cinq jours, toute trace de maladie. (Id., obs. 219.)

17. Suites de luxations. Luxation du bras: la réduction n'en put être opérée, malgré de nombreuses tentatives, quatre mois après l'accident. Bains et douches de Bagnols pendant un mois. De retour chez lui, il tenta de nouveau la chance d'une réduction, qui eut le succès le plus complet. (Id., obs. 223.)

Luxation du coude, non réduite depuis deux ans. Par l'effet des eaux, l'articulation contre-nature devint plus mobile, et l'usage du bras fut en partie recouvré. (Id., obs. 222.)

18. Fracture de la jambe en plusieurs endroits chez une femme qui ne pouvait se soutenir qu'avec des béquilles, lorsqu'elle fut portée à Bagnols en 1836. Les bains et les douches la mirent bientôt en état de pouvoir appuyer la jambe sans souffrir et de marcher sans aucun appui étranger. (Chevallier, eaux de Bagnols, obs. 229.)

19. Fracture de l'humérus au tiers inférieur, bras resté roide et douloureux. Les eaux dissipèrent en vingt jours la douleur et la rigidité. (Chevallier, eaux de Bagnols, obs. 230.)

20. Plaie ancienne au genou gauche, rouverte par accidents. — Eaux de Barèges; guérison. (Barèges, mém. de Gasc.)

21. Plaie fistuleuse à l'épaule droite, par suite d'un coup de feu. Les eaux, dont il s'était bien trouvé à d'autres époques pour le même mal, améliorent son état, sans lui procurer une guérison complète. (Id.)

22. Coup de feu à la cuisse gauche, avec complication de dartres à la face et au thorax. Grand soulagement des deux affections par les eaux de Barèges. (Id.)

23. Carie du tibia gauche et ulcère fistuleux, guéris après l'emploi des eaux de Barèges pendant deux saisons. (Id.)

24. Corps étranger. Un soldat reçut au côté droit de la poitrine une balle qui atteignit seulement les muscles; on voyait deux cicatrices, l'une antérieure, l'autre postérieure; des douleurs étant survenues au côté blsssé, ce soldat vint à Barèges. Les bains et les douches rouvrirent l'une des cicatrices, et en firent sortir la balle, ce qui rendit la santé au malade. (Bordeu, eaux de Barèges.)

25. Ostéite, nécrose. Un homme du commun, qui avait vécu sagement, fut, vers l'âge de trente ans, atteint de douleurs cruelles dans les bras et les jambes; il s'éleva sur l'une d'elles une tumeur qui s'enflamma et suppura par l'usage des eaux de Barèges; il en sortit une esquille d'os, et le malade fut guéri dans l'espace de soixante jours. (Id.)

26. Douleurs musculaires survenant à la suite de blessures, de coups, de chutes, etc. Sur 11 malades atteints de ces douleurs traumatiques, 5 ont été guéris, et 6 soulagés aux eaux de Barèges. (Mém. de Gasc.)

27. Ankyloses. Sur 9 malades atteints d'ankyloses, dont 6 fausses et 3 vraies, traitées à Barèges en 1829, 5 ont éprouvé une grande amélioration; le sixième et 3 malades attaqués d'ankylose vraie n'ont obtenu aucun avantage. (Gasc, eaux de Barèges.)

28. Rétractions des muscles fléchisseurs de la main, à la suite d'une saignée du bras, suivie de phlébite, chez un grenadier; son point était fermé, et les ongles comme implantés dans la paume de la main. Amélioration très-sensible. (Id.)

29. Engorgements articulaires. Sur 12 malades traités de cette affection à l'hôpital de Baréges en 1829, 53 ont guéri, et 3 ont été soulagés. (Id.)

30. Carie des os. Bordeu rapporte l'histoire de plusieurs malades qui, atteints de caries du fémur, des vertèbres, des côtes, de la clavicule, de l'omoplate, de l'humérus, ont été guéris par les eaux de Barèges. (Bordeu, Barèges.)

31. Ulcères. Un Espagnol qui avait les jambes fort enflées et couvertes de vieux ulcères fut guéri en soixante jours par les eaux, après avoir fait inutilement usage de beaucoup d'autres remèdes. (Id.)

32. Arthrite chronique; ankylose du genou gauche, due à la rétraction musculaire, avec induration des tissus cellulaire et fibreux avoisinant l'articulation, chez un soldat âgé de vingt-sept ans. — Après cinq mois de séjour dans les hôpitaux et un traitement antiphlogistique actif, le malade ne pouvait marcher qu'avec des béquilles. Arrivé à Barèges, en 1845, il offrait une extension de la jambe sur la cuisse, bornée à l'angle droit; il existait des traces d'hydarthrose,

flexion très-douloureuse. A la fin de la seconde saison, il marchait à l'aide d'une simple canne, sans claudication bien appréciable, devant la guérison à 85 bains de piscine et à 48 grandes douches. (Carrère, Barèges, obs. 4.)

33. Tumeur cancéreuse de l'aisselle chez une femme de cinquante-deux ans, engorgement considérable et progressif vers le sein, ulcération, élancements.— Elle prit 25 bains, et but, tous les deux jours, sept à huit verres d'eau. La tumeur elle-même a peu changé, mais l'engorgement qui l'environnait a disparu, et le squirrhe est beaucoup mieux limité et opérable. (V. Gerdy, eaux d'Uriage, 2e mém.)

34. Cancer du sein. Le Dr Canquoin avait opéré trois fois, par l'extirpation et les caustiques, un cancer du sein gauche chez une dame anglaise; pour la quatrième fois, la cicatrice s'enflammait, et ses bords se développaient en bourrelets durs, rougeâtres, avec élancements; de plus engorgement de la grosseur d'une amande et douloureux au toucher. Elle se refusait à une nouvelle opération. L'eau de Challes fut prise en boisson (une demi-bouteille dans la matinée, et en fomentations avec des couches d'amadou imbibées d'eau et recouvrant constamment la partie malade). Celle-ci guérit après quatre mois de ce traitement. (Dr Canquoin, eaux de Challes, p. 51, Domanjet.)

35. Abcès fistuleux au fondement, tumeur au fondement, fluctuation, ouverture d'où il s'écoule du pus et des matières fécales; l'ouverture interne est fort éloignée du bord de l'anus, chairs baveuses et mollasses. Eaux-Bonnes en injections et en boisson; guérison complète. (Bordeu, Eaux-Bonnes, obs. 10.)

36. Abcès fistuleux considérable au fondement. Une tumeur au bord de l'anus, avec douleur pulsatile, difficulté d'aller à la selle, urines brûlantes, fièvre vive, etc., vint à suppurer (le boyau était percé en dehors et en dedans); callosités, clapiers. Injections avec les Eaux-Bonnes; guérison au bout de deux mois. (Bordeu, Eaux-Bonnes, obs. 11.)

37. Fistule très-compliquée. Une tumeur survenue au fondement à la suite d'une chute vint à suppurer, clapiers pénétrant dans l'intestin et allant jusqu'au coccyx et l'extrémité du sacrum qui se carièrent. Il fit usage des eaux bonnes; après deux saisons, la cicatrisation se fit à merveille. (Bordeu, Eaux-Bonnes, obs. 16.)

38. Ulcère rebelle. Un enfant de douze ans était porteur d'un ulcère survenu à la suite d'une tumeur inflammatoire; il était tombé dans le marasme. Les eaux bonnes furent prises en boisson, en bains et en douches; quinze jours suffirent pour opérer la guérison. (Bordeu, Eaux-Bonnes, obs. 20.)

39. Carie du sternum. Un paysan fut atteint de carie du sternum à la suite

d'un coup ; il se forma un dépôt de pus derrière cet os ; il se vida spontanément. Les Eaux-Bonnes ayant été mises en usage, le malade guérit. (Id., obs. 21.)

40. Cystite. Une demoiselle fut atteinte, à dix-huit ans, d'un ulcère à la vessie. Elle ne guérit que sous l'influence des Eaux-Bonnes, injectées dans la vessie. (Id., obs. 27.)

41. Tumeur blanche du genou chez une demoiselle qui ne marchait plus qu'avec des béquilles ; le genou était dans la demi-flexion, et avait le double du volume normal ; 35 douches obtinrent la guérison de cette maladie, qu'on regardait comme incurable. (Chevallier, eaux de Bagnols, obs. 76.)

42. Coxalgie scrofuleuse. — Luxation spontanée du fémur, avec raccourcissement du membre de 4 pouces, chez un homme de trente-six ans ; cuisse émaciée et percée à la partie postérieure d'une multitude de trous fistuleux, avec sortie de parcelles osseuses. Il prit, pendant quarante jours, les grandes douches, qui arrêtèrent la marche de la maladie, et, après plusieurs saisons, les fistules se fermèrent les unes après les autres ; le membre gagna de la force et de l'embonpoint, les mouvements de la fausse articulation devinrent beaucoup plus libres, et cet homme, au lieu de béquilles, marchait aisément avec une canne. (Chevallier, eaux de Bagnols, obs. 89.)

43. Ankylose fausse du coude droit chez un séminariste de vingt-sept ans. — Les grandes douches, matin et soir, pendant six semaines, furent employées sans grand avantage sur les lieux ; mais, à peine fut-il de retour chez lui, qu'il reconnut que les mouvements devenaient de jour en jour plus étendus. Il revint, après un mois, aux bains, qui le guérirent complétement. (Chevallier, eaux de Bagnols, obs. 90.)

44. Rétraction et amaigrissement des membres, chez une femme dont l'articulation supérieure de l'humérus était luxée, le bras s'amaigrit beaucoup, les tendons se desséchèrent et se raccourcirent, et les doigts devinrent crochus. Les douches de Barèges, quelques-uns de ses bains tempérés et ses eaux en boisson, rendirent à la partie son mouvement et son premier état. (Bordeu, Barèges.)

45. Corps étranger. Une jeune fille vint à Barèges pour un ulcère placé au côté droit de la poitrine et que l'on croyait avoir carié les côtes. Les eaux firent sortir une aiguille de fer, et l'ulcère guérit. (Bordeu, Barèges.)

46. Rétractions ; jambe fortement fléchie sur la cuisse, par suite d'une blessure au genou. Au quatrième jour de l'emploi des bains et des douches, la jambe s'était étendue de plusieurs pouces, et, au bout de trois semaines, ce malade pouvait appuyer son pied par terre et marcher sans béquilles. (Chevallier, eaux de Bagnols, obs. 26)

47. Fracture du tibia droit, suivie de claudication, avec raccourcissement léger du membre, roideur de l'articulation du cou-de-pied et faiblesse du membre, chez un charcutier âgé de quarante-six ans. — Les bains et les douches du Couloubret rétablirent en un mois tous ses mouvements, et au départ, il boitait à peine et marchait seul. (G. Astrié, 1840, eau d'Ax.)

48. M. Sicre, membre de l'Académie royale de Toulouse, venu à Ax en 1756, dut à ces eaux la cure inespérée d'une phthisie variqueuse et tuberculeuse, étudia les sources et recueillit quelques faits remarquables.

49. Coup de feu à la jambe qui fracassa le tibia de M. de Vernaux, lieutenant dans le régiment de la Reine. — Il resta estropié et livré à de cruelles douleurs. Les bains et les douches d'Ax firent rouvrir les cicatrices; la jambe suppura beaucoup, rendit plusieurs pièces d'os, et guérit radicalement en fort peu de temps.

50. Coup de feu et accidents analogues dont les eaux d'Ax guérirent M. de Sauveroche, officier dans le régiment de Noailles. Ce qu'il y a de plus singulier, c'est qu'il guérit aussi, quoique fort âgé, d'un tremblement de tête qu'il avait depuis sa jeunesse.

51. Suivent plusieurs autres cas de coups de feu et de rhumatismes chez des gens de guerre, guéris ou très-soulagés par nos eaux. (Sicre, 1756, eaux d'Ax.)

52. Une dame de vingt-huit ans, éminemment lymphatique, portait depuis longtemps, à la malléole externe du pied droit, un ulcère rongeant d'un très-mauvais aspect. Les eaux en douches et en bains partiels décidèrent, en vingt-cinq jours, la cicatrisation de cette plaie profonde. (G. Astrié, 1827, eaux d'Ax.)

53. Accidents névralgiques après une opération de lithotritie, faite par M. Lallemand sur un magistrat de Nîmes. Il éprouvait du côté de la vessie un peu de ténesme, et du côté de la prostate une pesanteur incommode. Les bains et la boisson du Vernet firent disparaître ces symptômes; il partit entièrement rétabli. (Dr Bertrand, eaux du Vernet.)

Voir le tableau comparé des maladies.

CONCLUSIONS.

La médication hydro-thermale sulfureuse présente une solution médicamenteuse dont l'action, éclairée par la chimie, l'étude physiologique et l'expérience clinique, peut être aussi bien connue et déterminée que celle de toute autre formule médicale; elle offre des influences auxiliaires hydrologiques, balnéaires, hygiéniques, d'une grande importance, mais dont on peut aussi fixer et déterminer la valeur, le mode et la part d'action.

C'est en tenant compte de tous les éléments de cette médication thermale que l'on peut seulement comprendre et l'uniformité constante de certains résultats, qui démontrent une action spécifique dans certains cas, spéciale dans d'autres, et la diversité des effets qu'elle produit dans des conditions variées, et la possibilité de l'adapter à des états en apparence ou en réalité différents.

A l'uniformité de composition générale des eaux des Pyrénées, se rattache une certaine uniformité d'effets et de propriétés curatives.

L'assortiment minéral est plus diversifié, moins régulier dans les autres groupes : aussi les résultats apparaissent-ils un peu différents.

La division des eaux sulfureuses en groupes est essentielle, et ressort de leur étude comparée, chimique, physiologique et médicinale.

Elles sont : Sulfurées sodiques.

Salino-sulfureuses, subdivisées en { sulfurées calciques. / hydro-sulfuriquées simples. / sulfureuses adventives. }

Sulfureuses dégénérées.

Tout en appuyant chacune de mes assertions par des faits empruntés à la clinique thermale, j'ai dû borner le cercle de ces observations aux maladies bien décrites et aux formes les plus communes, et on m'excusera aisément de ne pas avoir suivi les auteurs de notices, plus ou moins enthousiastes ou sincères, dans la stérile énumération de toutes les cures opérées par les eaux; mais, si mon esprit répugnait à un tel étalage, et s'effrayait de ce que Wetter appelle à bon droit une *hydromanie déréglée*, il ne devait pas non plus amoindrir la puissance médicatrice thermale.

Il me suffira de rappeler ici d'une manière précise ce qui, dans son mode d'action générale et dans ses propriétés, me paraît légitime et incontestable, et de signaler comme résultats spéciaux de l'emploi médicinal des eaux sulfureuses :

1° L'action hydro-thermale *excitante, fébrigène*, opérant ce que Bordeu appelait le *remontement* de l'économie, action répartie inégalement dans les diverses sources, mais générale, commune, qui peut aller depuis la plus douce stimulation, jusqu'à la suractivité fonctionnelle, et jusqu'au mode perturbateur ;

2° La *modification* humorale, produite en même temps que le trouble suscité dans les fonctions nerveuses par les principes minéraux, seuls ou unis à une température élevée ;

3° Les effets *métasyncritiques,* qui changent l'activité d'un organe, et dissipent ses perversions morbides ;

4° Les *crises hypersécrétoires* ou *éruptives*, produites spécialement sur la peau et les muqueuses, crises qui ne sont pas nécessairement liées à l'action excitante et révulsive, et qui agissent plus souvent par *élimination* dépurative, que par dérivation physiologique;

5° Leur *puissance résolutive* contre les phlegmasies chroniques, qui leur est commune avec les eaux salines chaudes, les eaux alcalines, etc.;

6° Leur action *antistrumeuse*, surtout dans les formes ulcéreuses et carieuses de la scrofule, qui semble résulter de l'association du soufre aux chlorures, à l'iode, et à la matière azotée glairineuse ;

7° Leur *vertu* antiherpétique, où le principe sulfureux agit comme altérant spécifique;

8° Leur *efficacité* dans les rhumatismes ; ici le soufre agit comme un puissant auxiliaire de la thermalité, dont il augmente l'action curative et fixe les heureux effets ;

9° Leur *emploi*, si utile dans les affections catharrales, surtout celles de la poitrine, où aucune autre eau ne saurait remplacer l'élément sulfuréo-alcalin barégineux; et sulfhydrique dans certains cas spéciaux ;

10° L'*action toute spéciale* qu'elles ont contre les cachexies saturnines et mercurielles, l'utilité de leur association dans certains cas de syphilis compliquée de diathèse herpétique ou strumeuse, aux préparations antivénériennes ;

11° Leurs bons effets, aussi rapides que sûrs, dans la cicatrisation des *vieilles blessures*, des *ulcères atoniques*, dans la guérison des engorgements, roideurs de tendons, atrophies musculaires consécutives à des lésions traumatiques; elles agissent dans tous ces cas comme topique spécial, amenant et par sa nature et par le mouvement balnéaire communiqué ; une circulation plus active et une nutrition meilleure de la partie malade ;

12° Leur influence remarquable sur le rétablissement des flux supprimés, qui paraît se relier à l'excitation révulsive.

13° Les heureuses modifications qu'elles impriment aux divers *états asthéniques* qui compliquent d'autres maladies, à l'*allanguissement*, à la *débilité* des fonctions générales liées à la convalescence, à la faiblesse de la constitution, aux cachexies.

14° L'*influence curative* qu'elles exercent sur les paralysies rhumatismales, saturnines, et celles liées aux congestions chroniques de la moelle ;

15. L'action toxique énergique des sulfures, leurs effets insecticides et antivermineux;

16. L'appropriation spéciale des diverses sources et des groupes différents à certaines formes morbides ;

17. La *longue portée* de leur action curative, qui est loin d'être toujours immédiate, ce qui a pu faire dire fort judicieusement a M. Patissier « qu'il faut bien moins s'informer de la bonté des eaux minérales à ceux qui les prennent qu'à ceux qui les ont prises ; »

18. L'*étendue* des modifications qu'elles impriment à l'organisme, par la réunion des moyens thérapeutiques proprement dits, et des moyens hygiéniques, et qui en font des agents reconstituants de premier ordre ;

19. Les transformations curieuses du principe sulfureux dans l'économie, et son action chimico-physiologique si remarquable, sur les matières albuminoïdes et muqueuses;

20. Enfin diverses névroses, des susceptibilités morbides va-

riées, doivent à la médication sulfureuse une amélioration ou des guérisons fréquentes qui tiennent encore plus au mode balnéaire, aux modificateurs hygiéniques ambiants, aux impressions morales, douces et salutaires, etc., qu'à l'agrégat minéral.

Rappelons que dans ces cas surtout où l'on doit éviter toute action excitante, toute réaction nerveuse, et qu'il est nécessaire de modifier cependant assez profondément un état morbide, on peut atteindre ce but en variant les modes d'administration du liquide thermal, en abaissant la température, en mitigeant et diminuant la dose du liquide, etc.

La présence des eaux sulfureuses dégénérées permet une action plus douce, faiblement stimulante, légèrement tonique, qui seule convient à certains tempéraments, à certaines formes morbides où domine la susceptibilité nerveuse; enfin les eaux thermales simples voisines, ou des bains émollients et domestiques dont sont munis la plupart des établissements, agrandissent encore le cercle des ressources balnéaires, corrigent et adoucissent des effets trop intenses.

Que l'on n'oublie pas surtout que les eaux sulfureuses sont un médicament très-actif, et qu'une longue expérience apprend seule à manier et à bien connaître; les contre-indications relatives ou absolues, le choix de la source, les inconvénients, les accidents de la saturation minérale, l'appropriation des doses aux conditions individuelles, etc., soulèvent autant de questions de détail avec lesquelles le médecin des eaux est surtout familiarisé. Seul il peut, ou du moins il doit savoir, quel est le côté faible de ses ressources thermales, comment il lui est facile, avec les moyens dont il dispose, de nuancer leur action, de corriger, d'amoindrir une surexcitation nuisible, et surtout d'associer toutes les influences complexes de la médication, afin d'atteindre le plus vite et le plus sûrement le but thérapeutique.

Ces eaux tiennent leurs promesses quand on sait les appliquer à propos et d'une manière rationnelle. Je n'affirmerai pas, avec l'adage thermal, que le bon médecin fait les bonnes eaux, il me paraît plus vrai de dire qu'avec de bonnes eaux, et un bon médecin, tout va au mieux. Si mes efforts ne m'ont pas donné sur tous les points des résultats plus complets, plus précis, du moins auront-ils peut-être fourni des indications utiles et frayé une voie nouvelle. En signalant dans les sources sulfureuses des propriétés très-remarquables, j'ai dû aussi établir sévèrement leurs inconvénients, leurs dangers, leurs contre-indications; je suis loin d'en faire une panacée presque universelle, et surtout de mettre sur leur compte l'absurde étiquette d'infaillibilité. Je n'ai eu qu'un but, celui de déterminer d'une manière scientifique et rigoureuse la valeur d'un agent médicamenteux très-puissant, de rattacher son action aux lois de la thérapeutique générale, et de préciser avec soin les règles de son application; j'ai cherché surtout à affranchir l'art de ces aveugles tâtonnements qui compromettent la réputation du médecin, et celle des eaux, que l'on connaît en général si peu, ou que l'on ne connaît guère que par ces masses de publications hydro-thermales, produits de tristes spéculations sur l'ignorance et la crédulité.

Qu'on ne m'attribue pas non plus la pensée de chercher à déprécier les autres sources minérales au profit des eaux sulfureuses; restituer à chaque espèce sa valeur réelle, telle a été ma préoccupation constante. Tout en établissant simplement ce que peuvent dans des maladies déterminées les thermes sulfureux, je me plais à reconnaître dans les salines-sulfatées, chlorurées, iodurées, ferrugineuses, acidules, alcalines, des propriétés importantes et spéciales; mais je crois qu'on n'arrivera à la notion vraie et relative de leurs propriétés que par des études comparatives, comprenant des groupes minéraux naturels et analogues.

Lorsqu'on aura ainsi limité le cercle des attributions médicinales des diverses sources, la science des eaux minérales sera faite, et constituera un véritable codex naturel, formulé par Dieu dès les premières époques du monde.

TABLEAU COMPARÉ DES MALADIES TRAITÉES A DIVERSES STATIONS SULFUREUSES, ET A QUELQUES STATIONS SALINES ET ALCALINES; AVEC LES RÉSULTATS DU TRAITEMENT.

par [illegible]

Maladies et Résultats		1° Stations Sulfureuses.														2° Stations Salines et Alcalines.			
		Ax-les-Bains.	Amélie les Bains	Bagnères de Luchon.	Baréges.	Cauterets.	Eaux-Chaudes	St Sauveur.	Allevard.	Aix en Savoie.	Enghien	Bagnols.	Cambo	Lavey en Suisse.	Gréoulx-Bonnes.	Bourbonne.	Luxeuil.	Néris.	Vichy.
1° [illegible]	Guéris	[illegible]	29	[illegible]	59	15	4	[illegible]	[illegible]	12	[illegible]	33	[illegible]	[illegible]	[illegible]	3	4	17	
	Améliorés	339	11	96	78	26	[illegible]	[illegible]	[illegible]	67	[illegible]	36	[illegible]	33	42	15	[illegible]	29	
	Insuccès	[illegible]	2	37	67	13	6	[illegible]	[illegible]	[illegible]	[illegible]	[illegible]	[illegible]	[illegible]	3	[illegible]	[illegible]	[illegible]	
	Nombre Total	[illegible]	51	133	234	77	19	[illegible]	[illegible]	[illegible]	[illegible]	[illegible]	[illegible]	[illegible]	[illegible]	[illegible]	[illegible]	[illegible]	[illegible]
2° Maladies syphilitiques	Guéris	[illegible]	[illegible]	32	[illegible]	[illegible]	[illegible]	[illegible]	[illegible]	[illegible]	[illegible]	[illegible]	[illegible]	[illegible]	[illegible]	[illegible]	[illegible]	[illegible]	
	Améliorés	[illegible]	[illegible]	[illegible]	[illegible]	[illegible]	[illegible]	[illegible]	[illegible]	[illegible]	[illegible]	[illegible]	[illegible]	[illegible]	[illegible]	[illegible]	[illegible]	[illegible]	
	Insuccès	[illegible]	[illegible]	37	[illegible]	[illegible]	[illegible]	[illegible]	[illegible]	[illegible]	[illegible]	[illegible]	[illegible]	[illegible]	[illegible]	[illegible]	[illegible]	[illegible]	
	Nombre Total	[illegible]	[illegible]	[illegible]	[illegible]	[illegible]	[illegible]	[illegible]	[illegible]	[illegible]	[illegible]	[illegible]	[illegible]	[illegible]	[illegible]	[illegible]	[illegible]	[illegible]	[illegible]
3° Maladies rhumatismales	Guéris	[illegible]	19	40	[illegible]	[illegible]	[illegible]	[illegible]	[illegible]	[illegible]	[illegible]	[illegible]	[illegible]	[illegible]	[illegible]	[illegible]	[illegible]	21	[illegible]
	Améliorés	[illegible]	10	[illegible]	[illegible]	[illegible]	[illegible]	[illegible]	[illegible]	[illegible]	[illegible]	[illegible]	31	[illegible]	[illegible]	[illegible]	106	[illegible]	[illegible]
	Insuccès	[illegible]	[illegible]	53	[illegible]	[illegible]	[illegible]	[illegible]	[illegible]	53	[illegible]	[illegible]	34	[illegible]	[illegible]	[illegible]	[illegible]	[illegible]	[illegible]
	Nombre Total	[illegible]	[illegible]	[illegible]	[illegible]	[illegible]	[illegible]	[illegible]	[illegible]	[illegible]	[illegible]	[illegible]	[illegible]	[illegible]	[illegible]	[illegible]	[illegible]	[illegible]	[illegible]
4° Maladies [illegible]	Guéris	[illegible]	[illegible]	[illegible]	[illegible]	[illegible]	[illegible]	[illegible]	[illegible]	[illegible]	[illegible]	[illegible]	[illegible]	[illegible]	[illegible]	[illegible]	[illegible]	[illegible]	[illegible]
	Améliorés	[illegible]	[illegible]	[illegible]	[illegible]	[illegible]	[illegible]	[illegible]	[illegible]	[illegible]	[illegible]	[illegible]	[illegible]	[illegible]	[illegible]	[illegible]	[illegible]	[illegible]	[illegible]
	Insuccès	[illegible]	[illegible]	[illegible]	[illegible]	[illegible]	[illegible]	[illegible]	[illegible]	[illegible]	[illegible]	[illegible]	[illegible]	[illegible]	[illegible]	[illegible]	[illegible]	[illegible]	[illegible]
	Nombre Total	1026	[illegible]	[illegible]	[illegible]	[illegible]	[illegible]	[illegible]	[illegible]	[illegible]	[illegible]	[illegible]	[illegible]	[illegible]	[illegible]	[illegible]	[illegible]	[illegible]	[illegible]
5° Anémies et Cachexies	Guéris	[illegible]	[illegible]	[illegible]	[illegible]	[illegible]	[illegible]	[illegible]	[illegible]	[illegible]	[illegible]	[illegible]	[illegible]	[illegible]	[illegible]	[illegible]	[illegible]	[illegible]	[illegible]
	Améliorés	[illegible]	[illegible]	[illegible]	[illegible]	[illegible]	[illegible]	[illegible]	[illegible]	[illegible]	[illegible]	[illegible]	[illegible]	[illegible]	[illegible]	[illegible]	[illegible]	[illegible]	[illegible]
	Insuccès	[illegible]	[illegible]	[illegible]	[illegible]	[illegible]	[illegible]	[illegible]	[illegible]	[illegible]	[illegible]	[illegible]	[illegible]	[illegible]	[illegible]	[illegible]	[illegible]	[illegible]	[illegible]
	Nombre Total	[illegible]	[illegible]	[illegible]	[illegible]	[illegible]	[illegible]	[illegible]	[illegible]	[illegible]	[illegible]	[illegible]	[illegible]	[illegible]	[illegible]	[illegible]	[illegible]	[illegible]	[illegible]
6° Phlegmasies [illegible]	Guéris	[illegible]	[illegible]	[illegible]	[illegible]	[illegible]	[illegible]	[illegible]	[illegible]	[illegible]	[illegible]	[illegible]	[illegible]	[illegible]	[illegible]	[illegible]	[illegible]	[illegible]	[illegible]
	Améliorés	[illegible]	[illegible]	[illegible]	[illegible]	[illegible]	[illegible]	[illegible]	[illegible]	[illegible]	[illegible]	[illegible]	[illegible]	[illegible]	[illegible]	[illegible]	[illegible]	[illegible]	[illegible]
	Insuccès	[illegible]	[illegible]	[illegible]	[illegible]	[illegible]	[illegible]	[illegible]	[illegible]	[illegible]	[illegible]	[illegible]	[illegible]	[illegible]	[illegible]	[illegible]	[illegible]	[illegible]	[illegible]
	Nombre Total	[illegible]	[illegible]	[illegible]	[illegible]	[illegible]	[illegible]	[illegible]	[illegible]	[illegible]	[illegible]	[illegible]	[illegible]	[illegible]	[illegible]	[illegible]	[illegible]	[illegible]	[illegible]
7° Névropathies	Guéris	[illegible]	[illegible]	[illegible]	[illegible]	[illegible]	[illegible]	[illegible]	[illegible]	[illegible]	[illegible]	[illegible]	[illegible]	[illegible]	[illegible]	[illegible]	[illegible]	[illegible]	[illegible]
	Améliorés	[illegible]	[illegible]	[illegible]	[illegible]	[illegible]	[illegible]	[illegible]	[illegible]	[illegible]	[illegible]	[illegible]	[illegible]	[illegible]	[illegible]	[illegible]	[illegible]	[illegible]	[illegible]
	Insuccès	[illegible]	[illegible]	[illegible]	[illegible]	[illegible]	[illegible]	[illegible]	[illegible]	[illegible]	[illegible]	[illegible]	[illegible]	[illegible]	[illegible]	[illegible]	[illegible]	[illegible]	[illegible]
	Nombre Total	2030	[illegible]	[illegible]	[illegible]	[illegible]	[illegible]	[illegible]	[illegible]	[illegible]	[illegible]	[illegible]	[illegible]	[illegible]	17	[illegible]	[illegible]	[illegible]	[illegible]
8° Affections chirurgicales	Guéris	[illegible]	[illegible]	[illegible]	[illegible]	[illegible]	[illegible]	[illegible]	[illegible]	34		[illegible]		[illegible]	[illegible]	[illegible]	[illegible]	[illegible]	
	Améliorés	[illegible]	[illegible]	[illegible]	[illegible]	[illegible]	[illegible]	[illegible]	[illegible]	42		[illegible]		[illegible]	[illegible]	[illegible]	[illegible]	[illegible]	
	Insuccès	[illegible]	[illegible]	[illegible]	[illegible]	[illegible]	[illegible]	[illegible]	[illegible]	[illegible]		[illegible]		[illegible]	[illegible]	[illegible]	[illegible]	[illegible]	
	Nombre Total	[illegible]	[illegible]	[illegible]	[illegible]	[illegible]	[illegible]	[illegible]	[illegible]	[illegible]	[illegible]	[illegible]	[illegible]	[illegible]	[illegible]	[illegible]	[illegible]	[illegible]	[illegible]
[illegible]		[illegible]	[illegible]	[illegible]	[illegible]	[illegible]	[illegible]	[illegible]	[illegible]	[illegible]	[illegible]	[illegible]	[illegible]	[illegible]	[illegible]	[illegible]	[illegible]	[illegible]	[illegible]

Observations. [illegible]

TABLEAU COMPARATIF

De la Température, du Volume et de la Composition Chimique des principales Sources Sulfureuses connues.

Groupes	Stations thermales	Désignation des sources	Température centigrade	Volume des sources	Gaz (Azote, Acide carbonique, Hydrogène sulfuré) ; Soufre ; Soude et ses sels ; Potasse ; Chaux ; Magnésie ; Alumine ; Chlorures ; Silice ; Iode ; Manganèse ; Fer ; Glairine ou matière organique ; Perte	Total	Noms des auteurs	Observations
(A) Groupe Pyrénéen sulfuré sodique	Amélie les Bains ou Arles	Grande source	[illegible]	[illegible]	[illegible]	[illegible]	Anglada	[illegible]
		Gros Escaladou	61,22	[illegible]	[illegible]	[illegible]		
		Manjolet	41,32	[illegible]	[illegible]	[illegible]		
	Ax les Bains	[illegible]	[illegible]	[illegible]	[illegible]	[illegible]	Dufour	[illegible]
	Bagnères de Luchon	La Reine	[illegible]	[illegible]	[illegible]	[illegible]	Filhol	[illegible]
		Bayen	[illegible]	[illegible]	[illegible]	[illegible]		
		Azémar	[illegible]	[illegible]	[illegible]	[illegible]		
		Richard supérieure	[illegible]	[illegible]	[illegible]	[illegible]		
		Grotte supérieure	[illegible]	[illegible]	[illegible]	[illegible]		
		Blanche	[illegible]	[illegible]	[illegible]	[illegible]		
		Bosquet	[illegible]	[illegible]	[illegible]	[illegible]		
		Grotte inférieure	[illegible]	[illegible]	[illegible]	[illegible]		
	Barèges	[illegible]	[illegible]	[illegible]	[illegible]	[illegible]	[illegible]	[illegible]
	Eaux-Bonnes	Source Vieille	[illegible]	[illegible]	[illegible]	[illegible]	[illegible]	[illegible]
	Eaux-Chaudes	Le Clot	[illegible]	[illegible]	[illegible]	[illegible]	[illegible]	
		L'Esquirette (Chaude)	[illegible]	[illegible]	[illegible]	[illegible]		
		Baudot	[illegible]	[illegible]	[illegible]	[illegible]		
	Escaldas	[illegible]	[illegible]	[illegible]	[illegible]	[illegible]	Anglada	[illegible]
	Graumières Cauterets	La Raillère	[illegible]	[illegible]	[illegible]	[illegible]	[illegible]	[illegible]
		Espagnols	[illegible]	[illegible]	[illegible]	[illegible]		
		César (ancienne)	[illegible]	[illegible]	[illegible]	[illegible]		
	Labassère	Eau de Labassère	[illegible]	[illegible]	[illegible]	[illegible]	Filhol	[illegible]
	Molitg	[illegible]	[illegible]	[illegible]	[illegible]	[illegible]	[illegible]	
	Olette	[illegible]	[illegible]	[illegible]	[illegible]	[illegible]	Anglada	
	La Preste	[illegible]	[illegible]	[illegible]	[illegible]	[illegible]	[illegible]	[illegible]
	St Sauveur	[illegible]	[illegible]	[illegible]	[illegible]	[illegible]	[illegible]	[illegible]
	Vernet	[illegible]	[illegible]	[illegible]	[illegible]	[illegible]	[illegible]	
	Vinça	[illegible]	[illegible]	[illegible]	[illegible]	[illegible]	Anglada	
(A') Analogues	Caldaniccia (Corse)	Eau de Caldaniccia	[illegible]	[illegible]	[illegible]	[illegible]	[illegible]	[illegible]
	St Antoine (Espagne)	Gde source	[illegible]	[illegible]	[illegible]	[illegible]	[illegible]	
	Challes en Savoie	Eau de Challes	[illegible]	[illegible]	[illegible]	[illegible]	[illegible]	
(B) sulfurés calciques et magnésiens	Acqui (Piémont)	Eau bouillante	[illegible]	[illegible]	[illegible]	[illegible]	[illegible]	Analyse incomplète
	Enghien	Source Cotte	[illegible]	[illegible]	[illegible]	[illegible]	[illegible]	[illegible]
		Source de la Pêcherie	[illegible]	[illegible]	[illegible]	[illegible]		
	[illegible]	S. des Camaldules	[illegible]	[illegible]	[illegible]	[illegible]	[illegible]	[illegible]
	Chamounix	S. de Chamounix	[illegible]	[illegible]	[illegible]	[illegible]	[illegible]	
	Le Camoins	S. du Camoins	[illegible]	[illegible]	[illegible]	[illegible]	[illegible]	[illegible]
	Gréoulx	S. Nouvelle	[illegible]	[illegible]	[illegible]	[illegible]	[illegible]	[illegible]
		S. Ancienne	[illegible]	[illegible]	[illegible]	[illegible]		
	Schinznach	Eau de Schinznach	[illegible]	[illegible]	[illegible]	[illegible]	[illegible]	
	Uriage	S. Sulfureuse	[illegible]	[illegible]	[illegible]	[illegible]	[illegible]	[illegible]
	Saint Gervais	S. de la Buisson	[illegible]	[illegible]	[illegible]	[illegible]	[illegible]	
(B1) sulfurés [illegible]	Allevard	Eau d'Allevard	[illegible]	[illegible]	[illegible]	[illegible]	[illegible]	[illegible]
	Aix (en Savoie)	Eau de Soufre	[illegible]	[illegible]	[illegible]	[illegible]	[illegible]	
	Bagnols (Lozère)	Source ancienne	[illegible]	[illegible]	[illegible]	[illegible]	[illegible]	
	Bonnes (Pyrénées)	[illegible]	[illegible]	[illegible]	[illegible]	[illegible]	[illegible]	[illegible]
	Viterbe (Italie)	S. de Bullicame	[illegible]	[illegible]	[illegible]	[illegible]	[illegible]	
	Cambo (B. Pyr.)	S. Sulfureuse	[illegible]	[illegible]	[illegible]	[illegible]	[illegible]	
	Castera Verduzan	Grande Fontaine	[illegible]	[illegible]	[illegible]	[illegible]	[illegible]	[illegible]
	Digne	[illegible]	[illegible]	[illegible]	[illegible]	[illegible]	[illegible]	
	Evaux	S. d'Evaux	[illegible]	[illegible]	[illegible]	[illegible]	[illegible]	
	Guillon	S. de Guillon	[illegible]	[illegible]	[illegible]	[illegible]	[illegible]	
	Gamarde	[illegible]	[illegible]	[illegible]	[illegible]	[illegible]	[illegible]	
	Puzzichello (Corse)	[illegible]	[illegible]	[illegible]	[illegible]	[illegible]	[illegible]	[illegible]
C Sulfureuses dégénérées	[illegible]	[illegible]	[illegible]	[illegible]	[illegible]	[illegible]	[illegible]	[illegible]
D Sulfureuses accidentelles	Barbotan	[illegible]	35	[illegible]	[illegible]	[illegible]	[illegible]	[illegible]
	Louèche	Source de Louèche	[illegible]	[illegible]	[illegible]	[illegible]	[illegible]	[illegible]

Observations : [illegible]

TABLE DES MATIÈRES.